サウナしきじ

SAUNA SHIKIJI
OFFICIAL BOOK

開発社

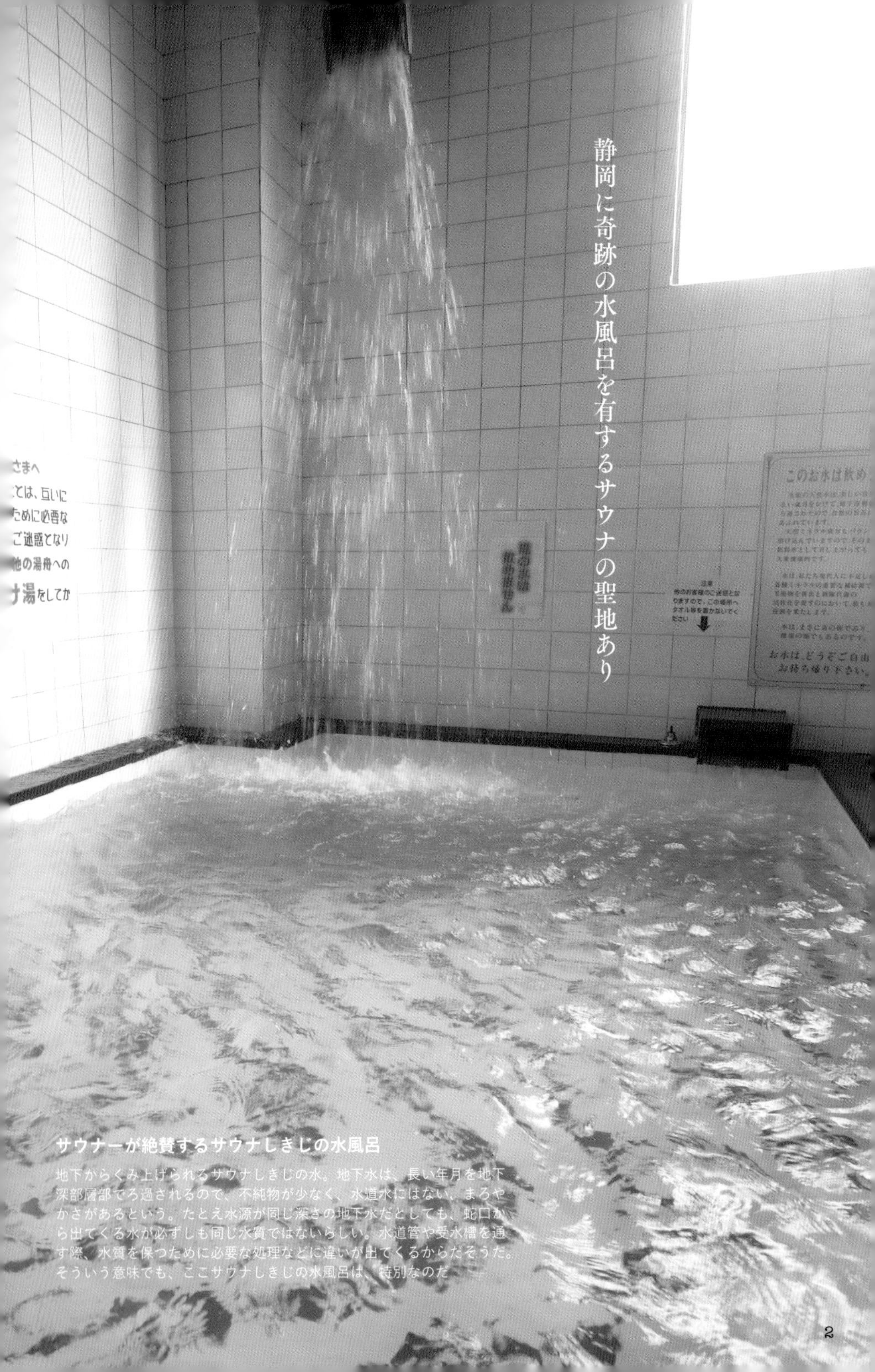

静岡に奇跡の水風呂を有するサウナの聖地あり

サウナーが絶賛するサウナしきじの水風呂

地下からくみ上げられるサウナしきじの水。地下水は、長い年月を地下深部層部でろ過されるので、不純物が少なく、水道水にはない、まろやかさがあるという。たとえ水源が同じ深さの地下水だとしても、蛇口から出てくる水が必ずしも同じ水質ではないらしい。水道管や受水槽を通す際、水質を保つために必要な処理などに違いが出てくるからだそうだ。そういう意味でも、ここサウナしきじの水風呂は、特別なのだ

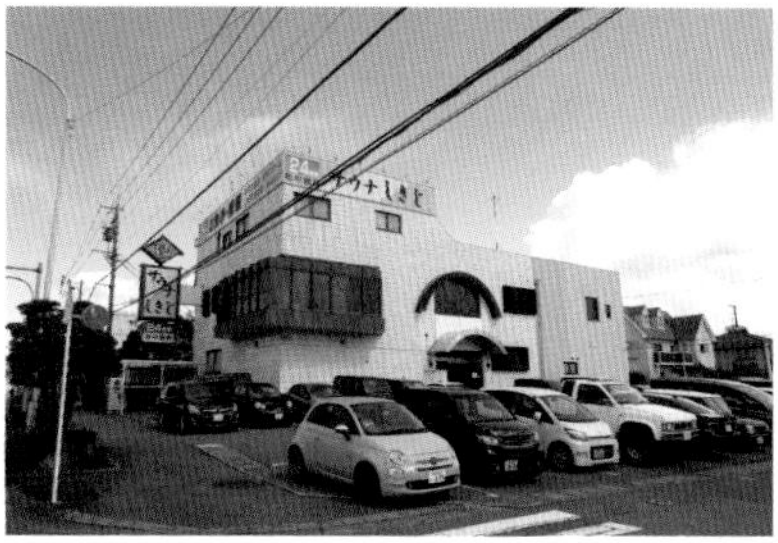

サウナしきじ

住所：〒422-8036　静岡県静岡市駿河区敷地2-25-1
電話：054-237-5537
営業時間：24時間（年中無休）
アクセス：静岡駅南口から石田街道沿いに
車で約15分（４キロほど）
市内バスで登呂コープタウン行き
「登呂コープタウン」下車、徒歩３分
駐車場：63台収容大駐車場完備
URL：https://saunashikiji.jp/

※入浴料は館内着・タオルを含む。
館内のアメニティも全て利用可。全館禁煙
※料金は税込

男性入浴料
平日：1400円
土、日、祭日（休日）：1600円
メンズ・タイムサービス（毎日6時～9時、17時～2時）：900円
回数券：1万4000円　（11枚）

女性入浴料
1日：900円
レディース・エコ・サービス（1時間入浴）
：500円 ※館内着・タオルは含まず

深夜宿泊料金
2時～10時まで
月～金（平日）：1400円
土、日、祭日（休日）：1600円

※泊りは入浴料と深夜宿泊料金を加算される。
金曜日の夜の料金は、土曜日の深夜料金、
また日曜日の夜の料金は、月曜日の深夜料金として換算される。

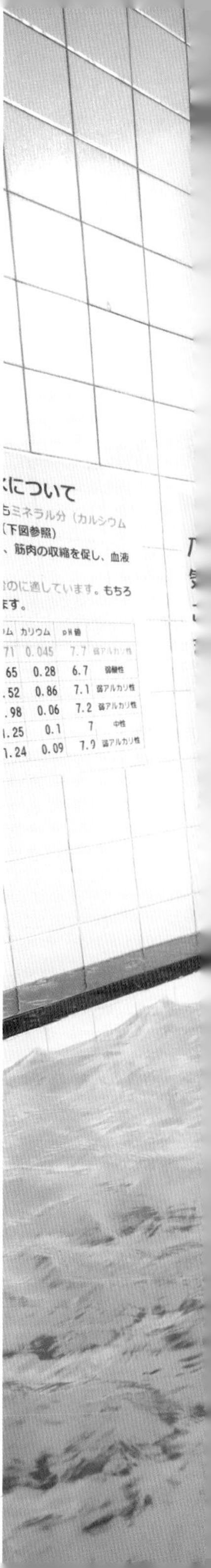

はじめに

ここ数年、サウナが盛り上がりをみせています。

サウナを題材にしたマンガやドラマが作られ、〝ととのう〟といったサウナから派生した言葉が日常の会話でもチラホラ聞こえ、サウナとビジネスを関連づけた書籍が刊行されたりしています。一気に盛り上がって収束する、といったよくあるブームの形ではなく、盛り上がりが長く続き、ゆっくり浸透していくという動きも、昨今のサウナブームの特徴のように思われます。

その中でよく聞こえてくるのが「サウナしきじ」です。その名前が挙げられるとき、決まってセットで言われる言葉が「サウナの聖地」。サウナ好きにそこまで言わせてしまう、その魅力はどこにあるのでしょうか。

経験者がまず挙げるのは水風呂です。地下水を汲み上げている水風呂は、なんとも肌触りが軟らかです。男湯に限られますが、滝がある水風呂は日本でもわずかです。

サウナはフィンランドサウナと薬草サウナの2種類が楽しめます。食堂のメニューは豊富でどれも美味しく、メニューごとにファンがいるほど。このように、しきじの魅力は挙げればきりがありません。

こんなサウナは見たことない……！　きっと感銘を受けたサウナ好きの方々がこの魅力を広め、このような人気のサウナになったのではないかと考えます。

そこで本書では、サウナしきじの社長令嬢である笹野美紀恵氏を編集長に迎えて、サウナしきじの魅力を徹底的に解明しようと考えました。サウナしきじにこれから行く人も、すでに行ったことがある人にも楽しめる本になっているはずです。

「サウナの道はしきじに通ず」。すでに誰かが言っているかもしれませんが、サウナを楽しむなら、しきじはぜひ行っていただきたいサウナです。本書を読んで、わずかでもその魅力を感じていただけると幸いです。

もくじ

サウナしきじ OFFICIAL BOOK

COLOR

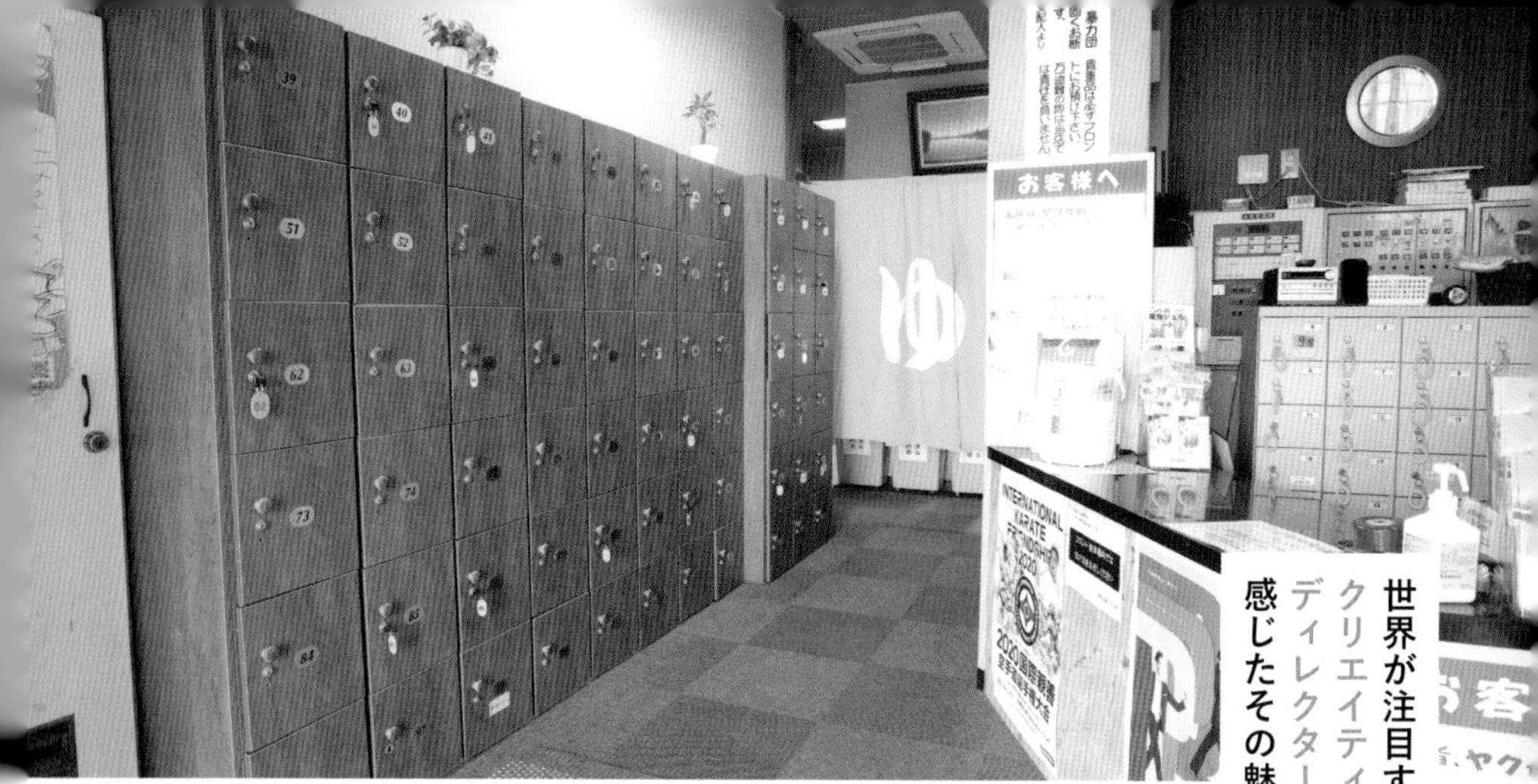

▲受付の人は明るくチャキチャキしていました。入店時の第一印象は大切ですよね。

世界が注目する
クリエイティブ
ディレクターが
感じたその魅力

浅井雅也が サウナ しきじを 初体験！

「サウナの聖地」
として愛されるサウナしきじには、
実はデザイン面においても
人々を虜にして止まない
〃仕掛け〃が隠されていた!?
サウナ好きの
クリエイティブディレクター・
浅井雅也さんが
「デザイナー目線から見た
しきじの魅力」を語る！

番号統一システムで スムーズな導線を実現

まず、入店時に印象に残ったのはワクワク感です。もちろん、サウナしきじを楽しみにしていたからというのもありますが、周りのお客さんの雰囲気も「よし、しきじに来たぞ！」という、まるでテーマパークを訪れたかのような高揚感が漂っていました。

そして、入店後は「一貫した番号システム」に感心させられました。しきじでは、入店時の下駄箱の番号が、その後に利用するロッカーやタオル置き場の番号と統一されているんです。

一般的なスパは、下駄箱の番号とロッカーの番号は別ですよね。だから「下駄箱は１０３番で、ロッカーは46番」みたいに、別の番号になることが多い。細かい話になりますが、複数の番号を利用すると、その分だけ余計な情報が頭に入ってしまいます。こうした煩わしさを排除し、シンプルかつス

記念すべき
聖地への第一歩！

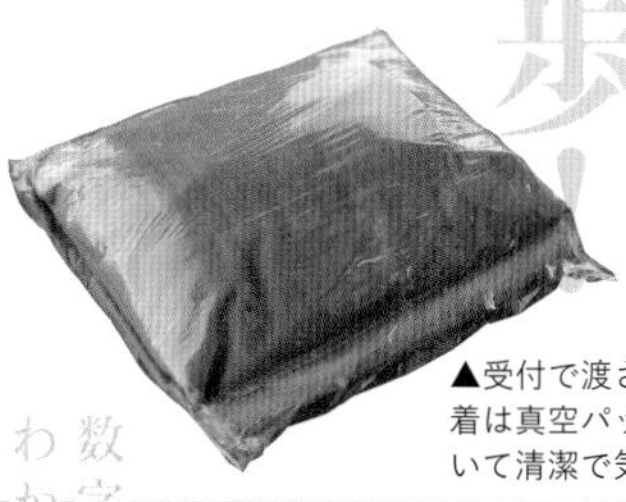

▲受付で渡されるタオルと館内着は真空パック。パリッとしていて清潔で気持ちいいです。

浅井雅也　（あさい・まさや）

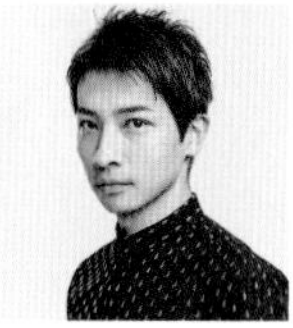

北海道札幌市出身。高校から留学のためアメリカへ渡り、サンフランシスコの美術大学にてアートディレクションを専攻。2007年から広告クリエーターとして数々のグローバルキャンペーン制作に携わる。代表作であるAppleのShot on iPhoneは、2015年度のカンヌライオンズ国際クリエイティビティ・フェスティバル（以下、カンヌライオンズ）でグランプリを受賞。その他にもClio Grand PrixやTOKYO ADCなど、国内外で100を超える賞を受賞している。現在はユニクロをはじめとする企業の広告制作から、2019年度のカンヌライオンズにて日本から唯一の金賞受賞となったパラ卓球のプロジェクトなど、幅広いジャンルのクリエイティブ事業に取り組んでいる。

@masaya_tokyo

数字が大きくてわかりやすい！

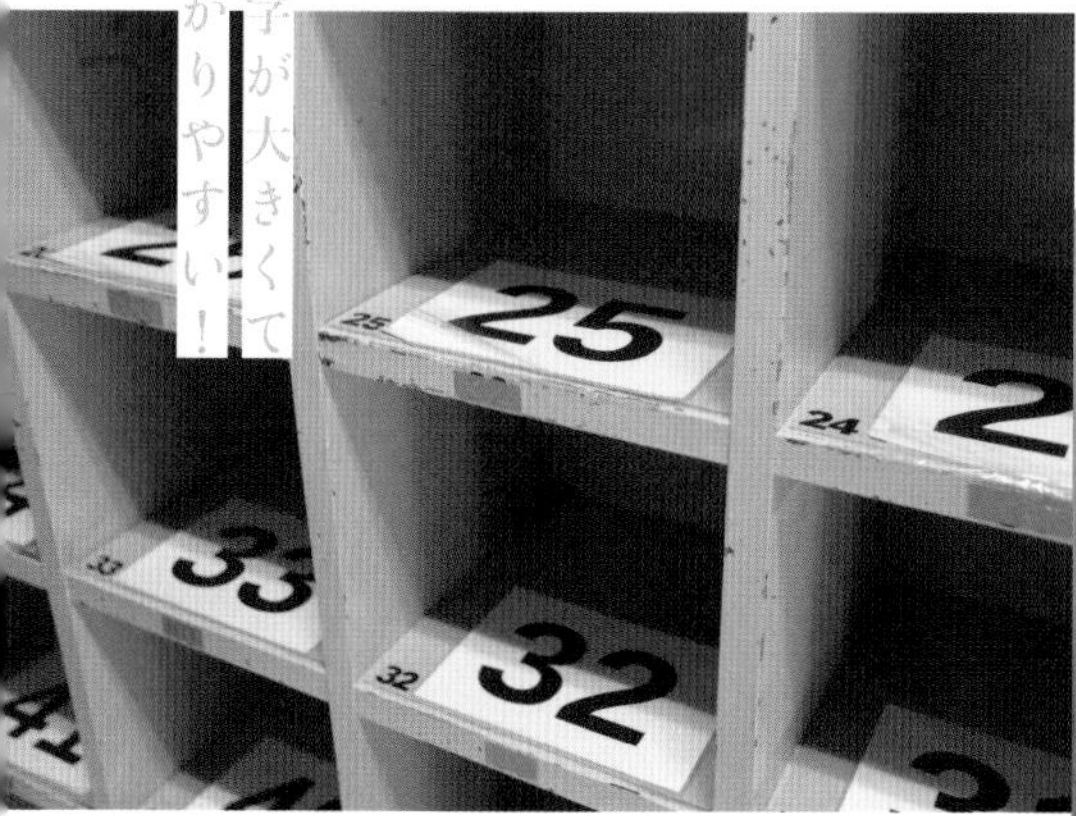

▲タオル置き場の番号も下駄箱やロッカーと統一。ほかの施設も見習うべきポイントです。

シックな音楽が響く更衣室

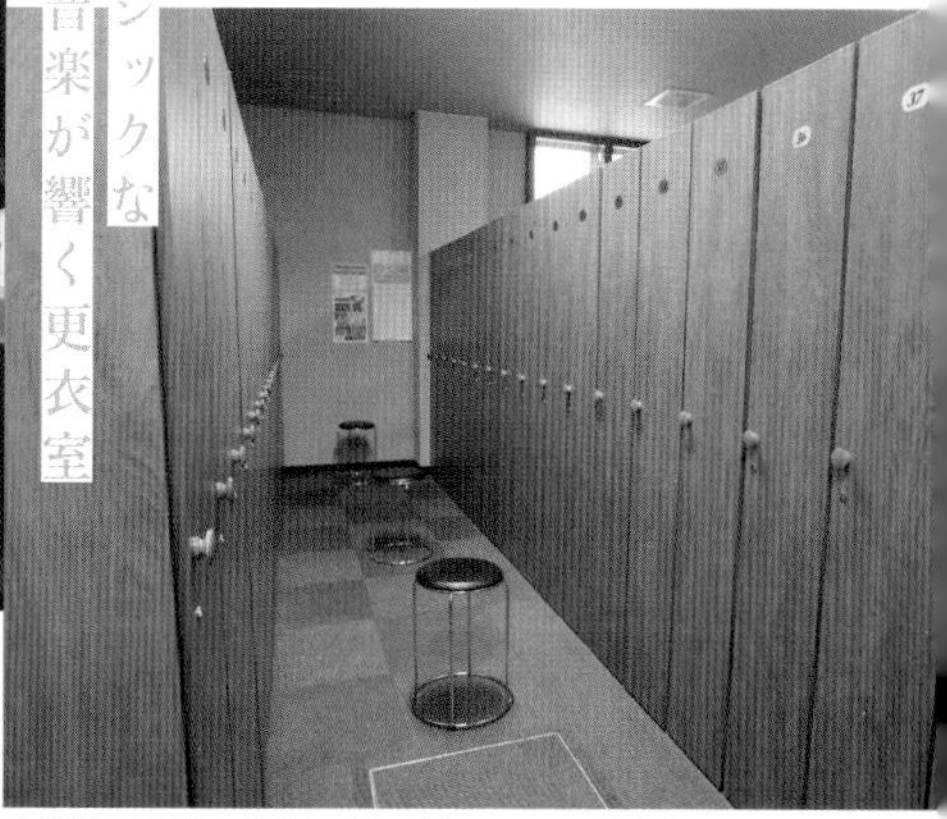

▲外観や受付は「昭和感」が強いのに、更衣室ではジャズが流れていて驚きました。

ムーズな導線を用意できている施設は意外と少ないんですよね。

　更衣室のBGMは、意外と言ったら失礼ですが、ジャズが流れていて驚きました。しかし、よくよく考えるとサウナというリラックスを目的とする場所で、歌詞のない音楽を選択するのは理に適っています。もしも、聞き慣れたJ-POPが流れていたら、歌詞が頭に浮かんでしまいますよね。かといって、無音だと入浴を終えて更衣室に戻ってきたとき、余韻もないまま帰宅モードに切り替わってしまう可能性があります。

　余談ですが、スーパーマーケットで流すBGMには店内の滞在時間を長くさせる効果があるそうです。事実、コロナ禍でBGMを消したら滞在時間が短くなったという興味深い話があります。

　邪魔をしないが余韻も与える。「サウナ施設でジャズ」はベストチョイスなのかもしれません。

シンメトリーを味わえる特等席

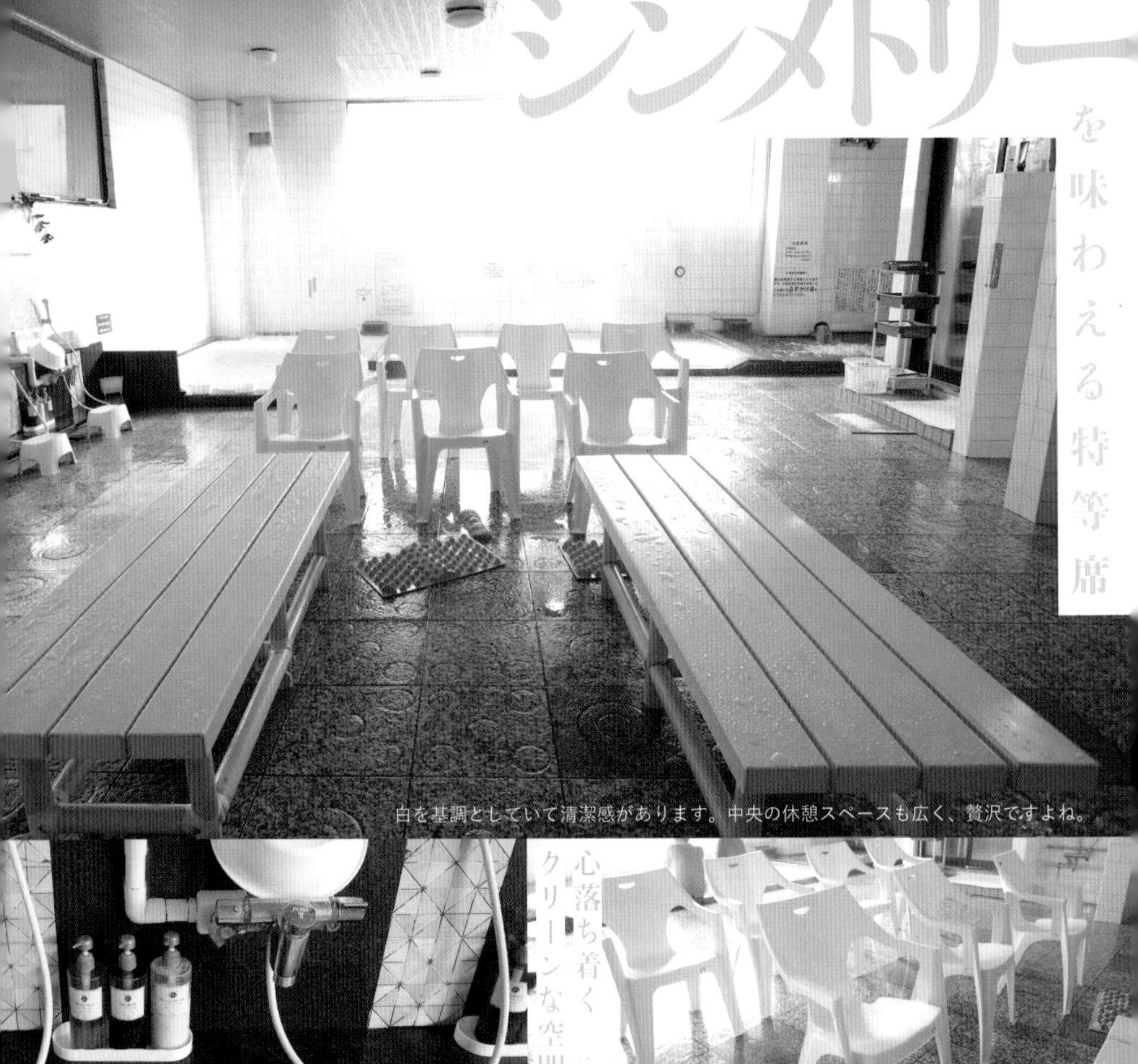

白を基調としていて清潔感があります。中央の休憩スペースも広く、贅沢ですよね。

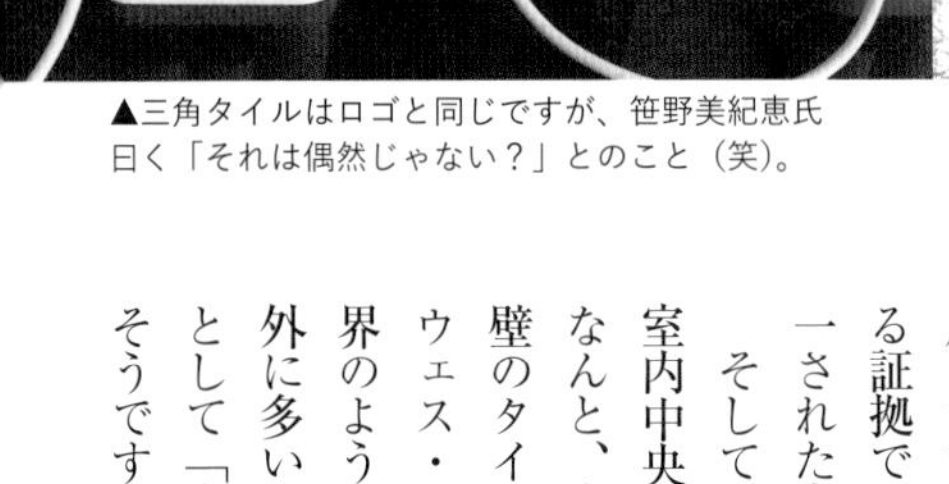

心落ち着くクリーンな空間

▲三角タイルはロゴと同じですが、笹野美紀恵氏曰く「それは偶然じゃない？」とのこと（笑）。

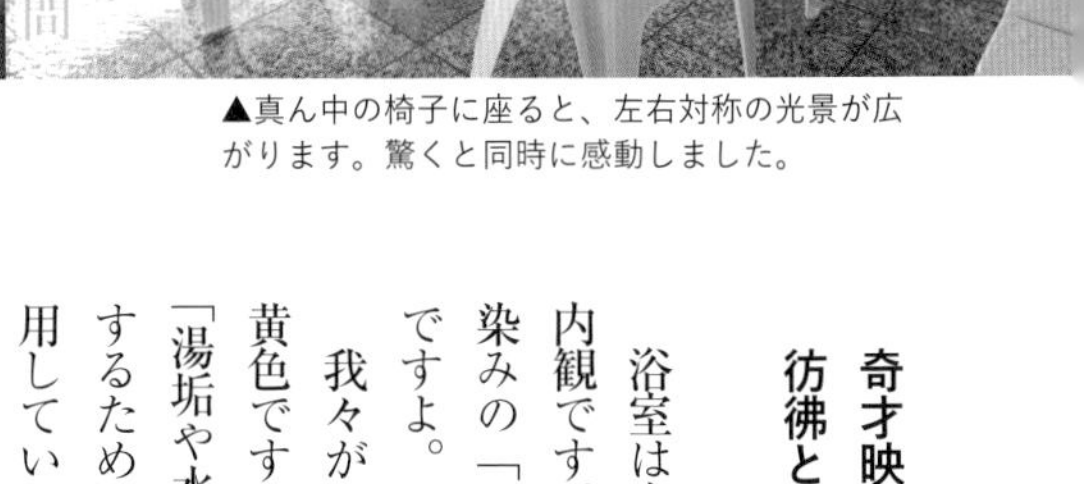

▲真ん中の椅子に座ると、左右対称の光景が広がります。驚くと同時に感動しました。

奇才映画監督の世界観を彷彿とさせる左右対称空間

浴室は白を基調とした清潔感のある内観です。しかも、入浴施設ではお馴染みの「ケロリンの風呂桶」も白なんですよ。

我々がよく知るケロリンの風呂桶は黄色ですよね。黄色が普及した理由は「湯垢や水質による変色を目立たなくするため」だそうですが、しきじが使用しているのは白。清潔さに自信のある証拠でしょうか。奇しくも、白で統一された内装ともマッチしています。

そして、一番の感動ポイントは、浴室内中央の椅子に座ったときの光景。なんと、室内が左右対称だったんです。壁のタイルや電気の配置も左右対象で、ウェス・アンダーソン監督の映画の世界のようでした。左右対称の建築は海外に多いのですが、シンメトリー効果として「安心感」や「重厚感」があるそうです。リラックスするには最適の

没井雅也がサウナしきじを初体験！

しきじ名物「水風呂の滝」

▼4メートルの高さから流れ落ちる滝は圧巻！　反響する水音が喧騒を忘れさせてくれます。

天然水は持ち帰り自由！

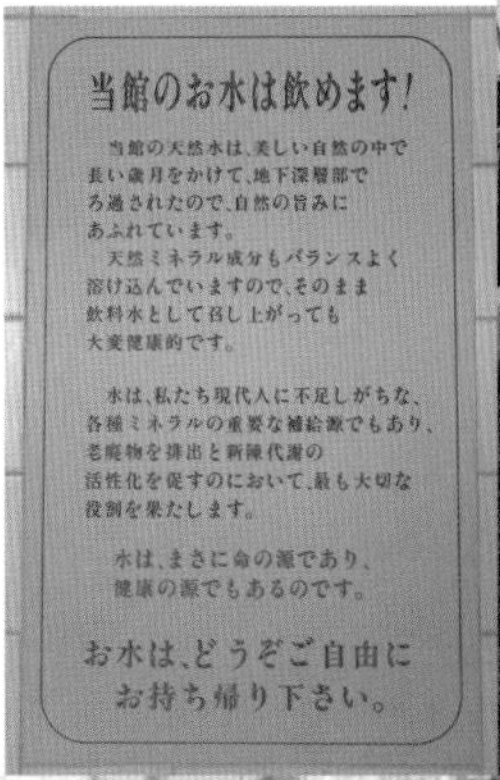
当館のお水は飲めます！

当館の天然水は、美しい自然の中で長い歳月をかけて、地下深層部でろ過されたので、自然の旨みにあふれています。

天然ミネラル成分もバランスよく溶け込んでいますので、そのまま飲料水として召し上がっても大変健康的です。

水は、私たち現代人に不足しがちな、各種ミネラルの重要な補給源でもあり、老廃物を排出と新陳代謝の活性化を促すのにおいて、最も大切な役割を果たします。

水は、まさに命の源であり、健康の源でもあるのです。

お水は、どうぞご自由にお持ち帰り下さい。


希少な白ケロリン！

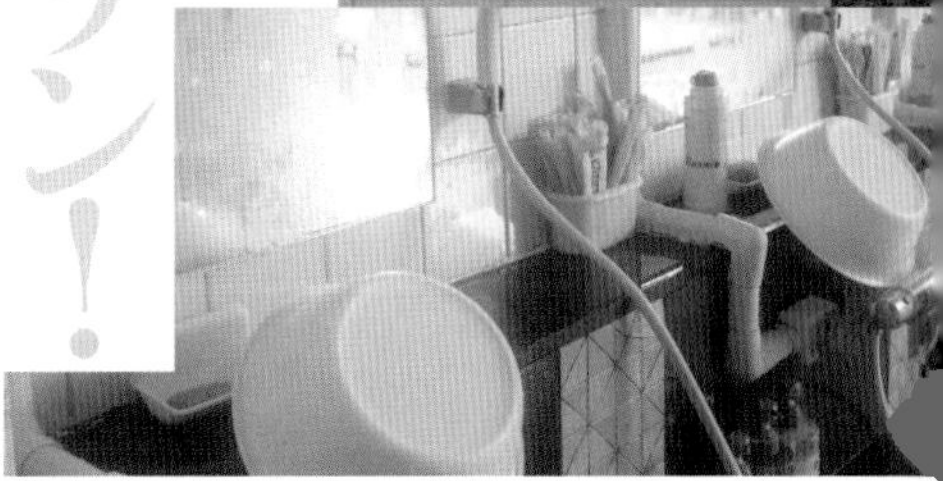

▲白い風呂桶を使っているのは「当館は清潔です！」という自信の表れかもしれません。

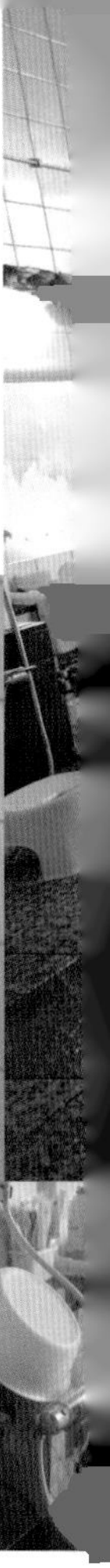

デザインですよね。

一方、しきじ名物である水風呂の滝も本当に気持ちよかったです。滝の「ドドドドド」という音が、浴室内に心地よく反響し、周囲の会話も気にならない。真っ白の内装や左右対称の空間と相まって、適切な表現かはわかりませんが「（入浴に）打ち込める」というフレーズが浮かびました。サウナについては後述しますが、薬草の香りも含め、まさに「五感で楽しむエンタメ」と言えます。

ちなみに、水風呂は天然水で飲むことも可能です。「ご自由にお持ち帰り下さい」とのことで「1人○リットル」などの制限もありません。ここで気がついたのは、ほかの入浴施設は「〜しないで下さい」などの禁止事項系の注意書きが多いけど、しきじは注意書きが非常に少ないんです。ストレスと言うと大袈裟ですが、こうしたコピーの表現ひとつとっても、ストレスフリーな空間でした。

木製のスチームサウナ

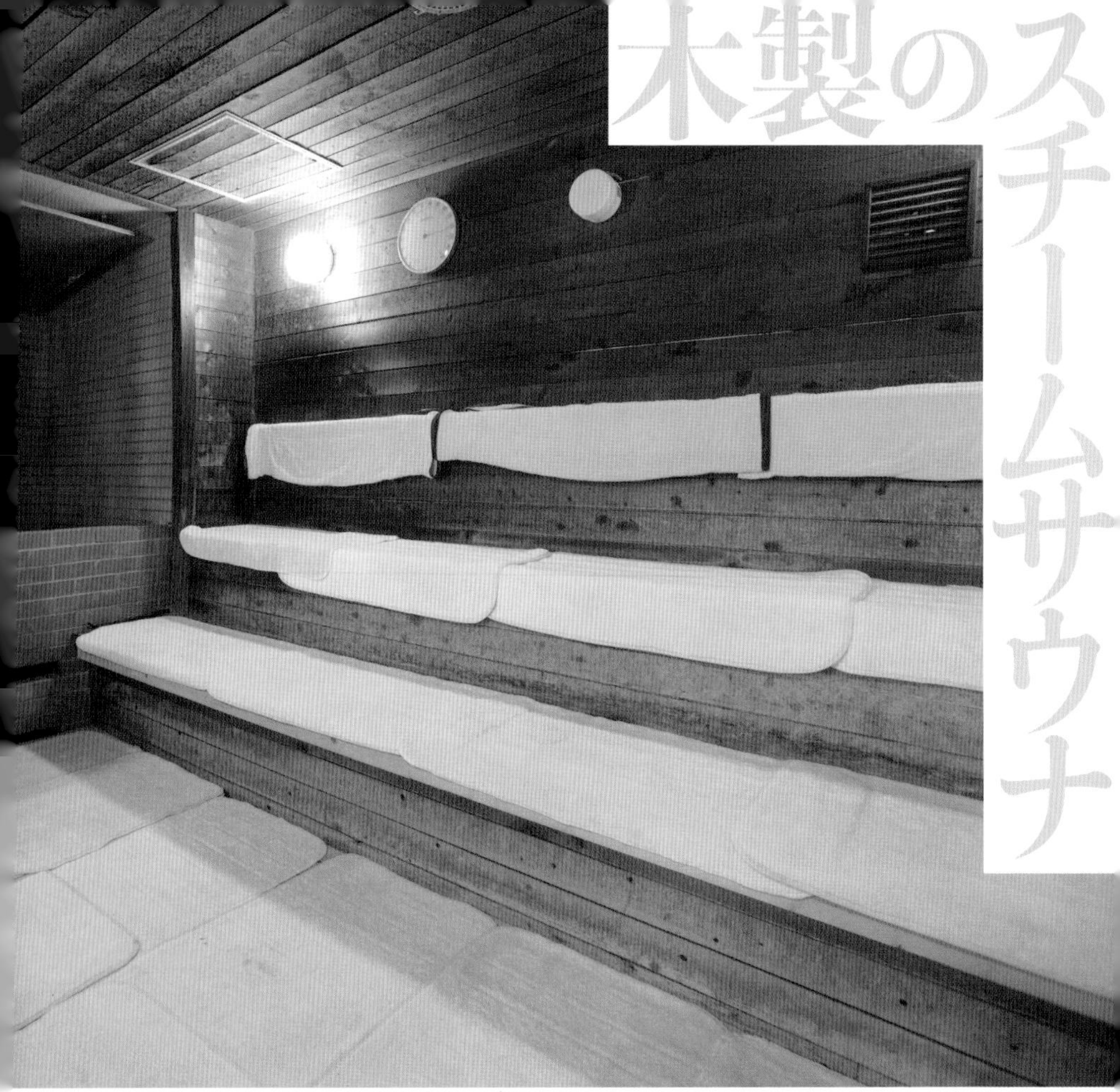

▲タイル内装のスチームサウナと異なり、天井から水滴が落ちてこないところが高評価。

余計なものを排除した究極のミニマルな施設

薬草サウナは熱さや香りも十分に堪能させてもらいましたが、何よりも床からスチームが出ているのが印象的でした。

これまでに訪れたスチームサウナは、横や上の鉄パイプからスチームが出ているタイプばかりで、床から出ているのはしきじが初めて。そのおかげか、室内全体が万遍なく熱く、せいろで蒸されているような感覚を味わえました。

スチームサウナはタイル製の内装が多く、天井からポタポタと垂れてくる水滴が苦手なんですよ。しかし、しきじは木製なので水滴が垂れないのが嬉しい。床も木製なので熱いのですが、タイルと違って滑って転ぶ心配がないのも安心できます。

繰り返しになりますが、こうした細かいストレスポイントが極めて少ないことが、しきじの魅力だと感じました。

没井雅也が サウナしきじを初体験！

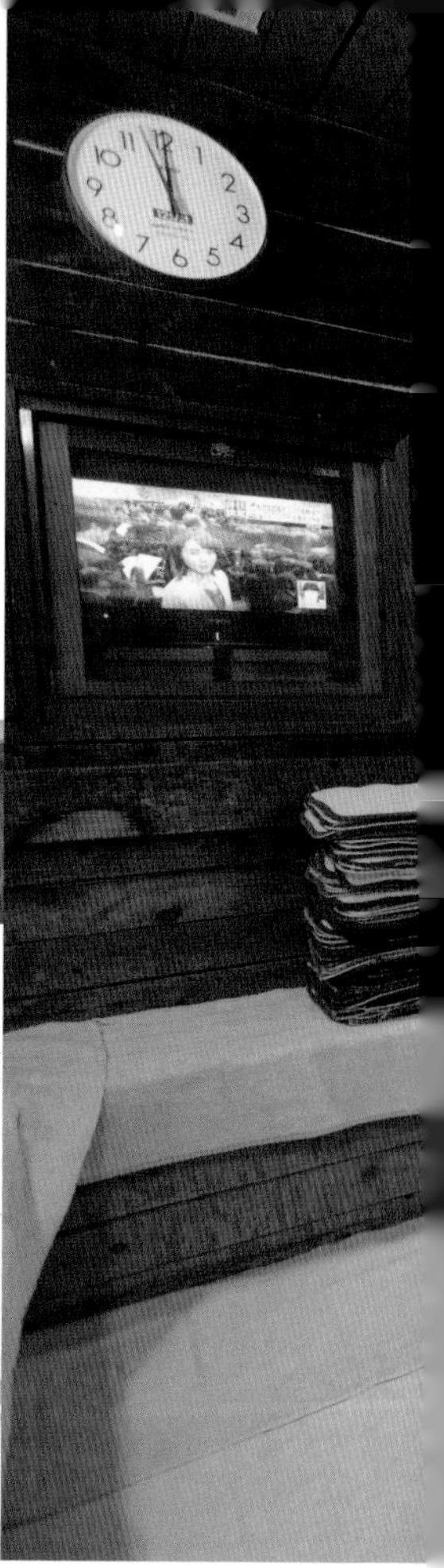

「熱い」世界に集中する

▼とにかく熱い！　雑念が浮かぶ余地もなく「サウナに向き合わなくては」と思わされます。

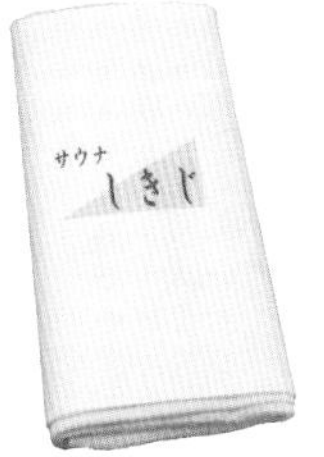

▲昔ながらのロゴですが、これも含めてしきじブランドなのでかわらないでほしいですね。

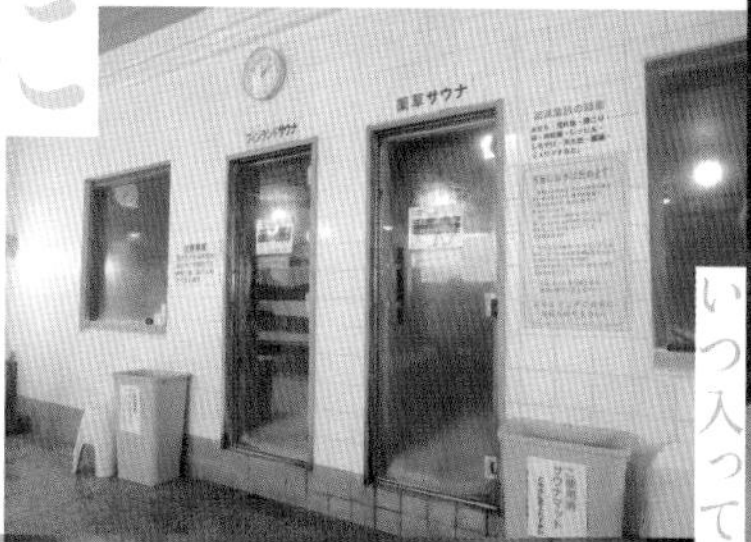

いつ入っても清潔！

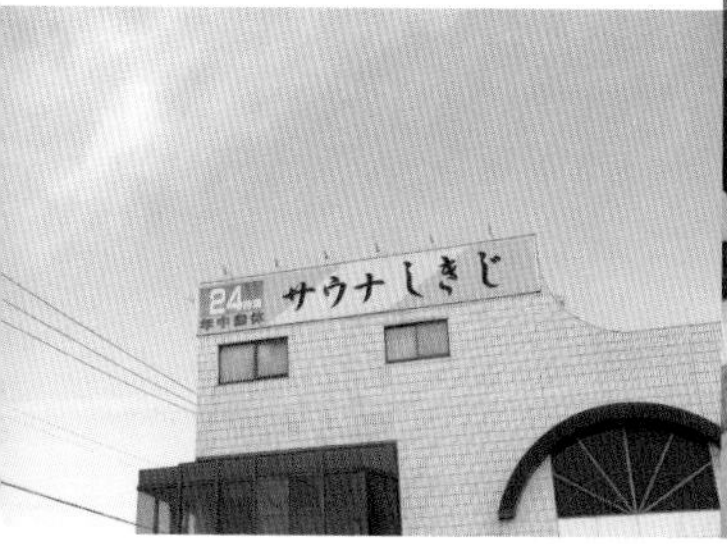

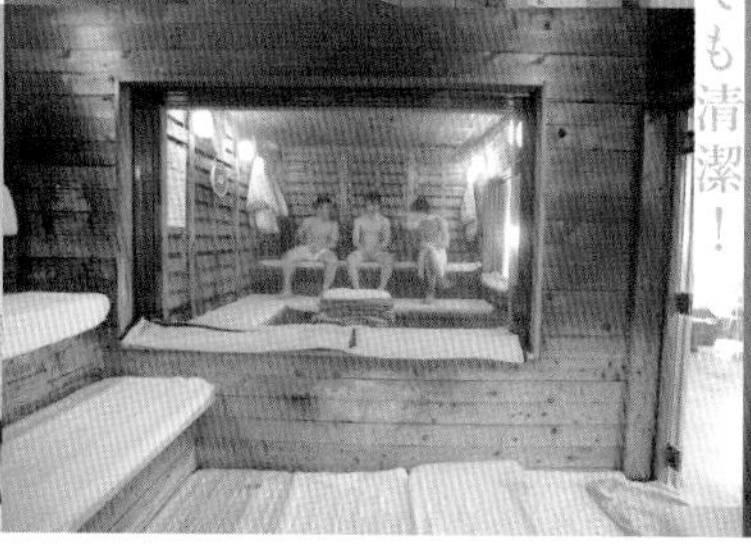

▲導線、BGM、内装……など、しきじには五感で楽しめる完成されたデザインが存在します。

▲サウナ内のタオルはスタッフが頻繁に交換。所作もキビキビしていて気持ちいいです。

しきじは「余計のものが一切存在しない、究極のミニマル施設」です。サウナを愛するオーナーさんが、よりよい場所にしようとプラス要素を足し算しつつ、極限までマイナス要素を引き算し続けた。この相乗効果によって、異次元のリラクゼーションを可能にしているのだと思います。

たとえオーナーさんが直感的に手を加えていたとしても、行っているディシジョンはデザインであり、結果として完成度の高いデザイン空間です。

近年、デザイナーに依頼して、古いロゴをリブランドする企業や施設は少なくありません。でも、しきじのロゴは絶対に変えないでほしいですね。あの場所に歴史があり、あのロゴのままで、多くのお客さんに愛されてきたわけです。その文化を考慮すれば、これからもしきじはしきじらしく存在し続けてほしいと思います。

スペシャル対談

藤森慎吾×笹野美紀恵

―サウナしきじ大好き芸能人×しきじの娘―

其の壱

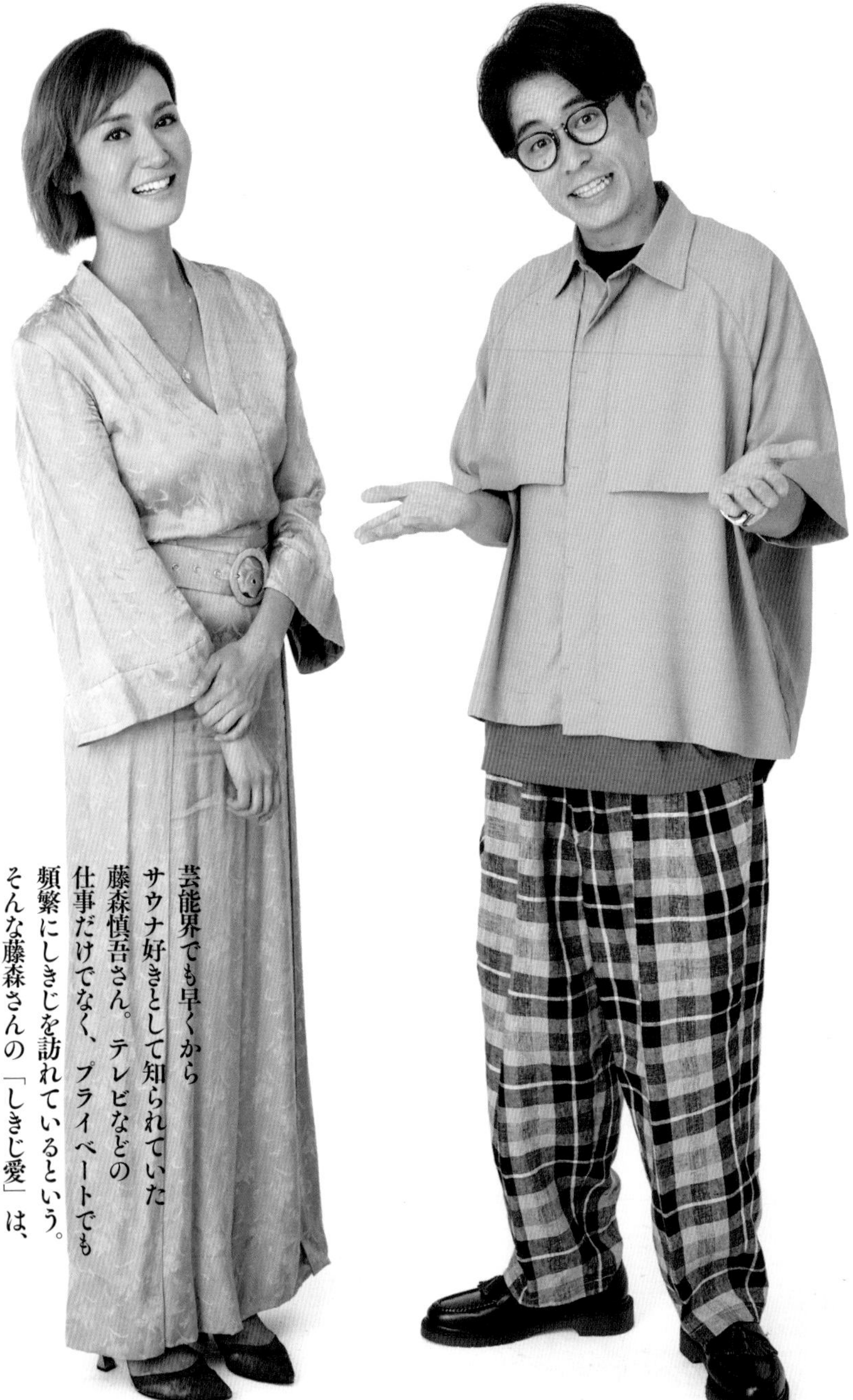

芸能界でも早くから
サウナ好きとして知られていた
藤森慎吾さん。テレビなどの
仕事だけでなく、プライベートでも
頻繁にしきじを訪れているという。
そんな藤森さんの「しきじ愛」は、
一体どれほどのものなのだろうか。

水風呂にサウナの設定、全てがパーフェクト

笹野美紀恵（以下、**笹野**） 今さらですけど、藤森さんがうちを知ってくれたきっかけはなんですか？

藤森慎吾（以下、**藤森**） 美紀恵ちゃんもよくご存じの同級生・ジュンペイの紹介ですよ。「静岡に伝説のサウナがある」と（笑）。

笹野 第一印象はどうでした？

藤森 一発で惚れました。もう最高。あんなサウナにはお目にかかれない。水風呂はもちろん、サウナの設定、コンディション含めて全てがパーフェクト。いっとき、サウナの取材を受けるたびに口を開けば「しきじ、しきじ」と言っていたから、回し者じゃないかと思われてたかもしれないレベルだよ（笑）。

笹野 藤森さんにあまりに褒めていただけるので、「うちってそんなにすごかったっけ？」なんて思うこともあります。

藤森 これが不思議なもので、地元の人たちはその価値に気付いてないんだよね。しきじで一緒にサウナに入った地元のおっちゃんたちに、しきじの素晴らしさを語ることもあるくらい。

笹野 おかげさまで、今は藤森さんの話を聞いた地元のおっちゃんたちが「しきじはヤバい」と語る新たな現象が起きています（笑）。

藤森 おっちゃんたちは、よそのサウナに行ったら「なんだこれは⁉」ってびっくりしちゃうかもしれないね。そういえば、一時期、俺とジュンペイとの間でひそかに画策していたことがあるんですよ。

笹野 え、なんですか？

藤森 「俺かお前のどちらかが美紀恵ちゃんの婿養子になろう」と。そうしたら、しきじを経営しながら最高のサウナに入り続けられる（笑）。一生困らない。

笹野 なるほど。ビッグスポンサーになってください（笑）。今はコロナの影響で難しいでしょうけれど、以前はどのくらいのペースでいらしていましたっけ？

藤森 月1回くらい。普段と切り替えるために行くこともあって、たいていは新幹線を使いますね。旅気分も味わえるしね。で、しきじに行って静岡の海のものを食べて帰る。最近、いい魚屋さんを知ったんだけど、なんて名前だっけな……。

笹野 大石商店？

藤森 大石！ もう鮮度が違う。

笹野 知っちゃったんですね（笑）。うちも大石商店から魚を仕入れてるんです。

藤森 そうなんだ！ しきじのアジフライ、めっちゃうまいもんね。

ふたりそれぞれこだわりのしきじルーティーン

笹野 藤森さんはどんなサウナの入り方をしているんですか？

藤森 自分では普通だと思ってるけど、サウナはだいたい12分かな。

笹野 長いですね！

藤森 コンディションが悪いときでも10分は入るね。で、全身の汗を流して水風呂。汗を流すのは熱めのお湯を使います。

笹野 ギリギリまで体温を保ちたい（笑）。

藤森 そうそう。で、水風呂は3分くらい。その後に水を飲んで椅子で15分くらい休む。

史上最高のサウナ、それがサウナしきじです。

休みの日、サウナのためだけに静岡を訪れる価値のある聖地。

だから、1セットが30分だね。それをまずは4セットやって、1回休憩を挟んで寝てからまた3セット。

笹野 7セット！

藤森 普段、都内のサウナでは2、3セットだけど、せっかくしきじに行ったらね。

笹野 それだけ入ると、お肌トゥルトゥルですね（笑）。

藤森 もうトゥルトゥルよ。心もほんと爽やかになるし。やっぱりメンタル面がすごく豊かになるね。ちなみに、美紀恵ちゃんのルーティーンは？

笹野 私はけっこうマニアックですよ（笑）。ちょっと疲れているときはライトに入りますけど、「今日はがっつりきれいになるぞ！」というときは、まず体を洗ってお湯につかります。

藤森 まずつかるんだ。

笹野 お湯につかって代謝を上げてからサウナに入りたいんですよ。それで、汗腺という汗腺が開いた状態で、顔や頭、首の後ろなどを洗います。全部の汚れが落ちたところでぬるめのシャワーを浴びてからサウナにイン。時間は5分くらいですね。

藤森 そんな作業があるんだ。

笹野 それから、サウナの中でもちょっとマニアックなことをしています。

藤森 というと？

笹野 最後の1分、肋骨を締めてプランクをやるんですよ。サウナでかく汗は、基本的に皮膚の温度を下げようとするために出る外発的な汗ですけど、筋肉を動かすことで内発的な汗をかくんです。ランニングはできないですけど、プランクならできます。

藤森 俺、五輪に出るアスリートと話してるのかな？ さすが、しきじの娘。ひと味もふた味も違うわ。

笹野 で、水風呂の前は体温を下げ過ぎないようにぬるめのシャワーです。藤森さんと同じく、水風呂のファーストタッチは譲れないから。水風呂では腰を反ります。

藤森 え？ どういうこと？

笹野 コブラやトドみたいなポーズをするんです。2セット目くらいになると腰が凝ってくるので、それをほぐすんですよ。

藤森 なるほど。ただ、トドはやめておこうよ。きれいな女性なんだからマーメイドってことにしておこう。

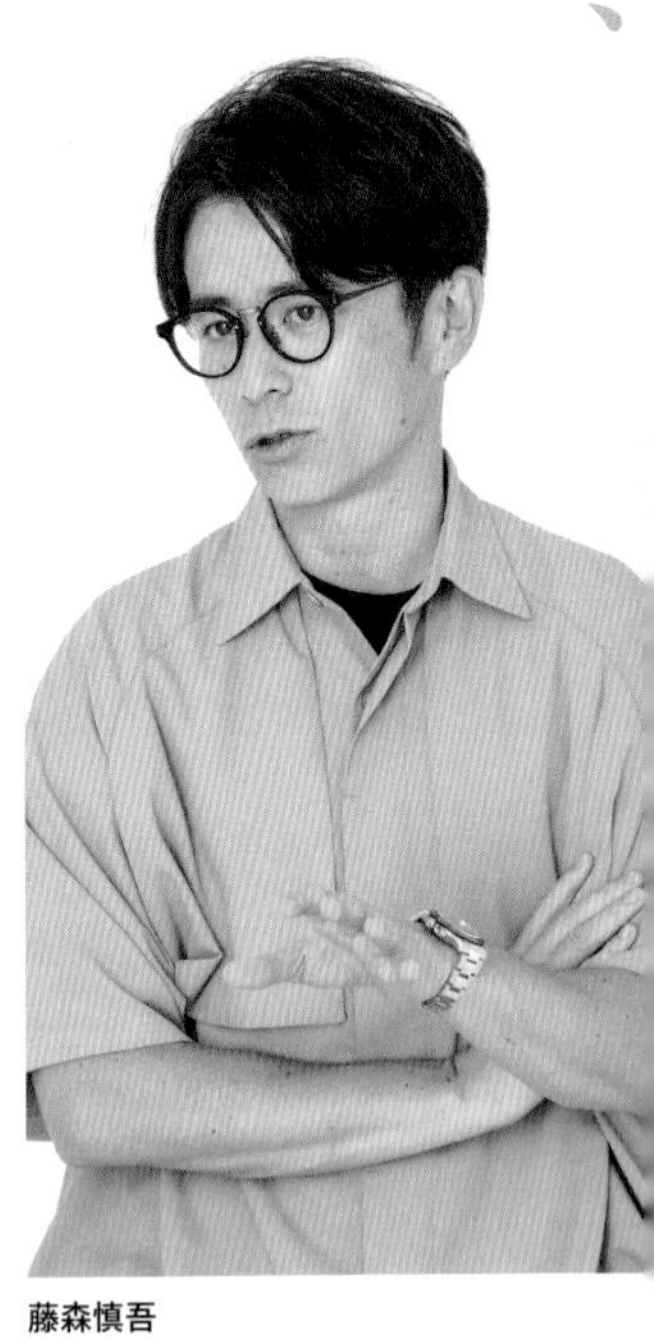

藤森慎吾
お笑い芸人。2004年4月に中田敦彦とお笑いコンビ・オリエンタルラジオを結成。“武勇伝ネタ”でブレイクを果たす。俳優としてもマルチに活躍し、芸能界きってのサウナーとしても有名。

藤森さんが目撃した衝撃的なサウナーたち

藤森　そういうこだわりはそれぞれにあるよね。俺の勝手なルールのひとつは、基本的に水風呂に頭を全部つけないこと。もちろんOKのところもあるけど、マナーとしてね。でもギリギリまで冷やしたい。それで、後頭部だけならいいだろうということにして、水風呂のふちにひっかけた後頭部を支点にして全身を浮かせる。その浮遊感の中でじんわり体が冷えていくのが気持ちいいんだよね。

笹野　12分入る人のこだわり（笑）。

藤森　そう。12分入ると、水風呂が冷たく感じないからね。

笹野　ドMですね（笑）。

藤森　ドMなの（笑）。ただ、サウナ好きは基本的にドMだよ。変態が多いでしょ。サウナではいろんな出会いがあるけど、中には大企業の社長さんとかとも出会う。そういう人って普段は張り詰めた空気の中で部下にあれこれ指示を出しているんだろうけど、仕事でストレスがたまってサウナに来ると、Mっ気に目覚める瞬間があるんじゃないかな（笑）。

笹野　カジュアルなMですね。

藤森　そう。「成功者はサウナに集まる」。これはけっこう本当のことだと思うよ。

笹野　タオルはどうしていますか？

藤森　冷水機があったら、タオルに冷水を染み込ませて軽く絞る。ちょっと水がポタポタ垂れるくらい。それを頭に乗せて5、6分かな。その後はミイラみたいに顔をタオルで覆って後ろに寄っかかる。皮が薄い頭皮を守るためにもタオルは必要だね。

笹野　痛くなっちゃいますもんね。女性の場合だと細い喉を守るためにも必要ですね。

藤森　そう考えると、それこそサウナの入り方は千差万別。「こんな入り方するんだ」とか思いながらそれを見てるのもけっこう好きなんだよね。中には明らかなマナー違反の人もいるけど……。

笹野　たとえば？

藤森　サウナが好きな人って、汗をしっかりかいているほうが優越感を覚える人が多いよね。たとえば全然汗をかいていない人がいたら、「慣れてないのかな」なんて思ったり。それで、汗をたくさんかけることを誇示したいのか、汗を見せつけてくる人がいるんだよ。全身の汗を手でぬぐって集めて……。

笹野　ええ？？？

藤森　で、手にたまった汗をこれみよがしに垂らす……。

笹野　キモい！

藤森　自作のナイアガラだね。汗の滝（笑）。ただ、俺も1、2分で汗が噴き出すようなときはうれしくなる。

笹野　ベストコンディションだな、と。

藤森　そうそう。それから、よくあるのが、いわゆる上段・中段・下段に対するこだわり。ちょっと体調がよくないときなんかは、温度が低い下段に座るじゃない？　そうしたら、常連さんがめっちゃニヤニヤしながら、「どうしたの？　今日は下で。そんなところに座ったら風邪ひくよ」って（笑）。

サウナ好きが行き着くのは自分のサウナづくり

笹野　女性だと、けっこう寝ている人も多いんですけど、中には混んできても寝ている人もいて……。そういうときはさすがに空気を読んでほしいですね。

藤森　それでいうと、俺が唯一知らないのが女性サウナの世界だね。

笹野　なかなかすごいですよ。汗をかくために女性はサウナの中でいろいろ行ってますね。足上げ、コロコロローラー。うちの施設では見たことないですが、サウナの中でおなかにラップ巻く方とかもいましたね！　ちょっとマナー的にどうなのか、ですが……。

藤森　ええ？　ほっといても汗をかくのに……。仮想サウナスーツってことか。

笹野　女性はきれいになりたいんですよ。それから、美顔ローラーでコロコロ、グリグリとみんな忙しい。

藤森　男のサウナにはない光景だ。

笹野　私は瞑想派だから、「今日は右も左も忙しいな」なんて思ってます。

藤森　俺もけっこう瞑想したいタイプだから、大きな声で話されるのはあまり好きじゃないな。でも、夜の10時とか11時台になると、よくしゃべる数人組が増えるんだよね。その話も、なんか怪しいお金の話だとか、どこどこのキャバクラのおねえちゃんを口説いている話だとか（笑）。全然集中できない。で、「あれ、藤森じゃね？」なんて声が聞こえたらもう駄目。全然汗かけない。〝ととのう〟ってほんと難しいよね。

笹野　そういう意味では、最初が肝心かもしれませんね。最初の入り口で嫌いになっちゃうともう足を運ばないでしょうし。

藤森　最初にいい施設に出会えるかどうかだね。それでいうと、しきじって温度や湿度もきっちり決めてるの？「こういう状態にキープする」というルールというか。

笹野　決まってますよ。

藤森　見てると、スタッフさんがけっこう頻繁に温度や湿度をチェックしている気がするんだよね。で、ちょっと水を足すとか。レギュレーションがしっかりしてる。だからすごいんだ。施設によってはムラがあるところもけっこうあるし。

笹野　うちは機械が古いので、ボイラーはマックス。でも熱ければいいものでもないから、こまめなチェックは欠かせません。

藤森　なるほどね。

笹野　実は、壁の木も定期的に張り替えています。それも、いきなり新しい木にするとドライ過ぎるので、まずは木を濡らします。そこからスチームを炊いて湿気を入れてあげるんです。

藤森　プロフェッショナルだ。そういうことを全国のサウナ施設に対して講演会かなんかで教えてあげてよ。全然、分かっていないサウナ施設もあるから。そういえば、以前、俺とジュンペイで何度も通って「ここはこうしてこうしてこうしてください」というふうに半年とか1年言い続けた結果、劇的によくなったサウナ施設もあるね。

笹野　自分が行きたくなるサウナにしたわけですね（笑）。

藤森　そうそう。最初はまるで受け付けてくれなかったけど、最終的には意見を取り入れてくれてめっちゃよくなったよ。

笹野　サウナのコンサルタントですね。

藤森　自分のサウナをつくりたいしね。俺、YouTubeで自分のサウナをつくるプロジェクトを始動させてるんだ。

笹野　おお‼　そして、ついにマイサウナを作りたくなってしまうレベルまで!! 私も究極の山のサウナと、究極の都心のサウナの両方をつくりたいですよ~。実はもうサウナをつくりたいと言って、いろいろな方々を巻き込んでプロジェクト化を進めているんです! ただ、しきじと同じようにできるかといったら、それはノーなんです。うちの天然水も運びたかったんですが、調査してもらうと、水って運んでいるうちに振動で天然ミネラルがダメになっちゃうらしくて……。違う形でやるにしても、しきじと同じ形は無理なので、他店とは異なるオンリーワンのサウナを、しきじの娘プロデュースで行わせていただく予定です!

藤森 すごいプロジェクト。結局、規模の違いは合ってもサウナ好きは自分のサウナをつくりたくなるんだよね。

極上の天然水で体をしめる。

日常の喧騒からかけ離れ、静かに滴る汗を感じ、僕の生活になくてはならないものです。

藤森さんがついに明かす しきじの不満点とは?

藤森 俺の場合、今は何よりテントサウナにハマってるね。三密なんて関係ないから、コロナ禍の中でも行けるし。河原にテントを立てて、川の水をくんできて薪を使って自分で温度調節できるって最高の喜びだよ。サウナの後はそのまま川を水風呂にする。

笹野 やっぱり、すぐそばに絶景がある力も強いですよね。

藤森 そうそう。しかも、テントサウナ自体も進化してるからね。これまでのテントサウナはだいたい80℃くらいまでしか温度が上げられなかったけど、ロシアの「モルジュ」が「世界一熱いテントサウナ」をつくっちゃった。ロシアが開発しちゃったらもう勝てない(笑)。

笹野 そうなると、私の立場からできるのは、テントサウナ用のオリジナルブレンドの薬草をお渡しして、「忘れないでね」というくらいかな(笑)。

藤森 それはいいね。やってみたい。とはいえ、テントサウナも一長一短なんだよね。喜びを自分でつぶしてしまう可能性もある。テントサウナにハマり過ぎたらもう街のサウナに行けなくなるかも……という(笑)。まあでも、やっぱり身近なサウナも大切だし、施設の充実ぶりでは個人だと到底かなわないから、やっぱり街のサウナも大事な存在であり続けると思うな。

笹野 ちなみに、しきじに不満点はないですか?

藤森 ええ? 不満なんてないけど……。あ、しいて挙げるなら、置いてある漫画のラインアップが渋過ぎることかな(笑)。『白竜』とか『沈黙の艦隊』とか。まあ、客層には合ってるだろうし、俺も結局読んでるんだけど、もうちょっと若い人も読みたくなる漫画があってもいいかもしれない。

笹野 男性ならではの視点ですね。

藤森 もうひとつ

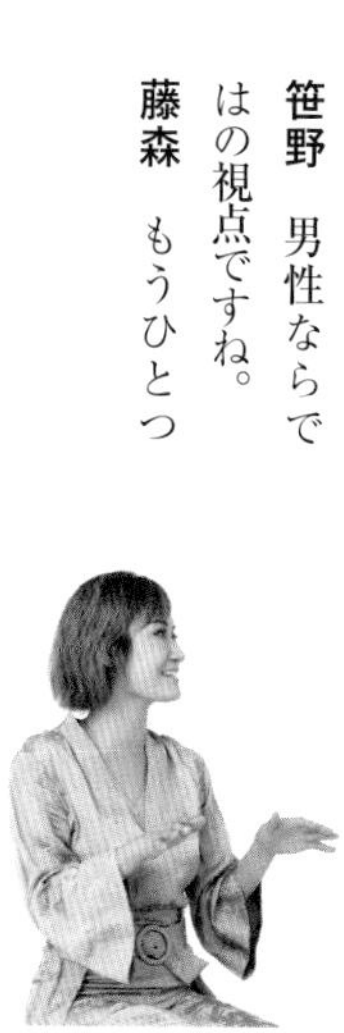

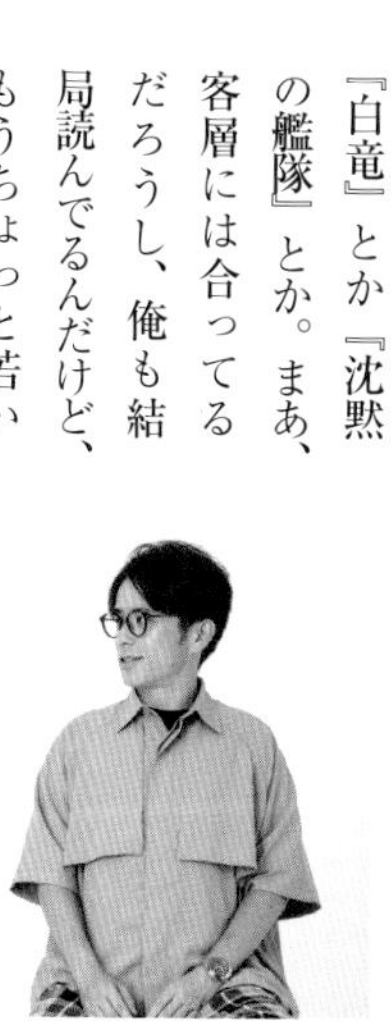

挙げるなら、最近はやっぱり混む。人気が出過ぎちゃったね。それはもちろんすごくいいことだけど、できれば2号店をつくってほしいね。

笹野　なるほど（笑）。それでは、今後のために藤森さんの「ここがよかったらいいサウナ」というポイントを教えてください。

藤森　サウナに入る前なら、脱衣所を見るかな。脱衣所の清潔感は大事。結局、サウナ周りの機器のメンテナンスや清掃など、管理がいき届いている施設なら、脱衣所もきれいだよね。脱衣所がきれいな施設は、すなわちサウナのコンディションがいいともいえるんだと思う。

笹野　確かに脱衣所には全体の管理への意識が表れるかもしれませんね。

藤森　足ふきマットがびしょびしょのところとかあるよね。しきじなんて、1滴でも水が垂れたら交換してるんじゃないかってくらいだもん。

笹野　ふかふかのマットですね。

藤森　そうそう（笑）。コストも人手もかかるし大変だろうけど、せめてびしょびしょのままにしておいてほしくはないかな。

夢のカジュアルサウナ「藤森サウナビレッジ」

笹野　サウナファンとして、藤森さんは今のサウナブームをどう見ていますか？

藤森　うれしい限りだよ。まさにウエルカム。

笹野　でも藤森さんはどんどん山に逃げていくという（笑）。

藤森　いやいや（笑）。単純にサウナ仲間が増えるのはうれしいし。サウナ好きに悪い人はいないって俺は思ってるから、文化としてどんどん浸透してほしいね。日本には温泉文化はしっかり根付いていて温泉旅行はあるけど、サウナ旅行はない。熱海や箱根に行くような感覚でサウナのために旅行するということがスタンダードになってくれたら楽しいんじゃないかと思うね。

笹野　サウナと温泉が同時に楽しめる温浴施設があるのは日本だけなんです。サウナを楽しんだ後、温泉で締めるというのはいいですよね。サウナをカップルで楽しめるようになるともっといいかな。

藤森　それそれ！　仕事でサウナに行くことがあっても、ゲストはだいたい男性。最終的な夢としては、女性にもっともっとサウナに入ってほしい。なぜなら、俺がチャラ男だから（笑）。女性となにかを共有したときに初めてチャラ男は社会貢献したと思えるんだ。

笹野　そういう意味だと、しきじには美人のお客さまがびっくりするくらい増えましたよ。いままでにないゾーン。「ここ港区だっけ？」みたいな。

藤森　そうなんだ！

笹野　遠征組が増えていますからね。

藤森　女性芸人の中にもサウナ好きが増えてるね。森三中の黒沢（かずこ）さんとか、フォーリンラブのバービーとか。いずれ男女のカジュアルな楽しみとしてサウナが一般的になったらいいなと思うね。

笹野　フィンランドの施設みたいに水着を着て入るようなカジュアルなものですね。

藤森　そう。そんな「藤森サウナビレッジ」を森の中につくりたい。

CROSS TALK PART.1 サウナしきじ

文／清家茂樹
写真／石原麻里絵（fort）
スタイリスト／上井大輔（demdem inc.）

施設完全図解

サウナしきじのすべてがわかる！

サウナしきじに、まだ行ったことがない人のために用意しました施設完全図解！　行ったことがある人も新たな発見がある!?

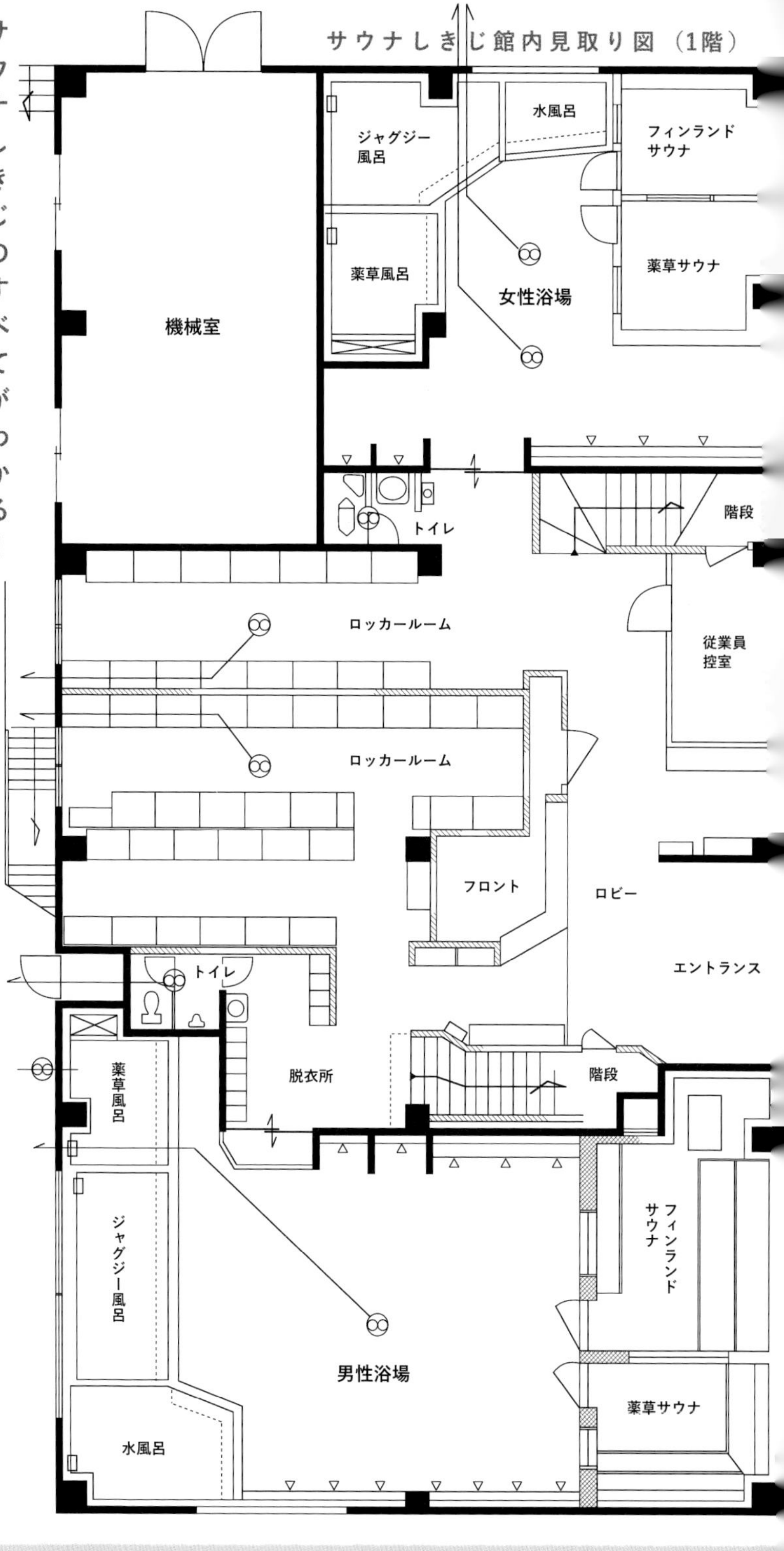

1階

ここからワクワク感が止まらない！

玄関

「しきじに来たぞ！」というワクワク感をここから感じる、という人も少なくないはず。初めてしきじを訪れる人は、入り口の色紙のラインナップを見てまず驚く。ほんのりいい香りがするのは温浴施設あるあるだが、男性浴場の滝の音が聞こえてくるのはしきじだけ。

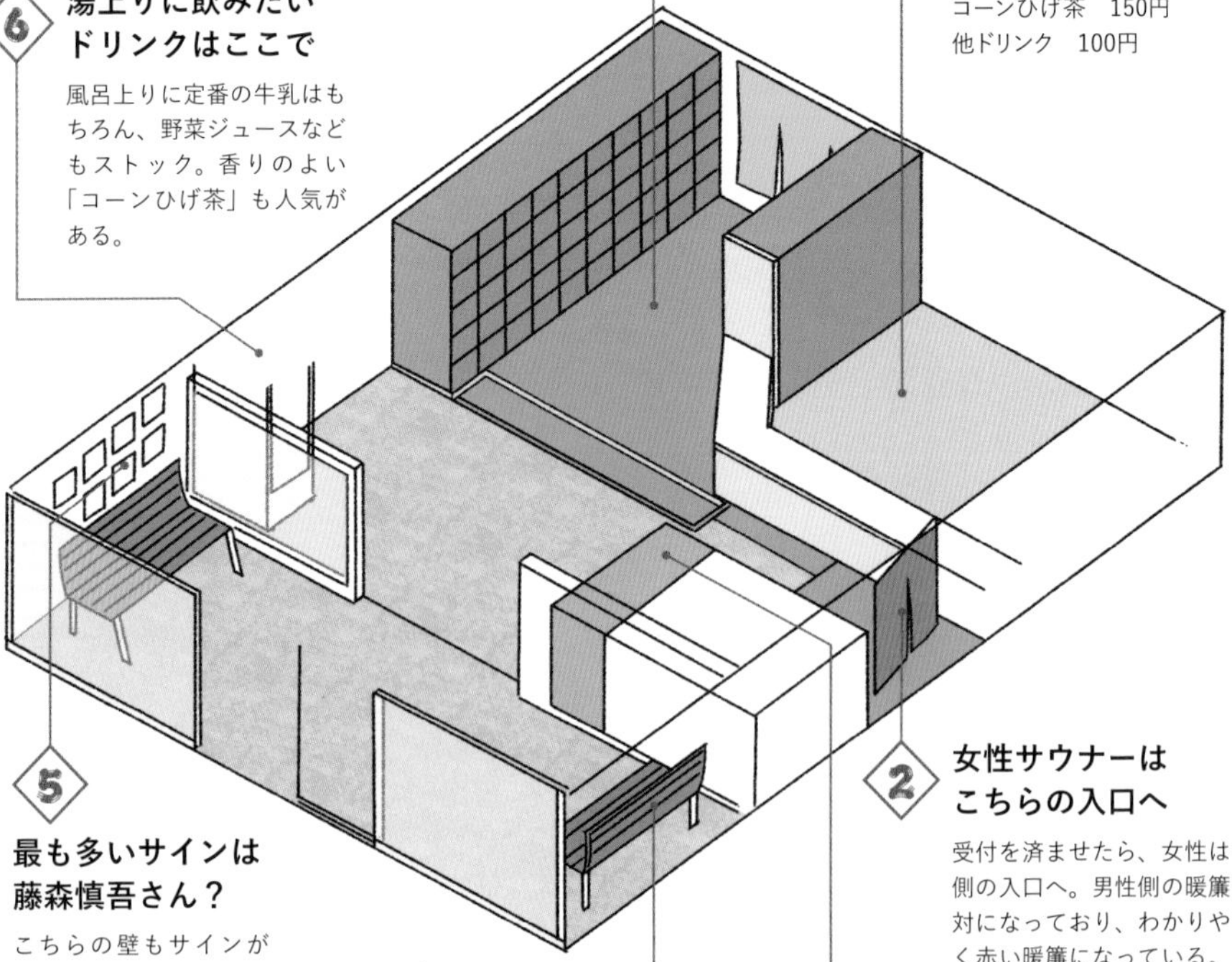

1 しきじグッズはここで買える

受付の方がいつも笑顔で迎えてくれる。Tシャツやタオル、トートバッグなどのオリジナルグッズも販売中。

ショーケース内
コーンひげ茶　150円
他ドリンク　100円

2 女性サウナーはこちらの入口へ

受付を済ませたら、女性は右側の入口へ。男性側の暖簾と対になっており、わかりやすく赤い暖簾になっている。

3 取材情報もここでわかる

入場券をここで買ってから受付へ行こう。メディア取材の日時も告知されているので念のため確認を。

4 スポーツ選手からお笑い芸人までズラリ

初見だと圧倒されてしまうサインの数々。あらゆる有名人のサインがあり、しきじの人気の高さがよくわかる。

5 最も多いサインは藤森慎吾さん？

こちらの壁もサインがびっしり。よく見ると同一人物のものもあり、最も多いサインはオリラジの藤森さんのようだ。

6 湯上りに飲みたいドリンクはここで

風呂上りに定番の牛乳はもちろん、野菜ジュースなどもストック。香りのよい「コーンひげ茶」も人気がある。

7 ここから先が極楽男性脱衣所入口

受付で手続きを済ませ、この暖簾をくぐった先が脱衣所となる。両脇は靴箱となっており、鍵は受付に預ける流れ。

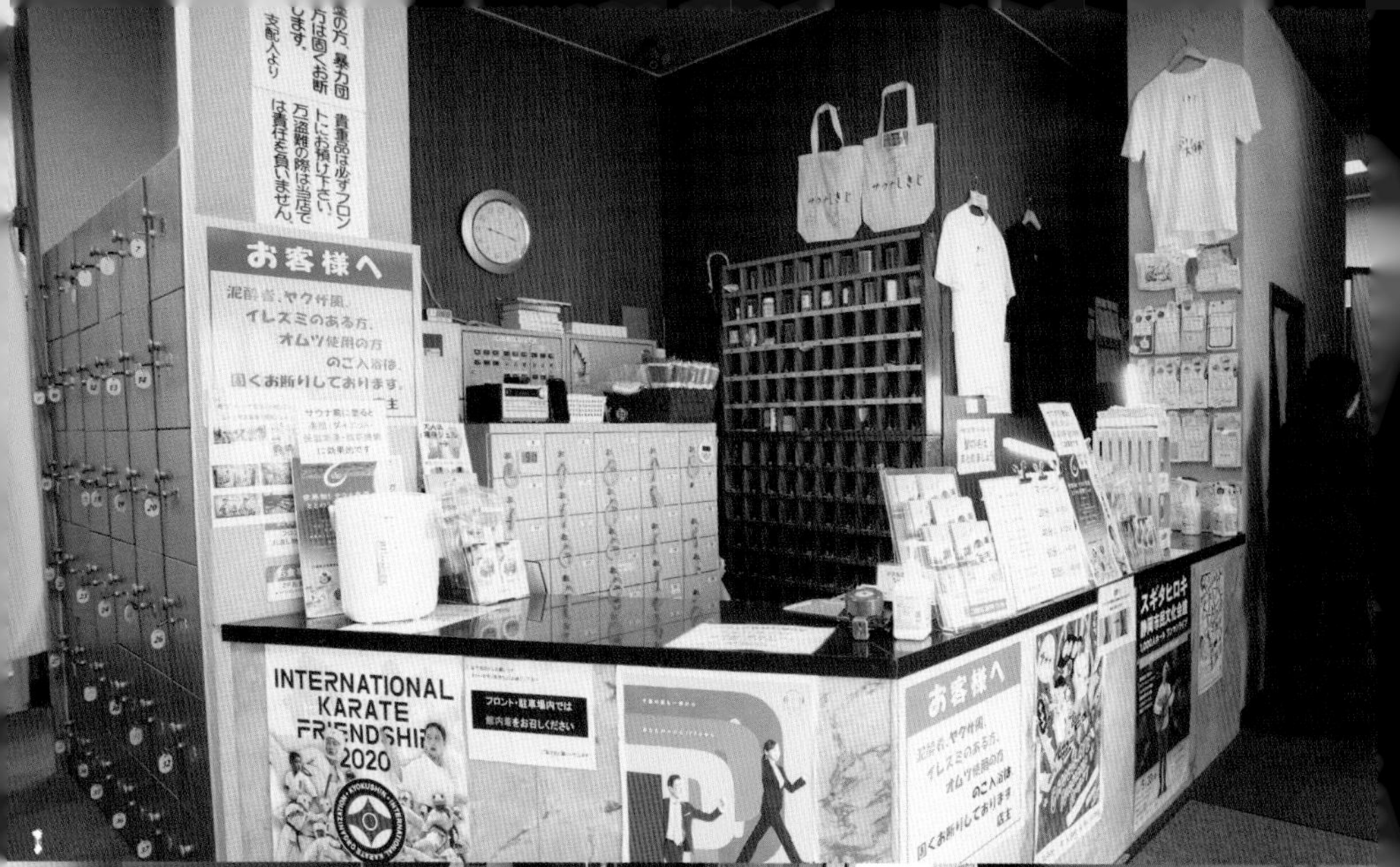

泥酔の方、暴力団
方は固くお断
します。
支配人より
貴重品は必ずフロン
トにお預け下さい。
万盗難の際は当店で
は責任を負いません。
お客様へ
泥酔者、ヤクザ風、
イレズミのある方、
オムツ使用の方
のご入浴は
固くお断りしております。
INTERNATIONAL
KARATE
FRIENDSHIP
2020
フロント・駐車場内では
館内着をお召しください
お客様へ
スギタヒロキ

1

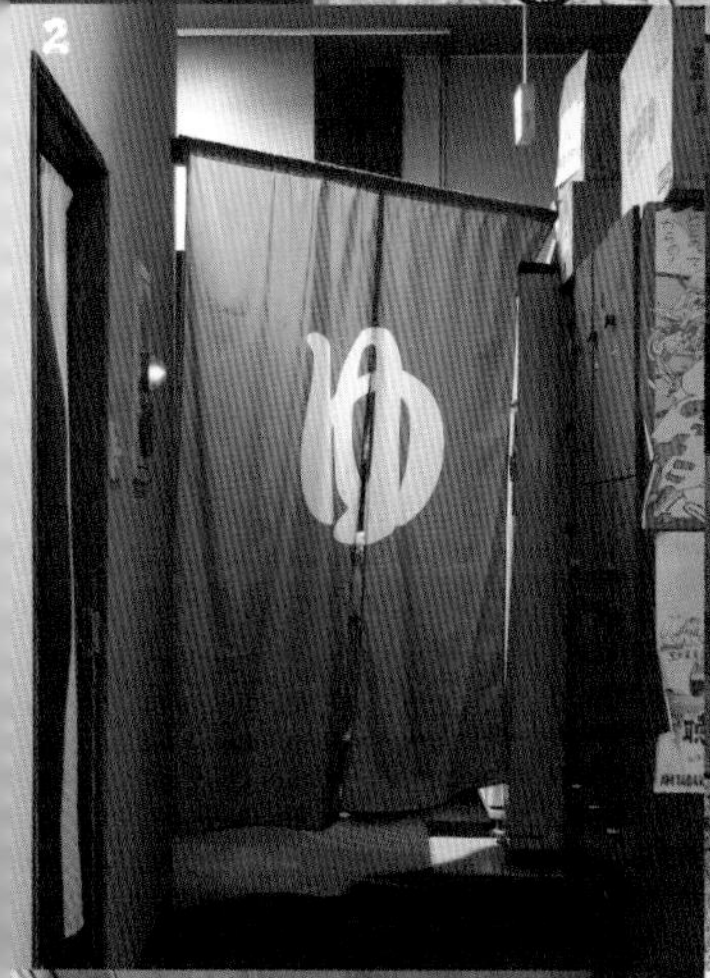
2

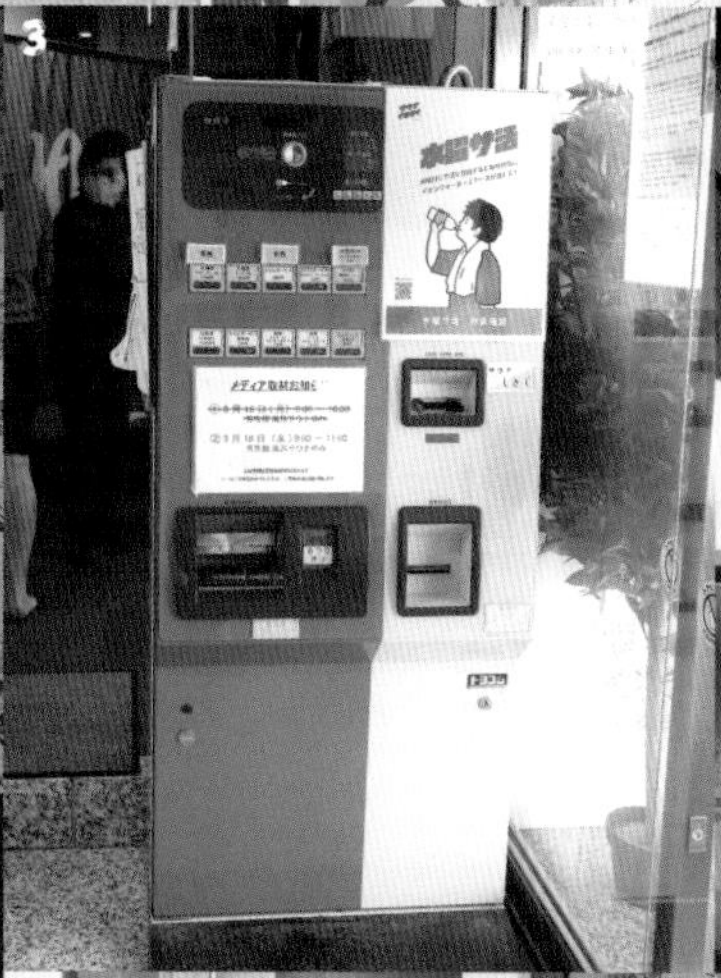

メディア取材拡散中

3

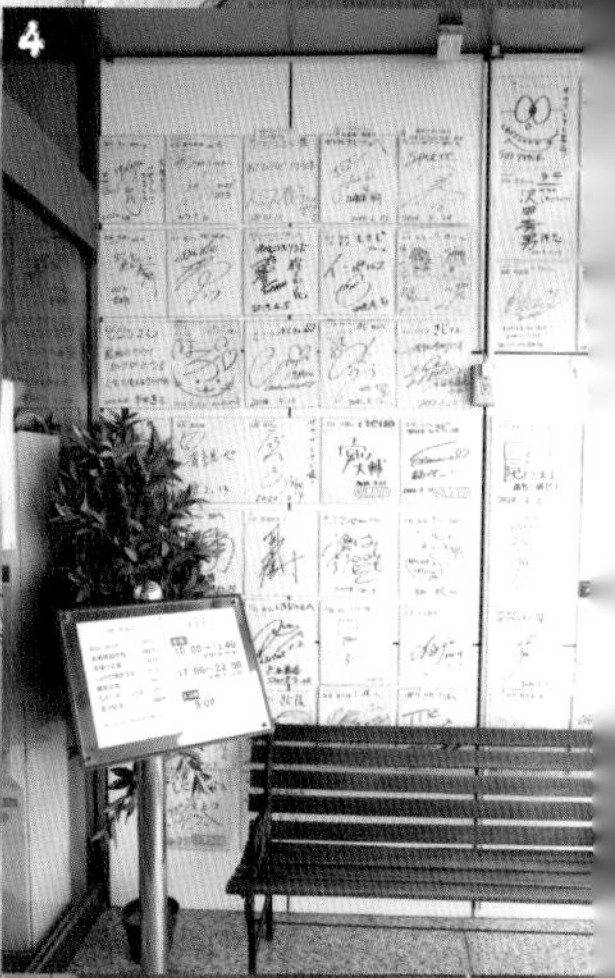
4

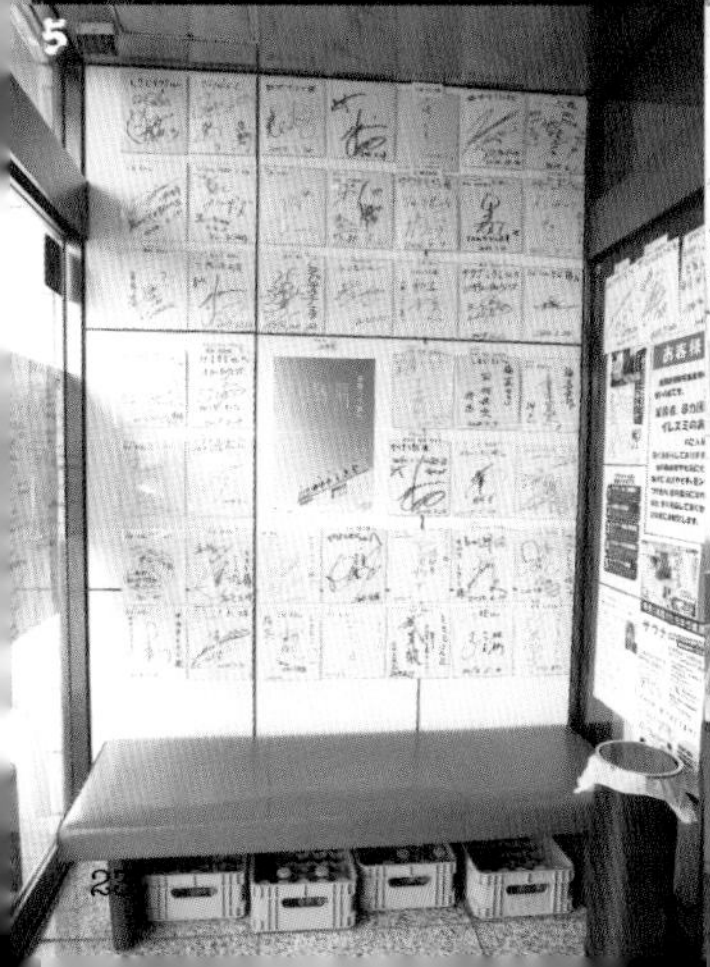
5

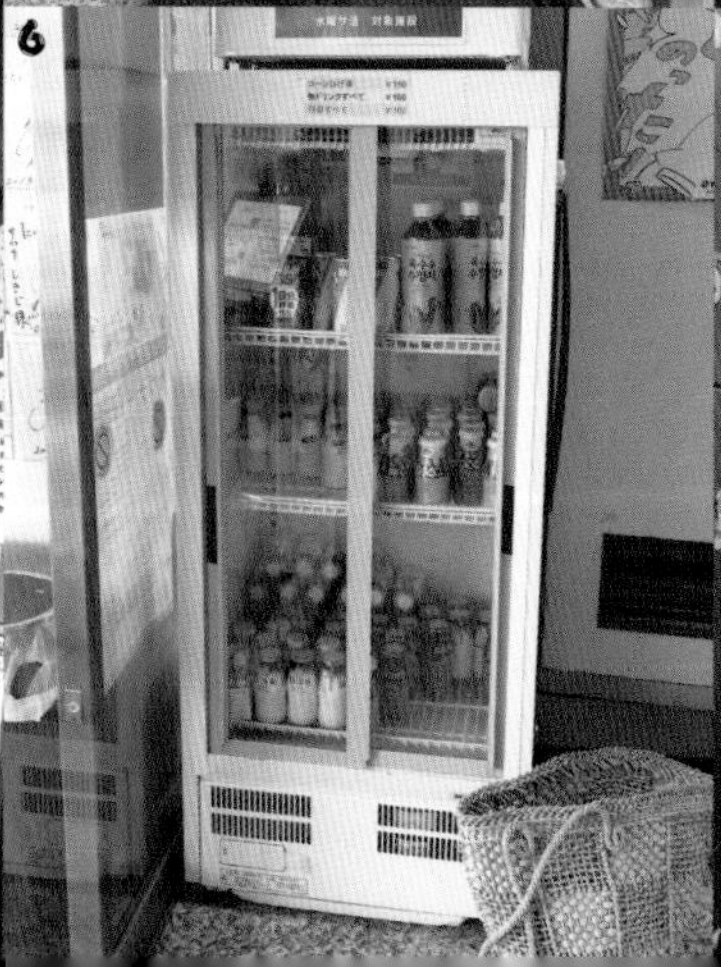
6

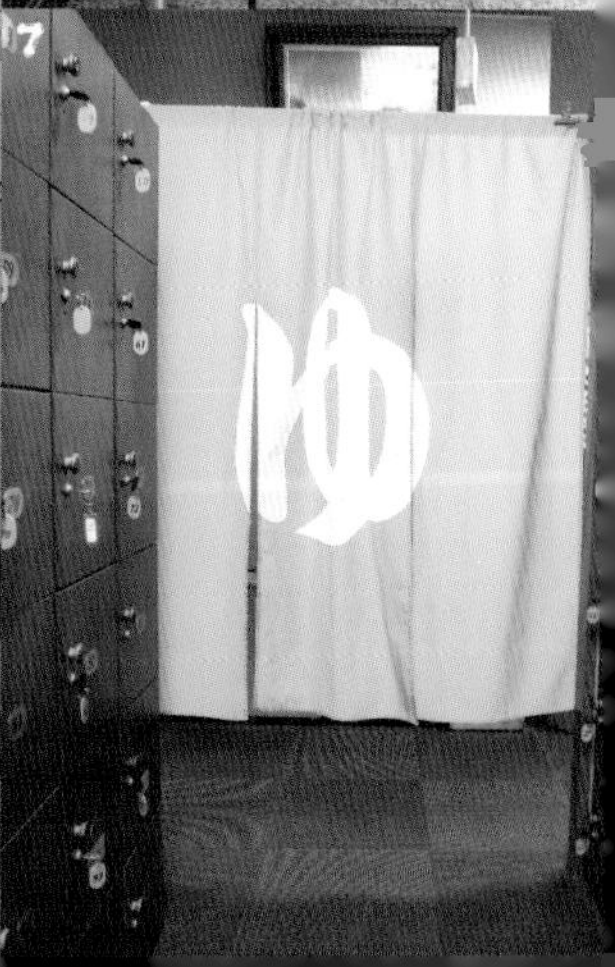
7

男

1階

脱衣所

現世のしがらみと服はここに置いて

ロッカーがずらりと並んでいるが、不思議と圧迫感がない。しきじは浴場が清潔にされているとよくいわれるが、脱衣所も同様に掃除が行き届いているのがわかる。多くの客がここで素早く着替え、足早に浴場に吸い込まれていく。耳をすますと、水風呂の滝の音が聞こえてくる。

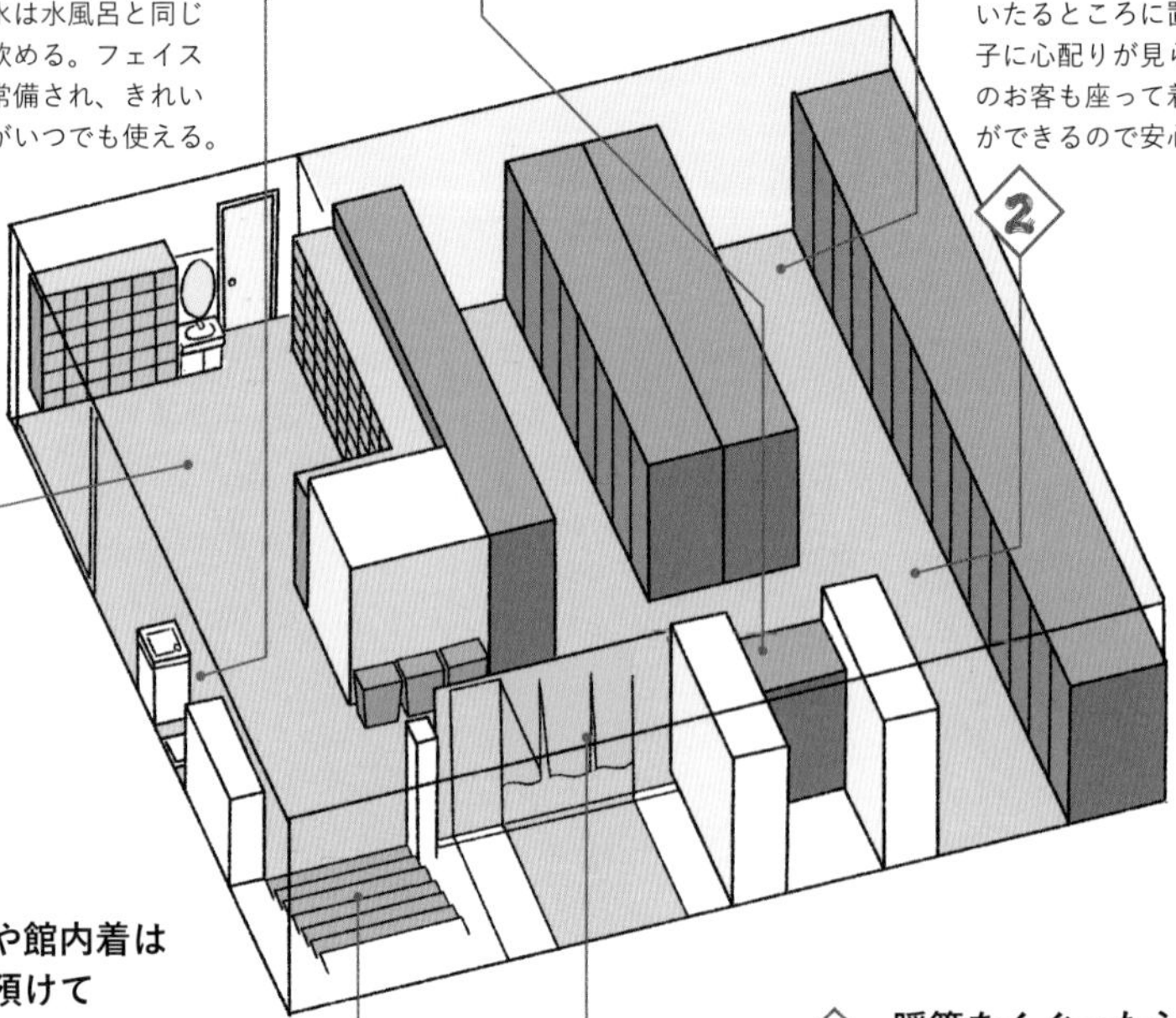

1 ウッディーなロッカーがずらりと並ぶ

現オーナーが当施設を買い取った際は金属製のロッカーだったそうで、現在のロッカーは名称が「しきじ」になってからだそう。

2 ところどころに置かれた丸椅子が○

いたるところに置かれた丸椅子に心配りが見られる。高齢のお客も座って着替えることができるので安心。

3 暖簾をくぐったらまずは右へ進む

入口である暖簾をくぐったら、まずは右手側に進むことになる。ここで着替えてから引き返し、左手側の浴場へ。

4 サウナ上がりは休憩室でまったり

休憩室のある2階につづく階段。訪れた多くの客は休憩室に行き、食事をしたり、ゆっくりテレビを見たりして過ごす。

5 タオルや館内着はここに預けて

他の施設にはあまり見られない、タオルなどを置く棚が設置されている。自分のロッカーの番号が使える。

6 タオルの替えはここで水は天然水が飲める

給水機の水は水風呂と同じ天然水が飲める。フェイスタオルも常備され、きれいなタオルがいつでも使える。

7 男性のロッカーは全部で100

番号が1から始まり、ぐるりとまわって100で完結。大きさを調整して100でおさめているのはこだわりか。

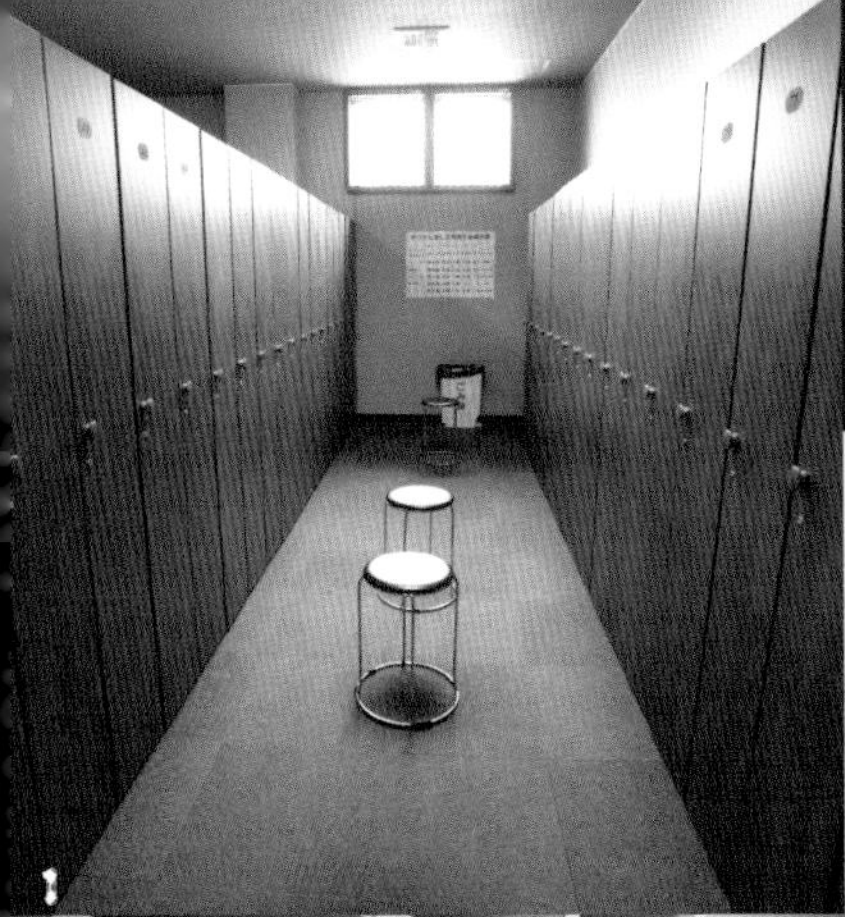

1

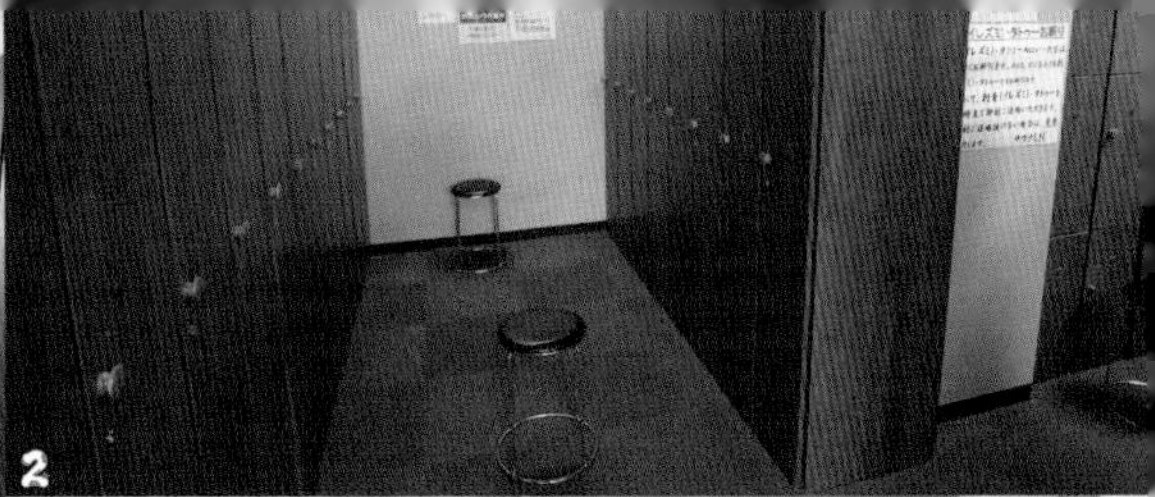

2

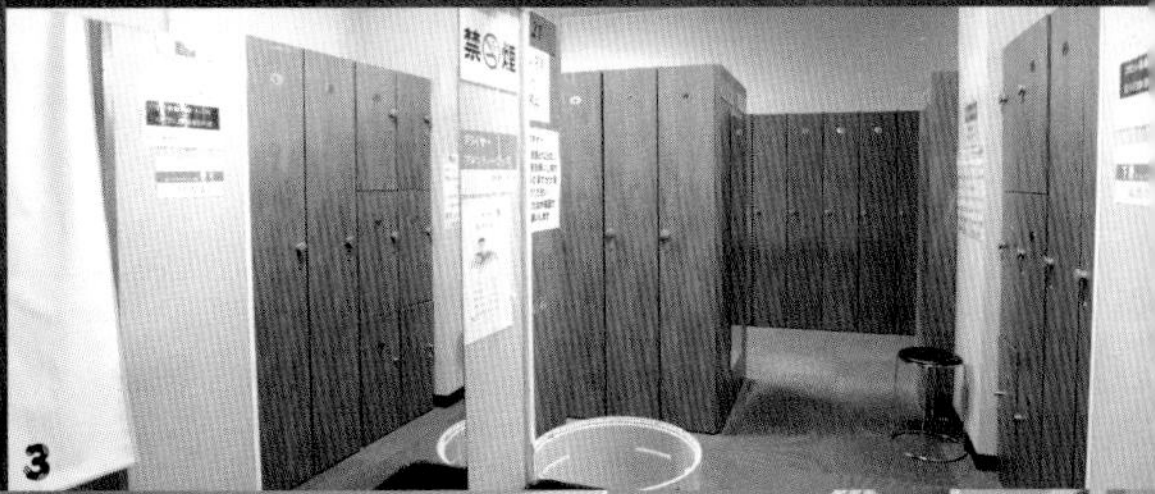
禁煙

3

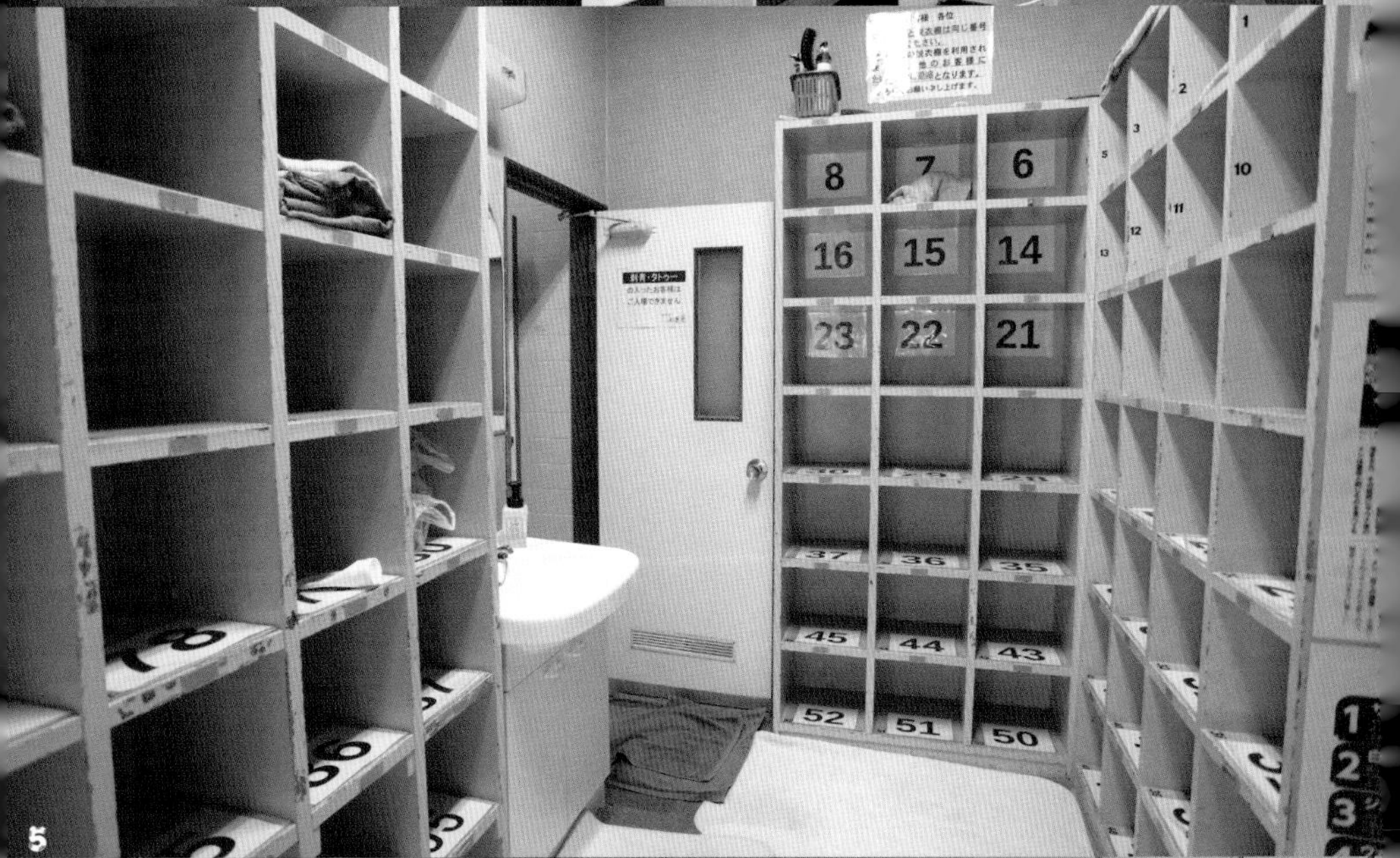
刺青・タトゥー
の入ったお客様は
ご入場できません
8 7 6
16 15 14
23 22 21
37 36 35
45 44 43
52 51 50

5

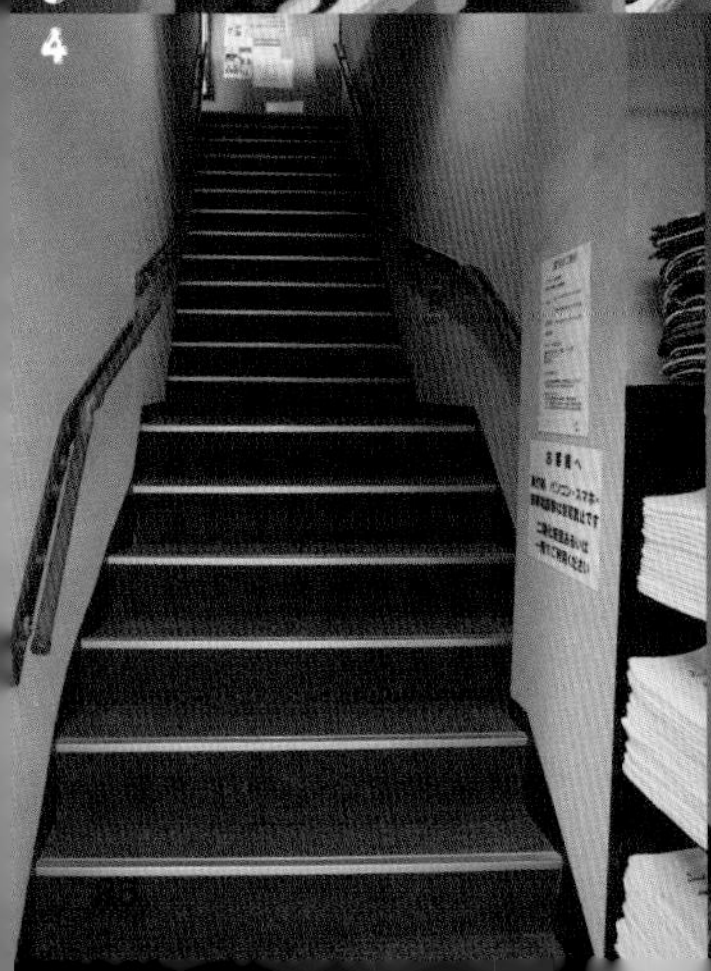
お客様へ

4

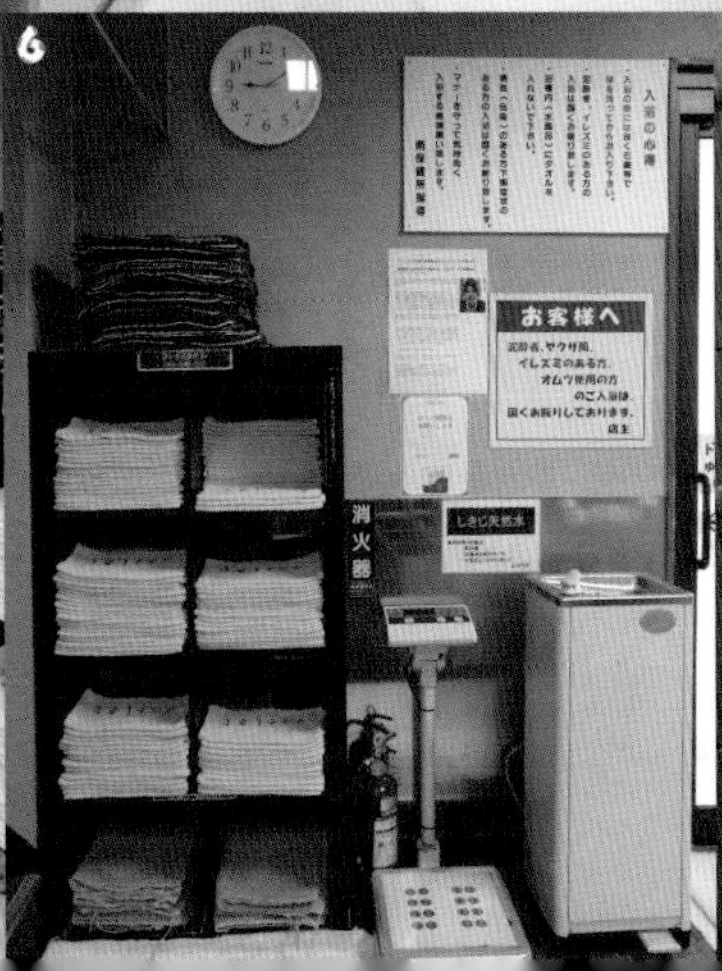
入浴の心得
お客様へ
泥酔者、ヤクザ風、
イレズミのある方、
オムツ使用の方
のご入浴は、
固くお断りしております。
店主
消火器

6

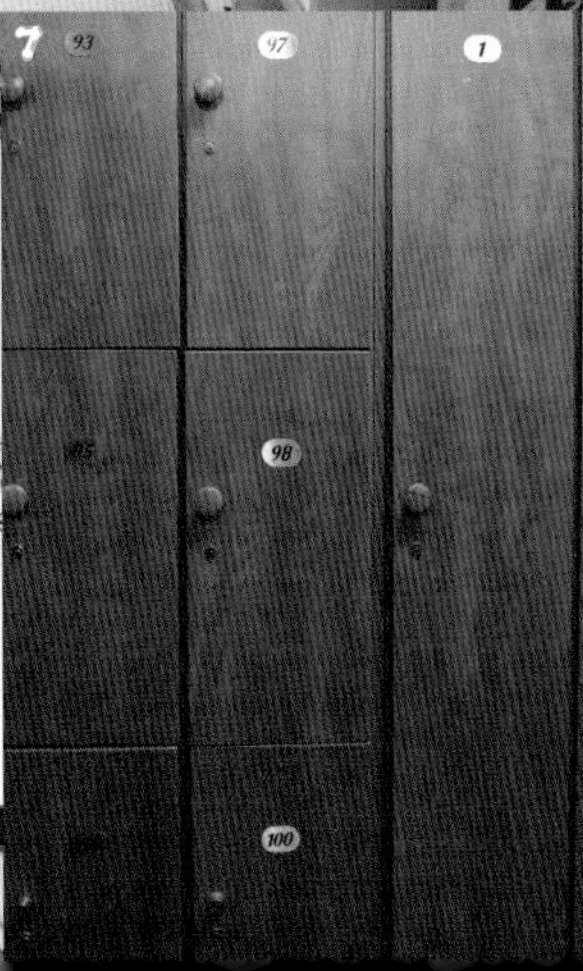
93
97
1
98
100

7

男

1階

シンプルだが
こだわりまくり！

浴場

シンプルにしてこだわり抜かれた浴室は昼夜を問わず多くの利用者で賑わっている。しきじでは50メートル地下から汲み上げた天然水を全館で使用しており、その心地良さはまさに中毒！　外気浴がないからと思っているそこのあなた、一度体験してみるべき！

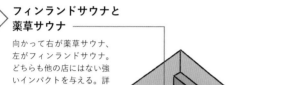

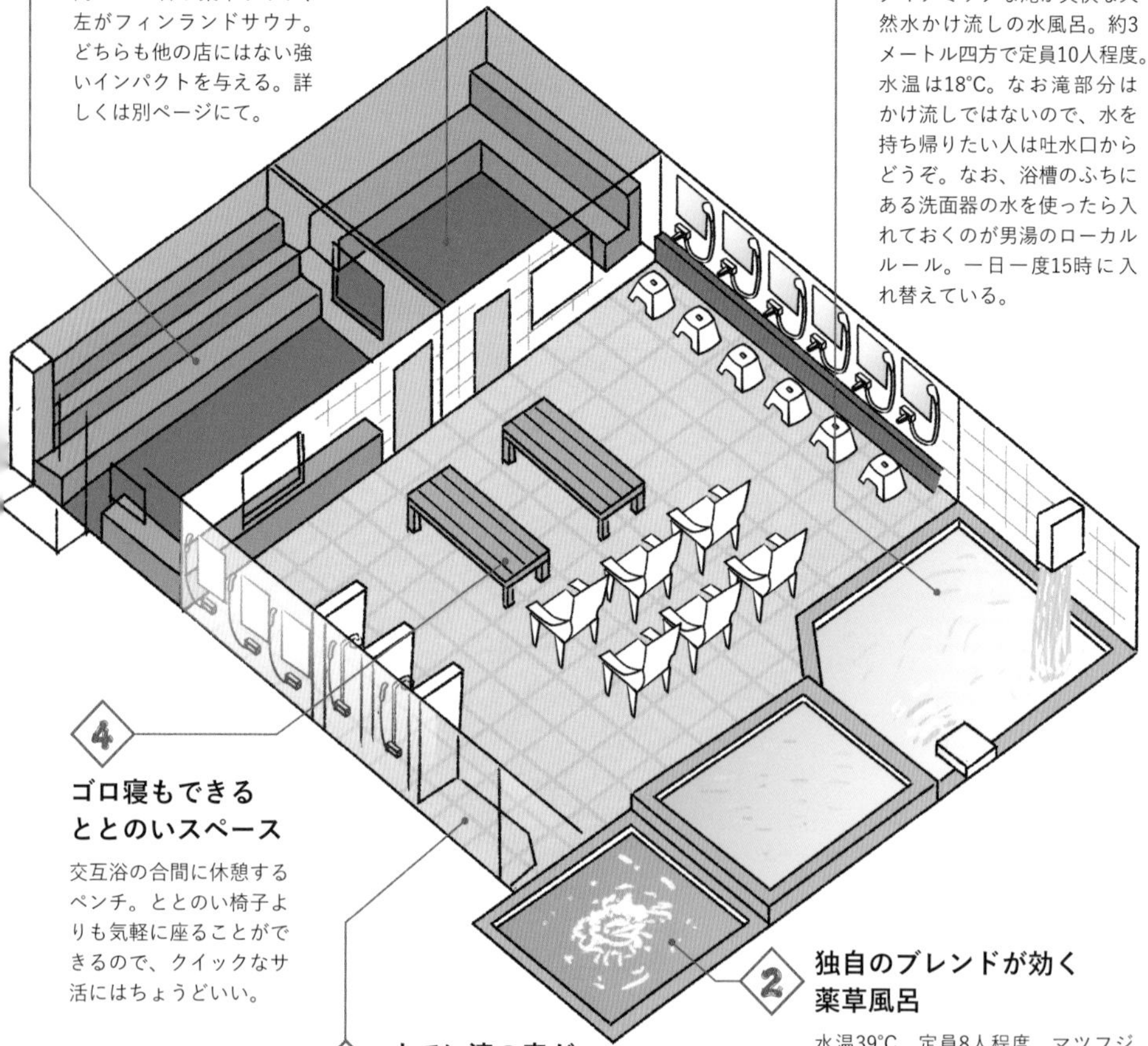

1 しきじ名物・滝がある水風呂

ダイナミックな滝が爽快な天然水かけ流しの水風呂。約3メートル四方で定員10人程度。水温は18°C。なお滝部分はかけ流しではないので、水を持ち帰りたい人は吐水口からどうぞ。なお、浴槽のふちにある洗面器の水を使ったら入れておくのが男湯のローカルルール。一日一度15時に入れ替えている。

2 独自のブレンドが効く薬草風呂

水温39°C、定員8人程度。マツフジ、オオバコ、ドクダミなど10種類以上の薬草成分が皮膚、胃腸、肩こりなどに効く。

3 すでに滝の音が聞こえる入り口

入り口部分に積まれているタオルは何枚使ってもOK。これで浴室と休憩室の行き来もストレスフリー。ちなみに滝は男湯だけ。

4 ゴロ寝もできるととのいスペース

交互浴の合間に休憩するベンチ。ととのい椅子よりも気軽に座ることができるので、クイックなサ活にはちょうどいい。

5 フィンランドサウナと薬草サウナ

向かって右が薬草サウナ、左がフィンランドサウナ。どちらも他の店にはない強いインパクトを与える。詳しくは別ページにて。

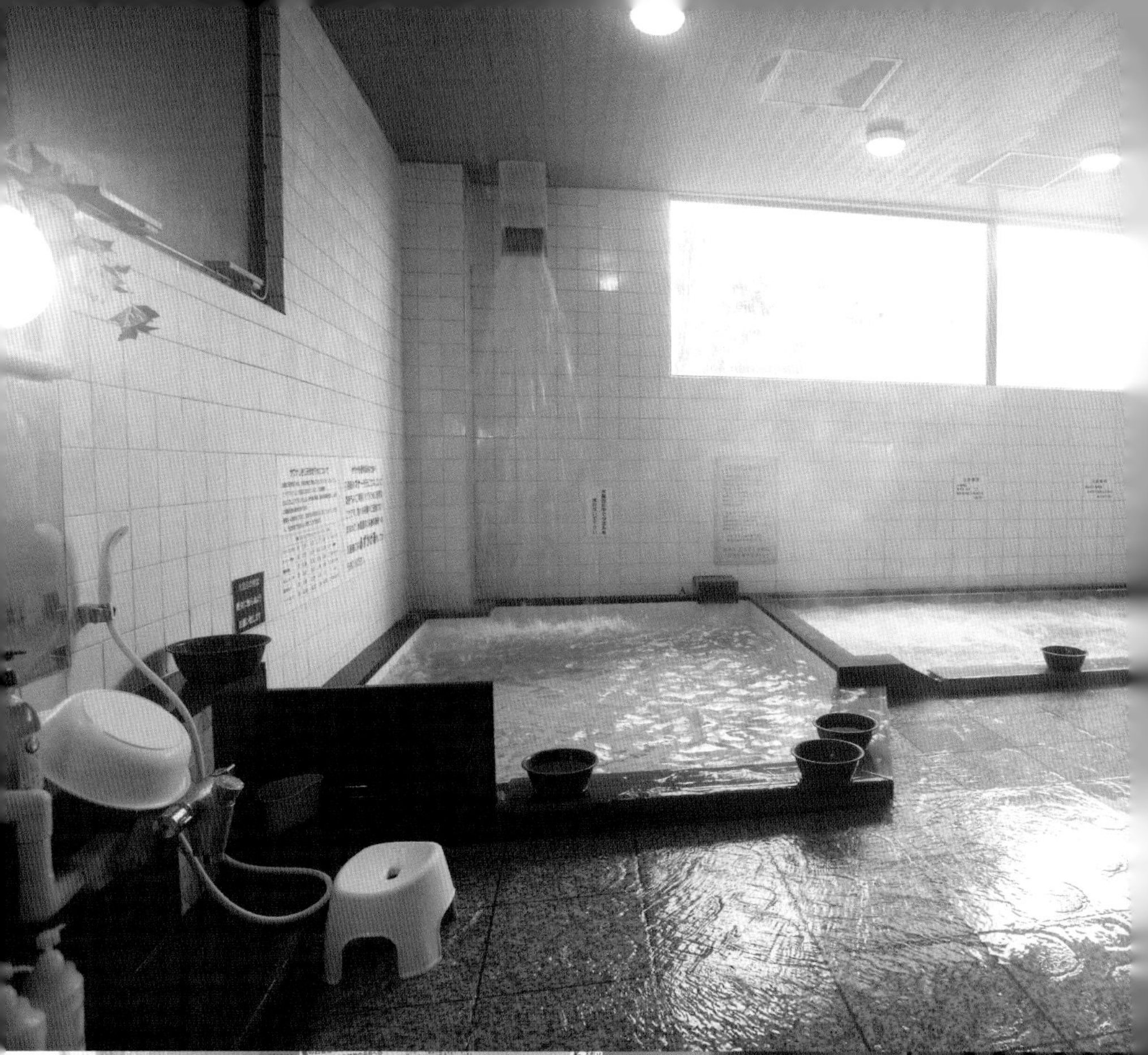

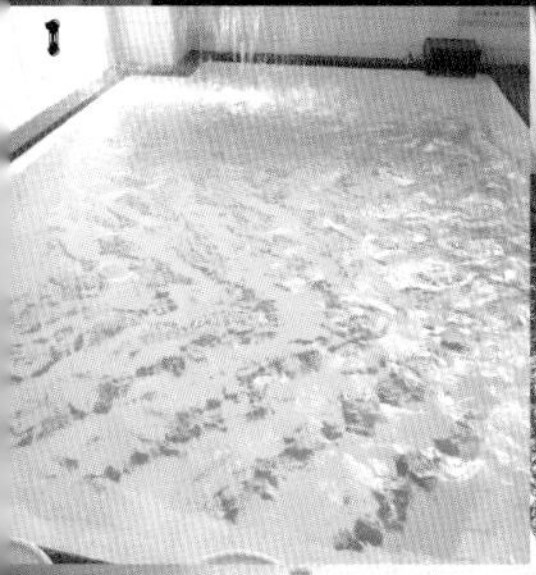
1

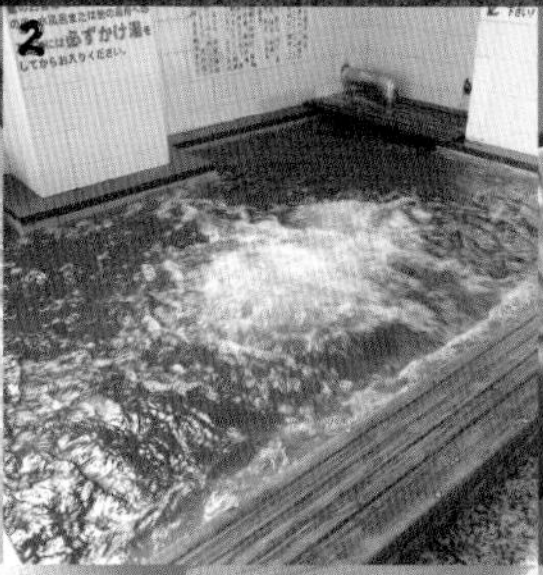
2
あずかけ湯を
してからお入りください。

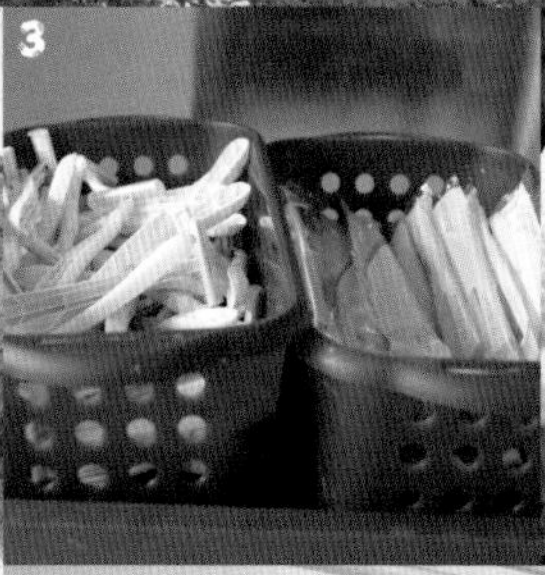
3

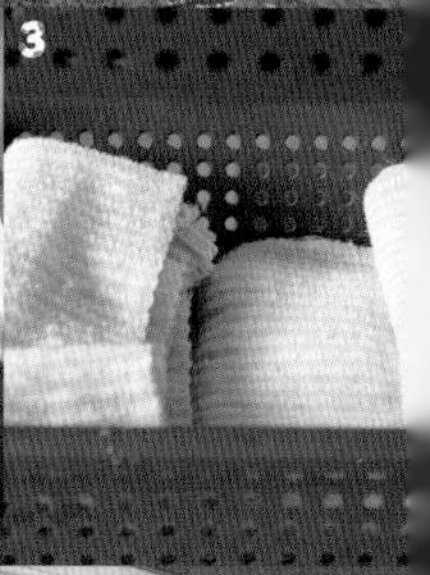
3

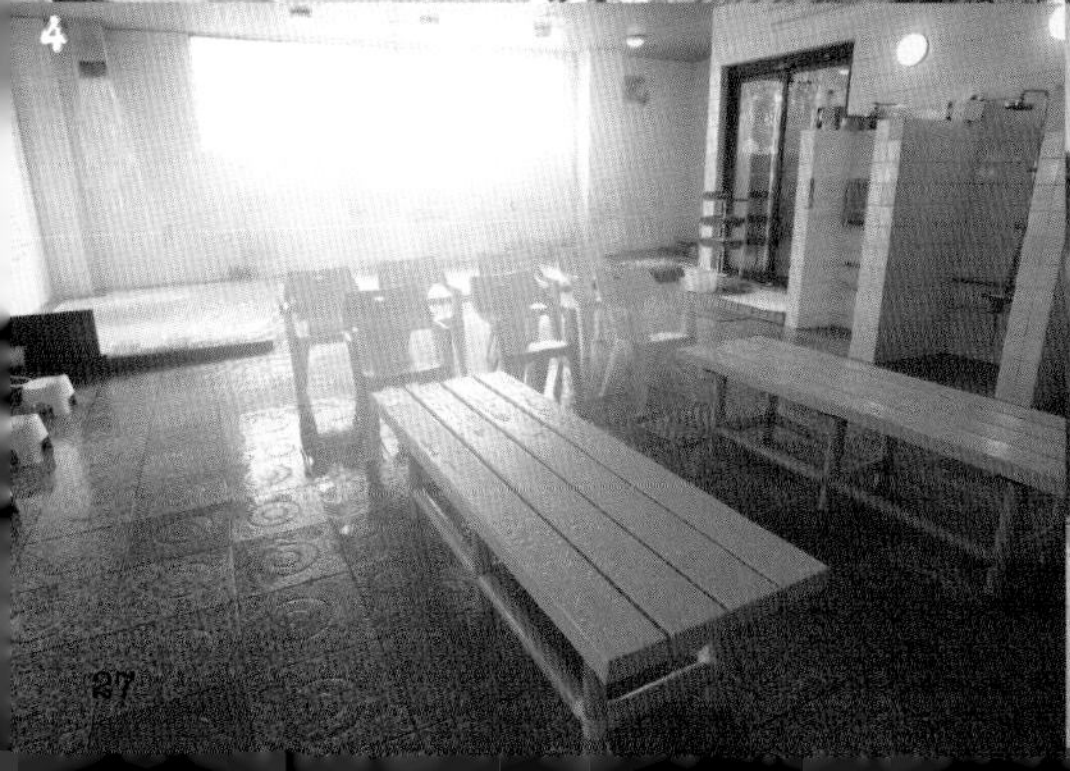
4

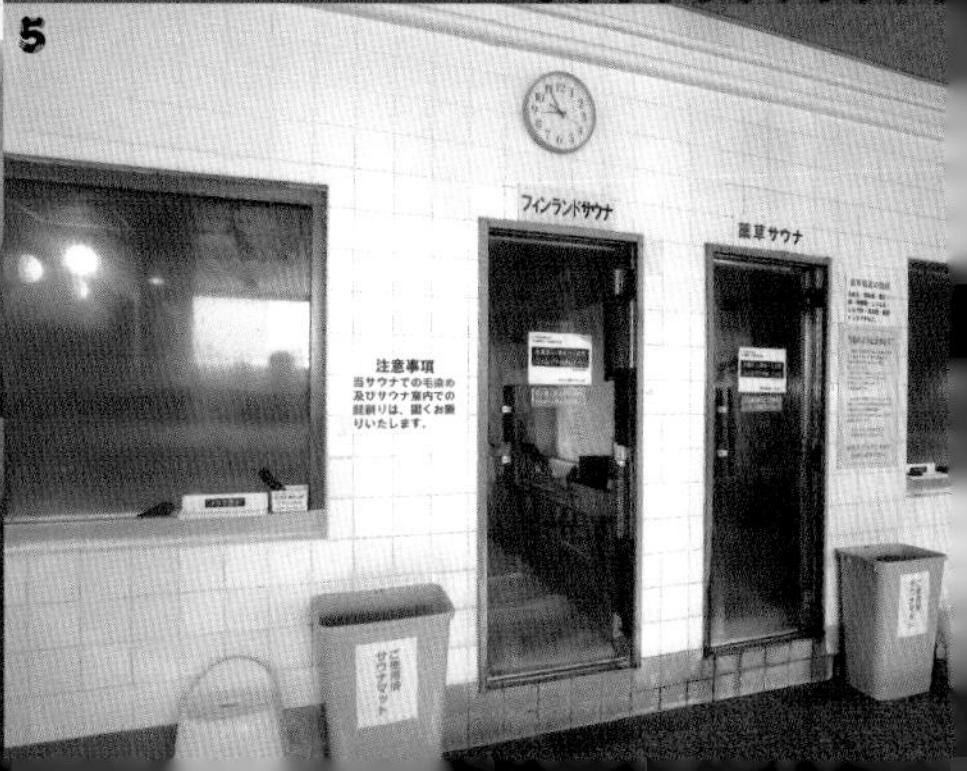
5
フィンランドサウナ
薬草サウナ
注意事項
当サウナでの毛染め
及びサウナ室内での
髭剃りは、固くお断
りいたします。

男

1階

110℃の強熱で即激発汗！

フィンランドサウナ

室温は110℃をキープしている。かなりの高温だが、適度な湿度調整がされている。3～5分程度での交互浴がオススメだ。床にはタオルも敷いてあるが、さらに布製のサウナマットが使い放題。ちなみに笹野編集長は8分→5分→6分のセットが通常とのこと。

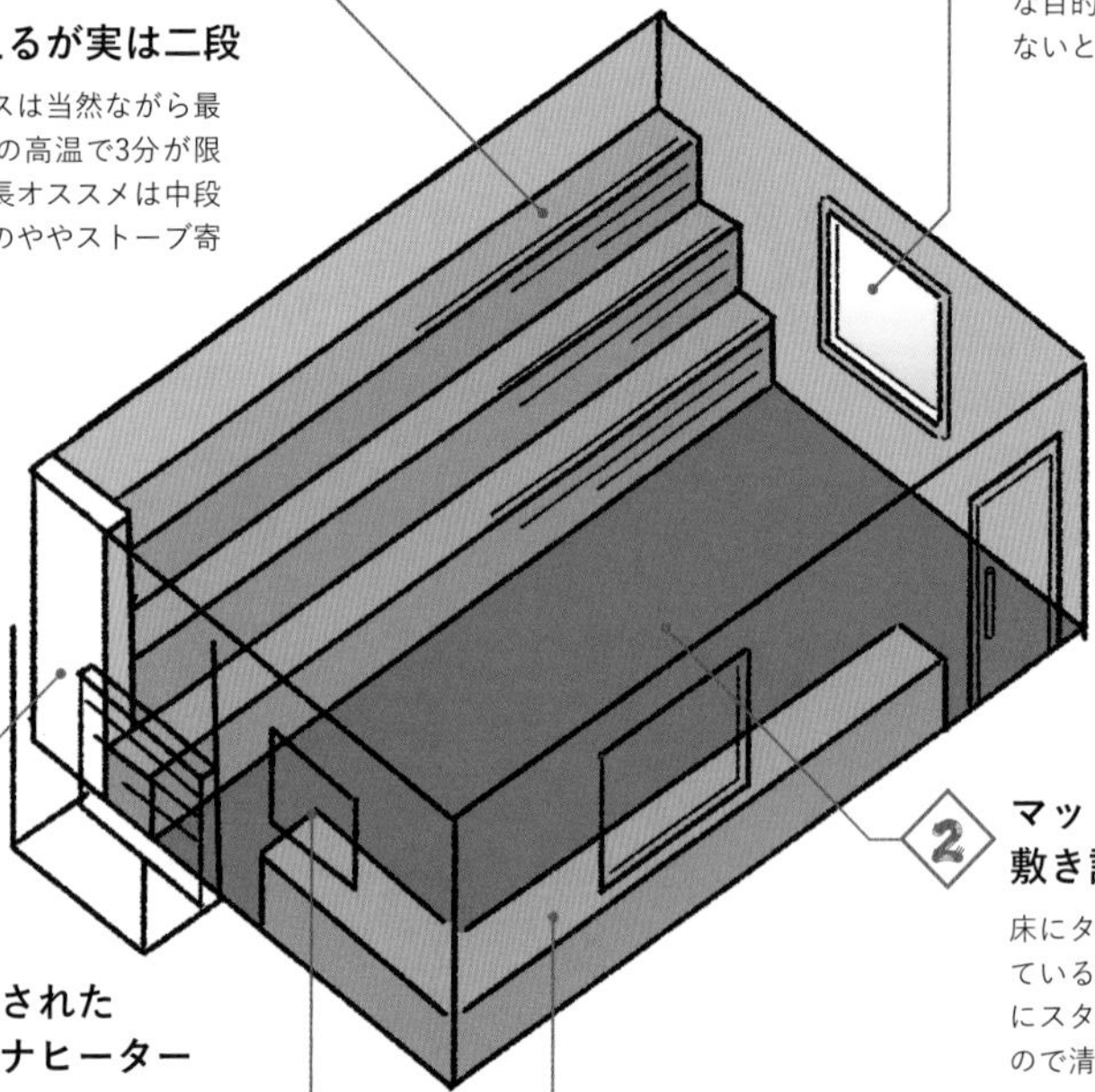

1 薬草サウナの様子が見える窓

隣の薬草サウナと繋がっている窓。フィンランドサウナ内にあるテレビ視聴が主な目的ではあるが、あるとないとでは開放感が違う。

6 三段に見えるが実は二段

三段のスペースは当然ながら最上段はかなりの高温で3分が限界。笹野編集長オススメは中段真ん中あたりのややストーブ寄りだそう。

2 マットが敷き詰められた床

床にタオルが敷き詰められているのが特徴。これは常にスタッフが交換しているので清潔そのものだ。

5 工夫されたサウナヒーター

サウナストーブはメトス製。強力な出力で広いサウナ室全体を熱する。とはいえ場所によって温度差があるので、自分好みのスポットを見つけよう。

3 初心者は窓際がオススメ

テレビは2つのサウナ通して1台。薬草サウナの時は窓を通して見よう。やはり高温でよく故障してしまうそう。

4 個人で敷くマットはセルフで

入口側のL字型のスペースは反対側よりもやや温度も低く、比較的ゆったり過ごすことができるので初心者には良いかも。

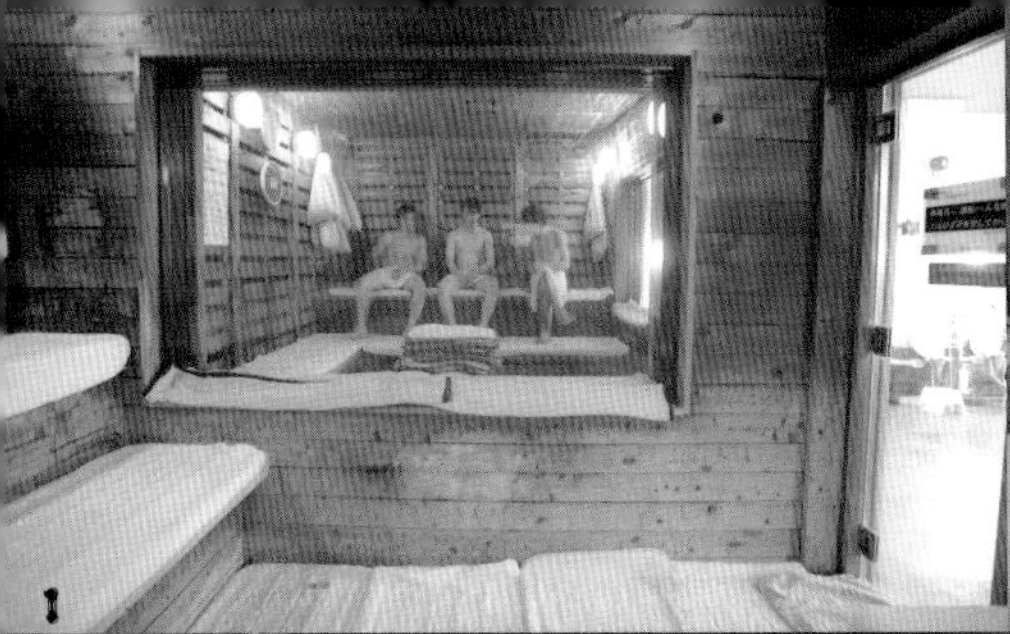

1

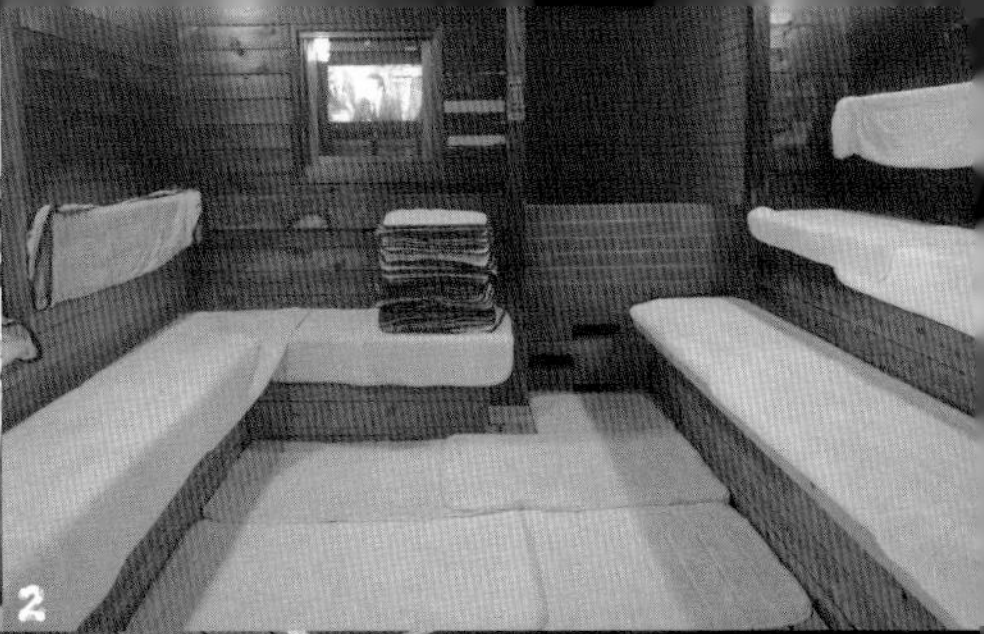

2

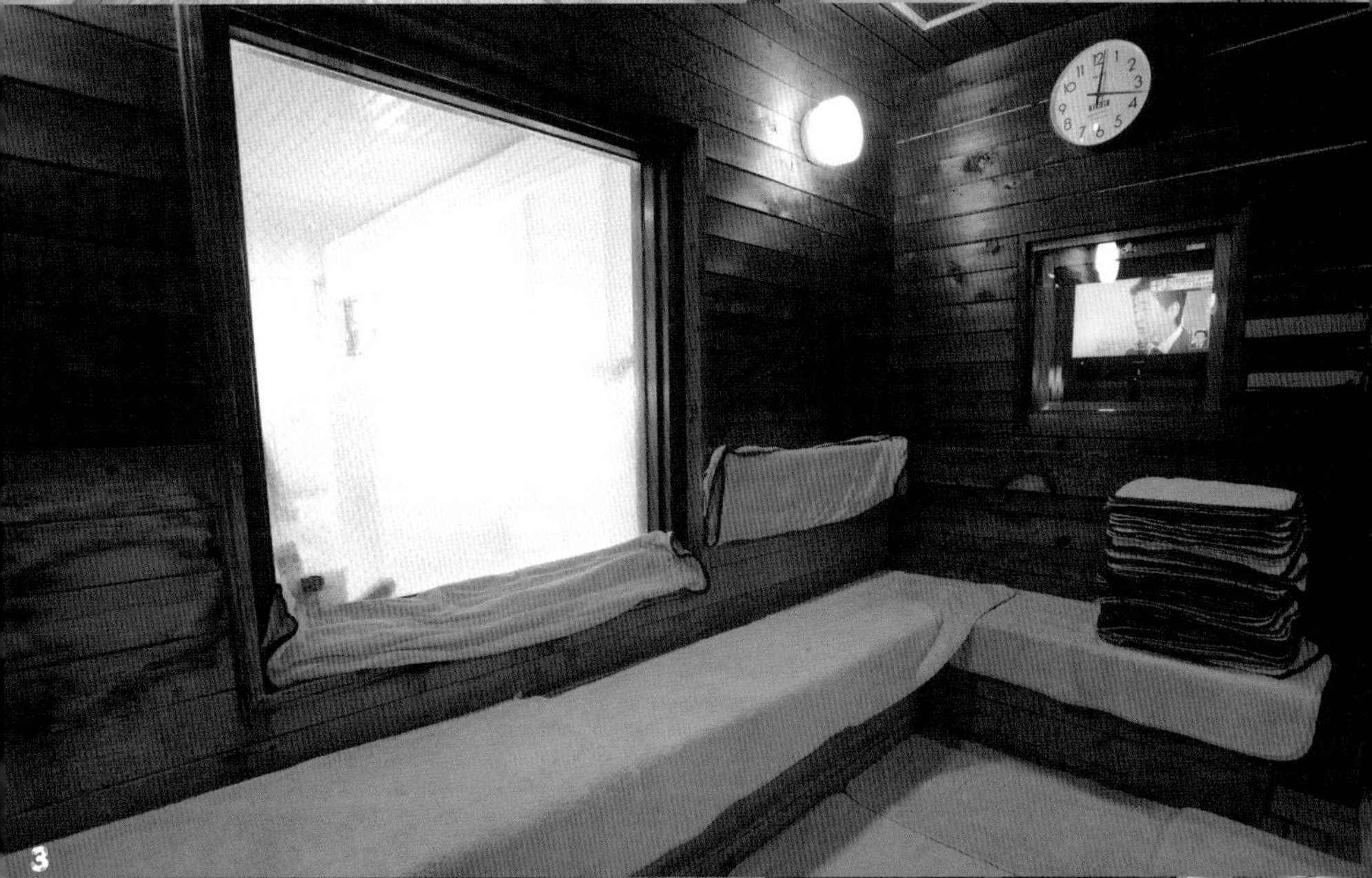

3

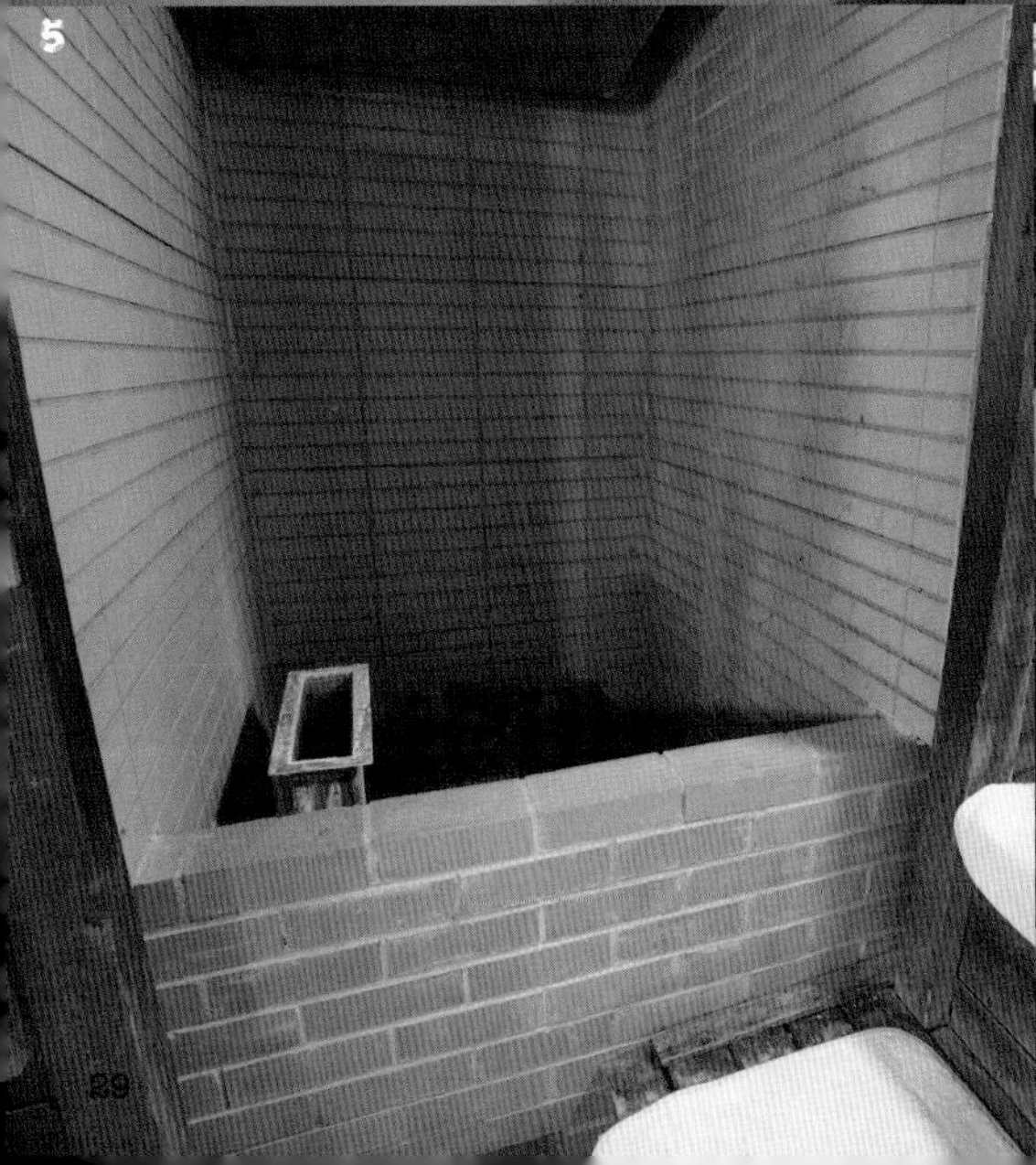

5

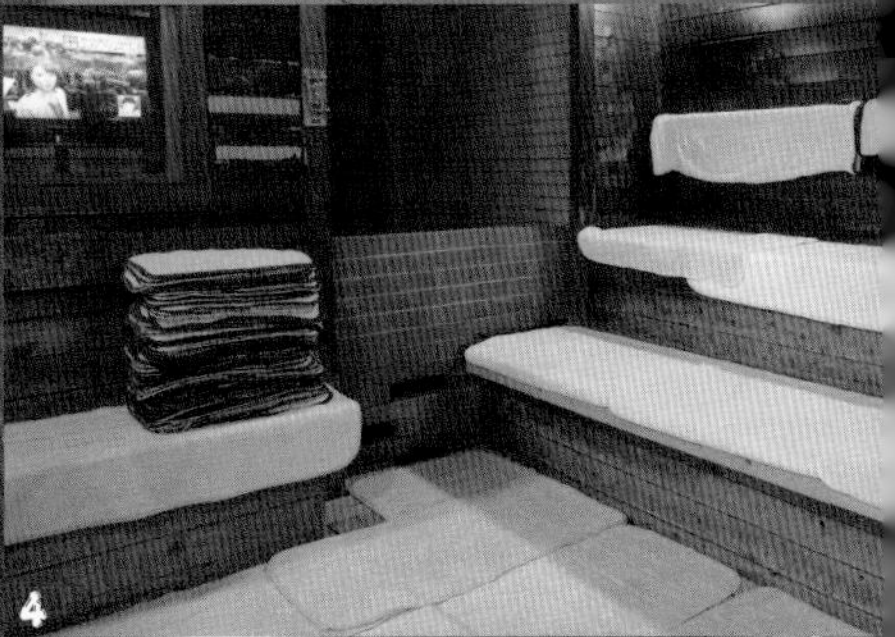

4

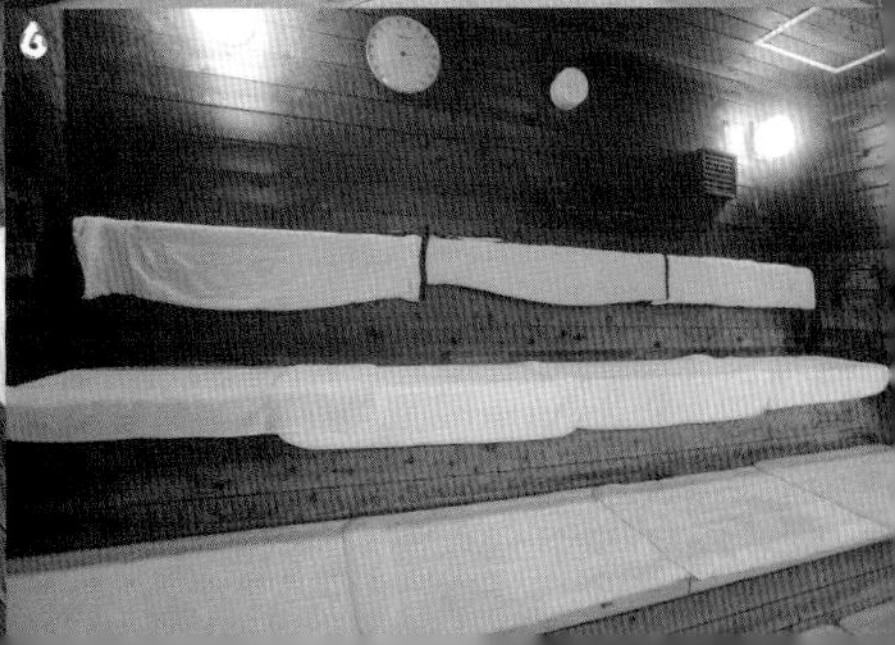

6

男

1階

インパクト絶大な
蒸気と薬草！

薬草サウナ

薬草は韓国の調合師が配合したものをコンテナで大量に輸入している超本格的な韓国式。温度、湿度共に60℃だが体感はそれ以上で、初回は間違いなく蒸気と漢方独特の香りに圧倒される。しかし元々身体には良いのでクセになること間違いなし。

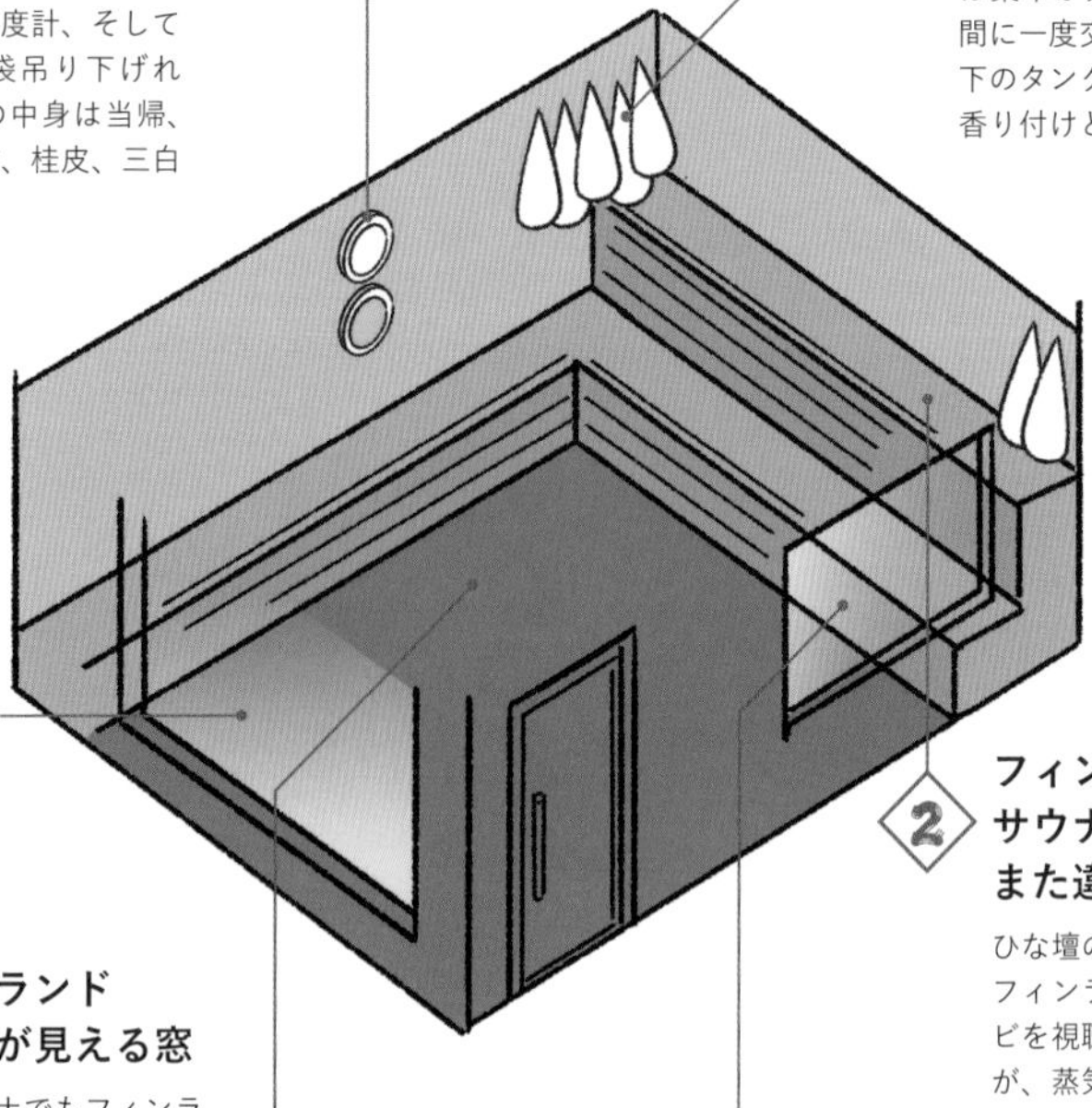

1

使うのは特別な配合の薬草

室内に吊り下げられた袋には薬草が入っており、2週間に一度交換。その後は床下のタンクに入り、蒸気の香り付けとなる。

温度は60℃を指しているが……

壁には温度計、湿度計、そして薬草袋が通常14袋吊り下げれられている。その中身は当帰、川芎、艾叶、薄荷、桂皮、三白草、丁香など。

2

フィンランドサウナとはまた違った熱さ！

ひな壇の二段側からは隣のフィンランドサウナのテレビを視聴することができる。が、蒸気と流れ続ける汗で少し見づらいかも……。

フィンランドサウナが見える窓

同じサウナでもフィンランドとは効果も違う薬草サウナ。本場からの大量買い付けでしか実現できない濃厚な薬効を体験してみよう。

蒸気で常に曇っている窓

浴室が見える窓近くの席は開放感で蒸気と香りのインパクトを和らげてくれるかもしれない。あくまでも気分の問題かもしれないが。

床からは常に猛烈な蒸気が上がる

薬草サウナの床下には水の入ったタンクと蒸気管が敷かれており、板のすき間から高温多湿の蒸気が噴出する他の施設にはない、しきじならではの仕組み。

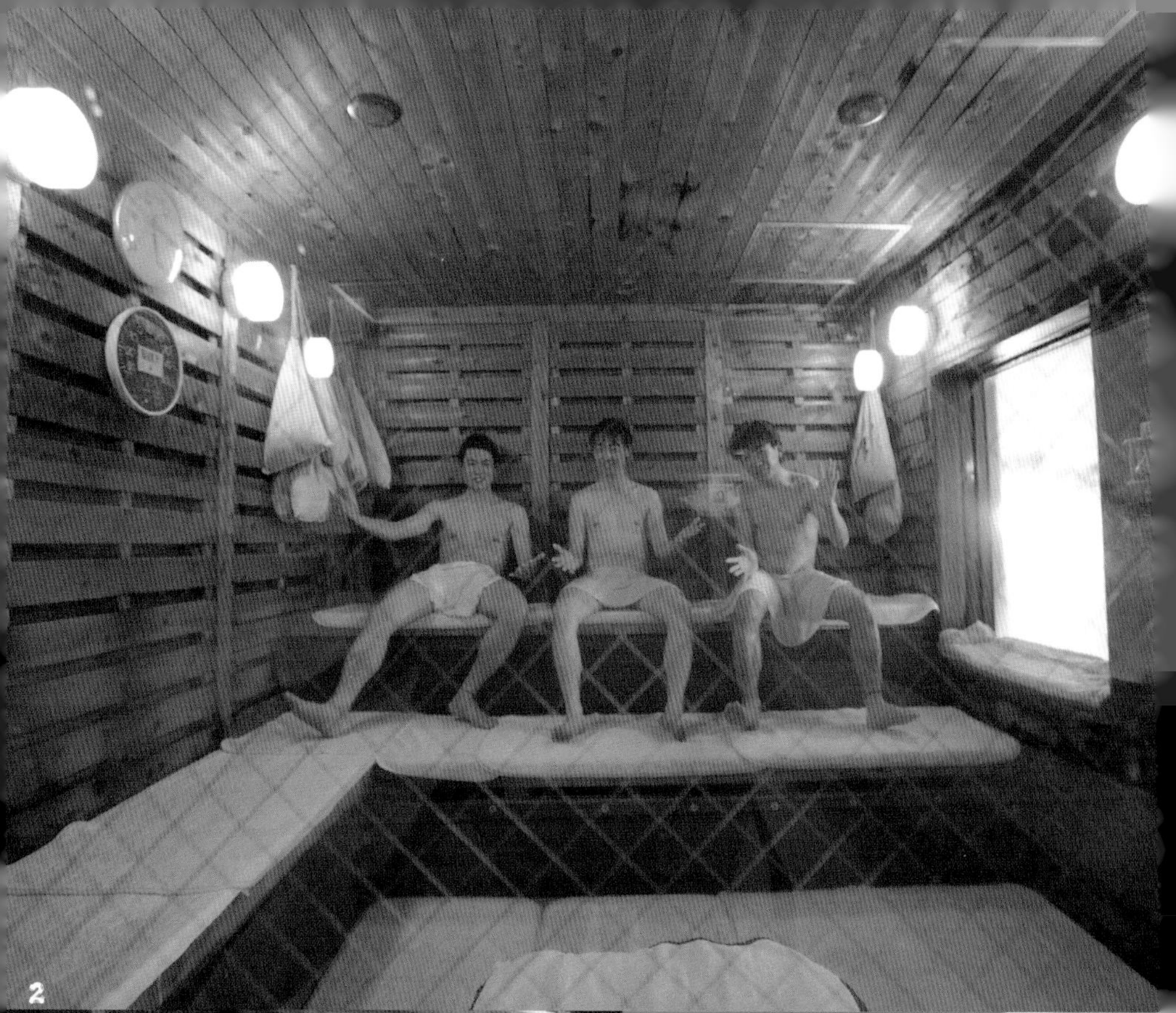
2

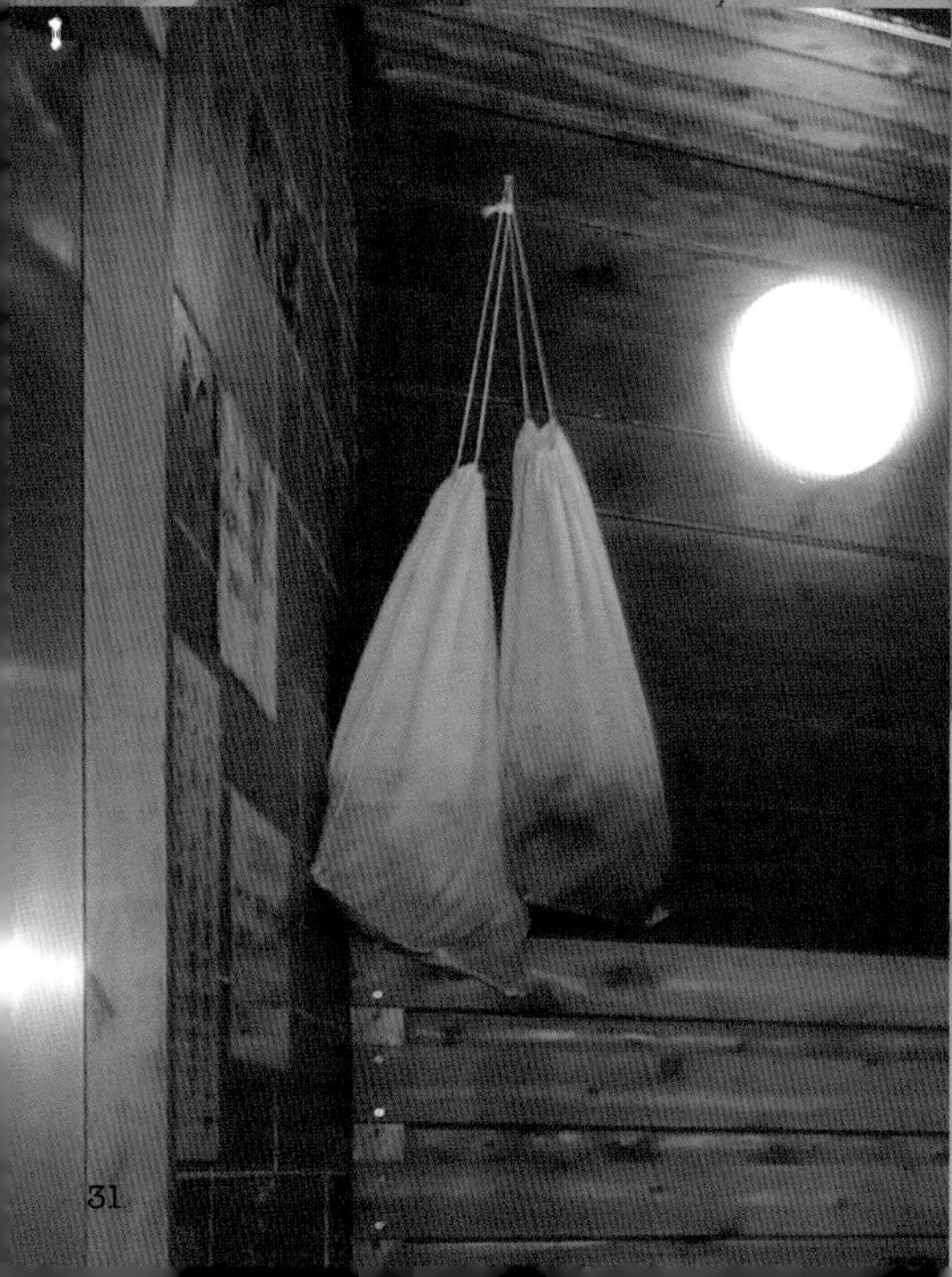
1

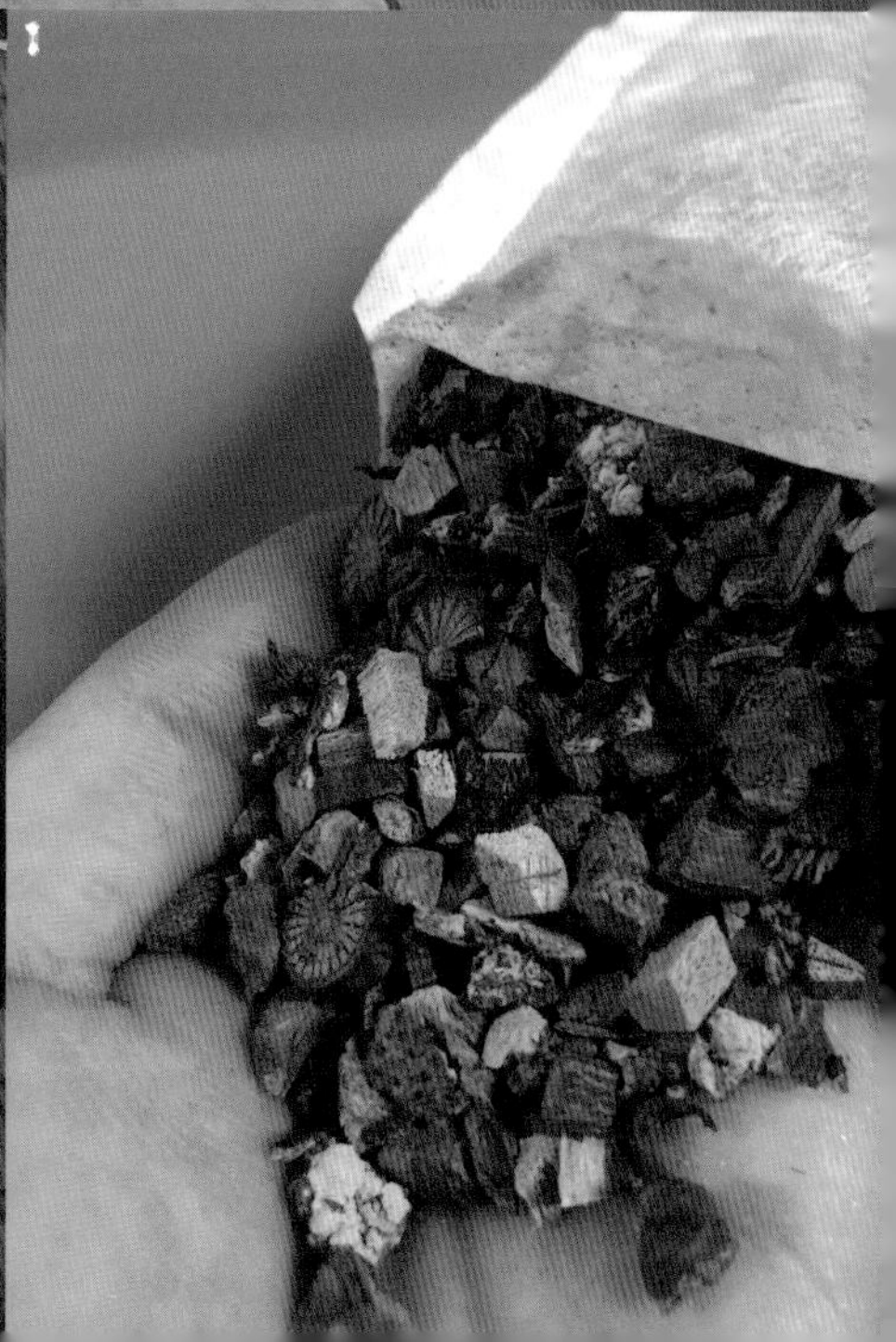
1

男

2階

ととのいの先にはまどろみが……

休憩室

休憩所も男女分かれているのがしきじの特徴。奥にはさらに小休憩所や仮眠室、ドレッシングルームがあり、ワイファイも完備している。食堂は全て手作りで美味しいと評判（別ページにて詳細あり）。すっかりととのった男たちがまどろむ聖域だ。

1

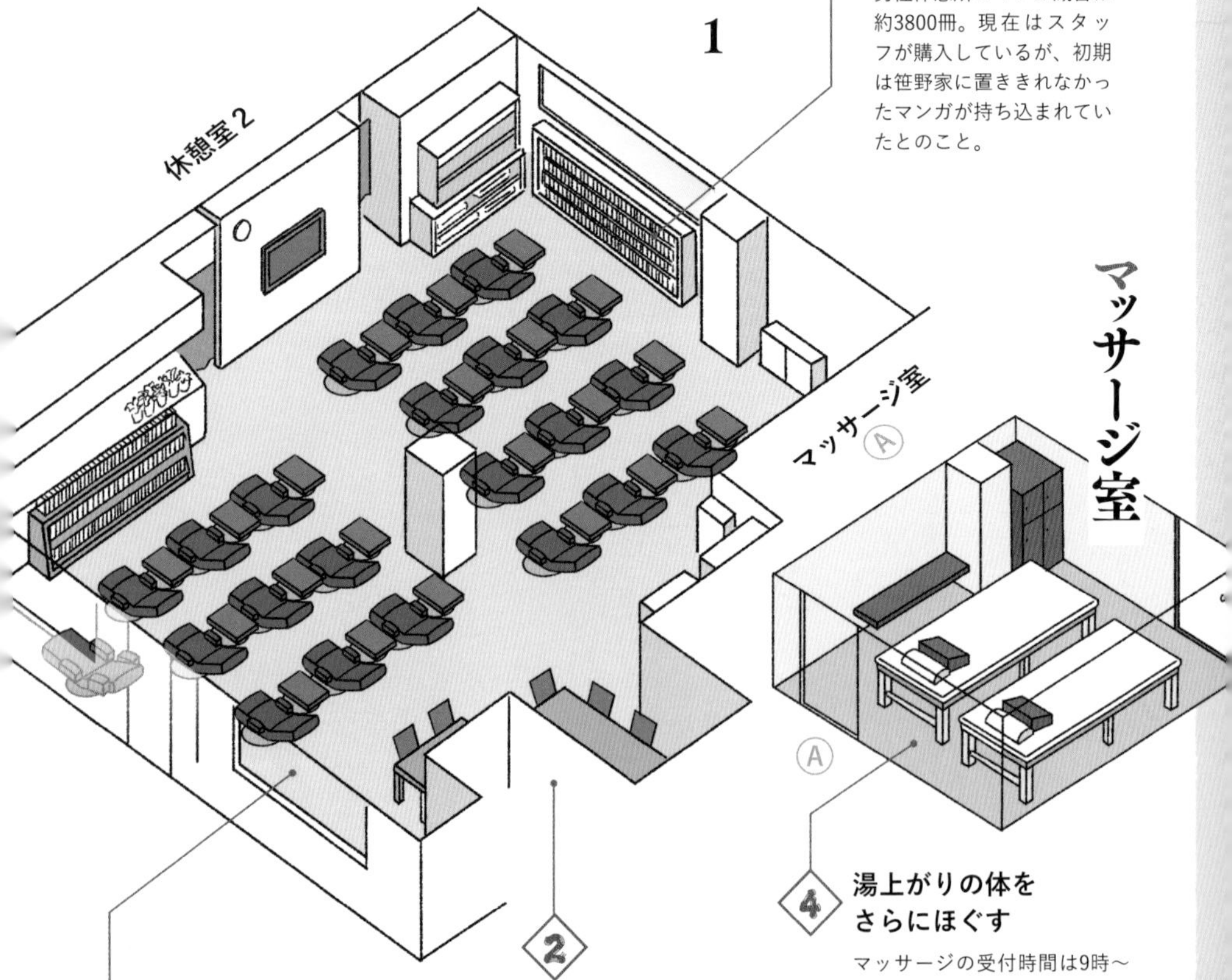

マッサージ室

1 バリエーション豊富なマンガ

男性休憩所のマンガ蔵書は約3800冊。現在はスタッフが購入しているが、初期は笹野家に置ききれなかったマンガが持ち込まれていたとのこと。

4 湯上がりの体をさらにほぐす

マッサージの受付時間は9時〜23時。20分1700円から受けられる。料金は食堂同様、リストバンドの番号で、受付で精算できる。

2 なにを食べてもおいしい食堂

カウンタータイプの食堂スペース。全てスタッフの手作りで、魚は静岡の有名な魚屋から仕入れているそう。

3 ゆったりできるリクライニングシート

大休憩室のリクライニングシートは全部で21脚。週末はかなり混雑するそうなので注意が必要だ。

※現在は禁煙となっています

1

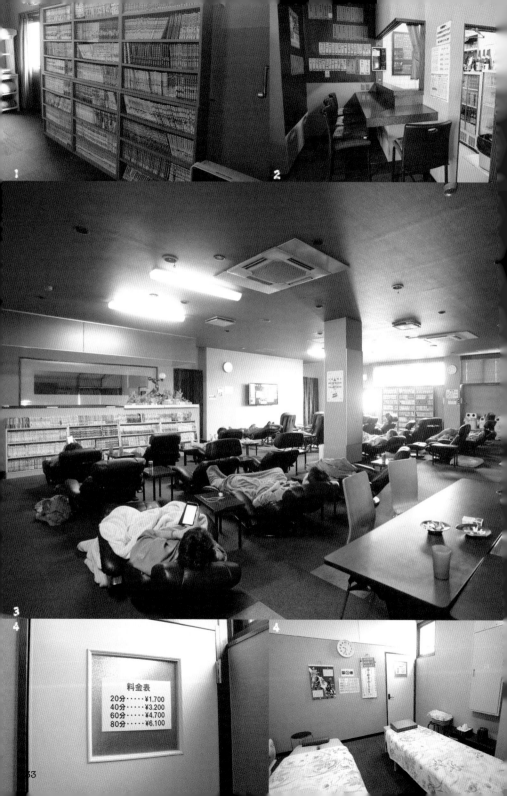

2

3

4
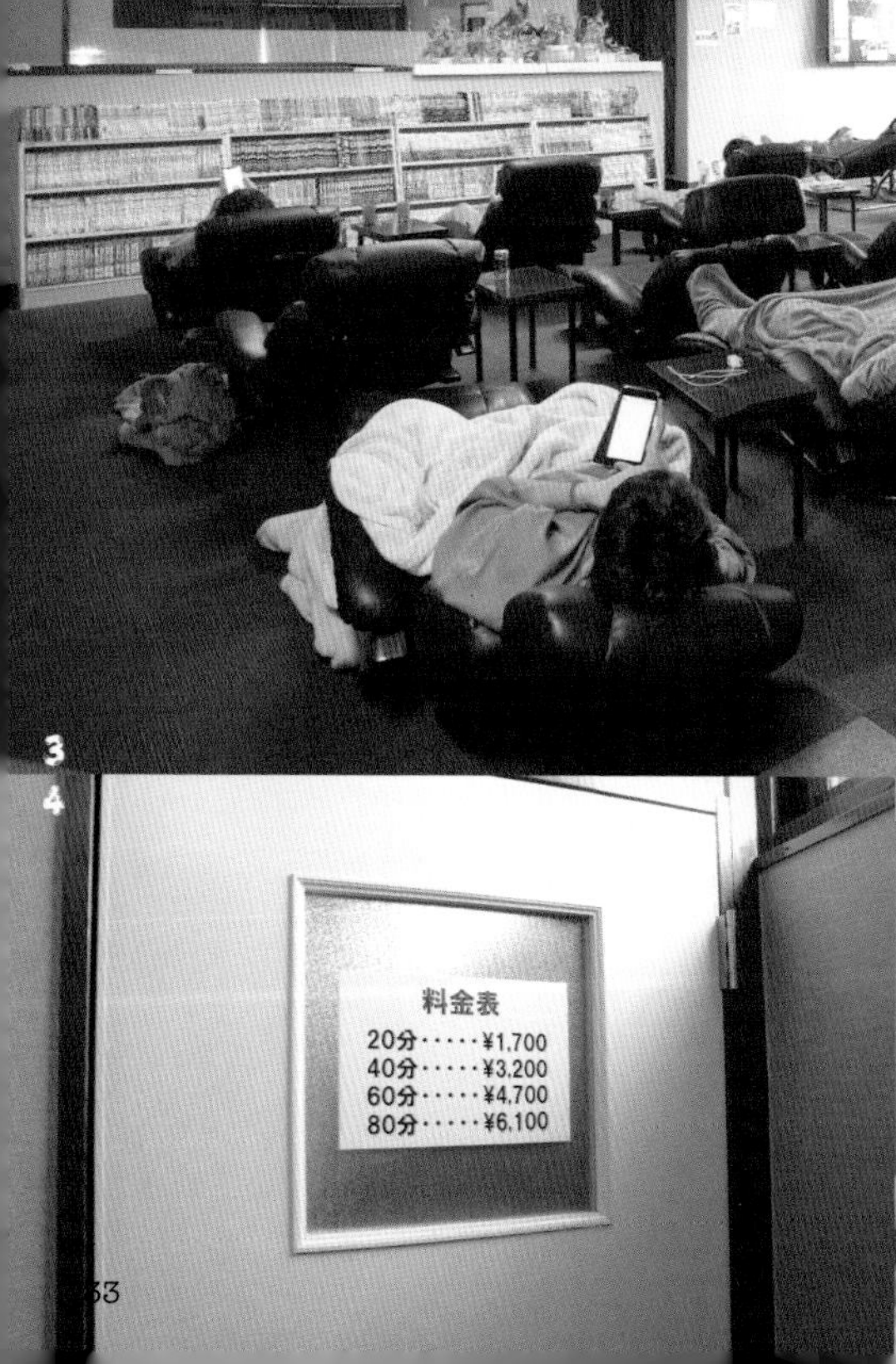

4

男

2階

すぐそばには仮眠室、洗面所も

休憩室

2

階段を上がった右側の休憩室。正面には大画面のテレビ、壁にはマンガが並んだ本棚が3つあり、ゆっくりくつろぐことができる。角部屋で正面と左手が窓のため、晴れた日は、かなり明るい。右手奥は仮眠室、右手前は洗面室に繋がっている。

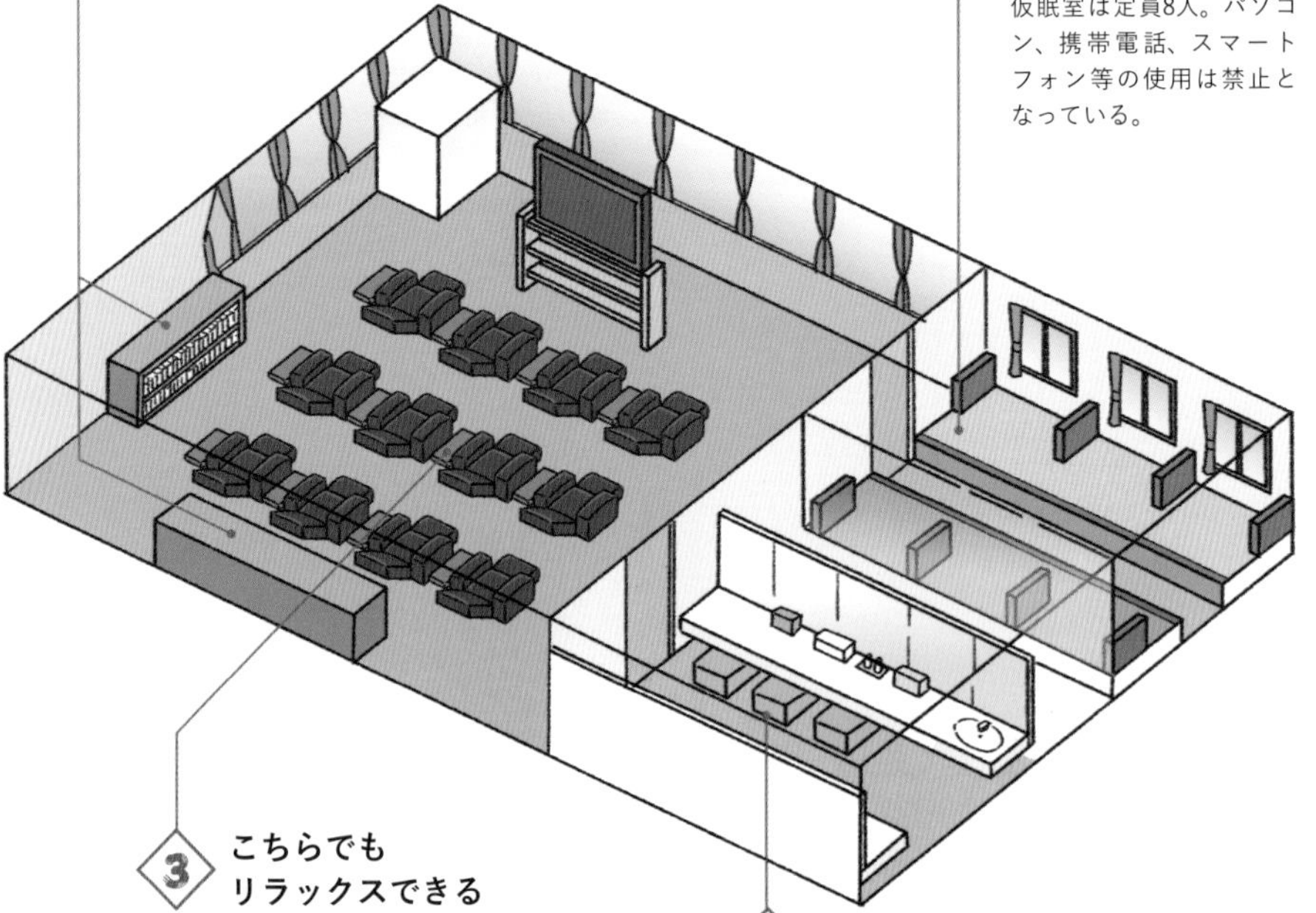

1 **布団で寝たければ仮眠室がオススメ**

しっかり眠りたい人向けの仮眠室は定員8人。パソコン、携帯電話、スマートフォン等の使用は禁止となっている。

2 **身だしなみはここで整えて**

アメニティー完備の洗面所。特に歯磨き粉は各所に大きなチューブが置いてあり、しっかり歯磨きできるのがうれしい。

3 **こちらでもリラックスできる**

リラックスチェアは16脚。サウナ上がりの人々がマンガを読んだり、テレビを見たりと思い思いに過ごしている。

4 **マンガの充実ぶりにはマンガ好きも満足するはず**

幅広いジャンルのマンガが並ぶ本棚は、この部屋だけでも3つある。セレクトはオーナーである笹野家の御子息たち。

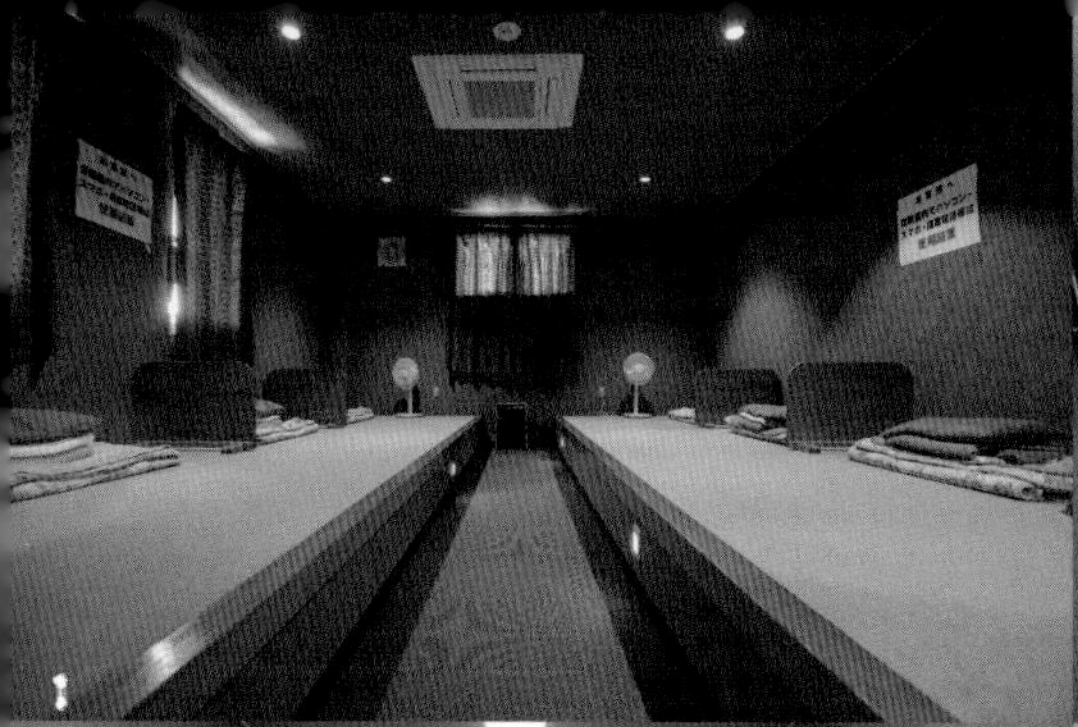
1

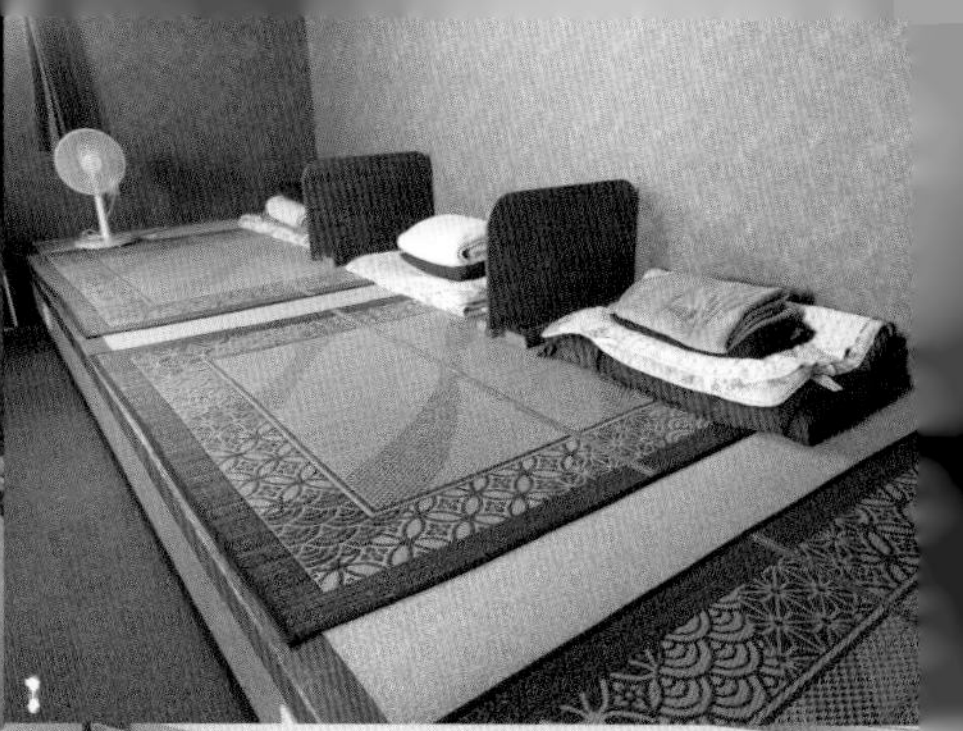
1

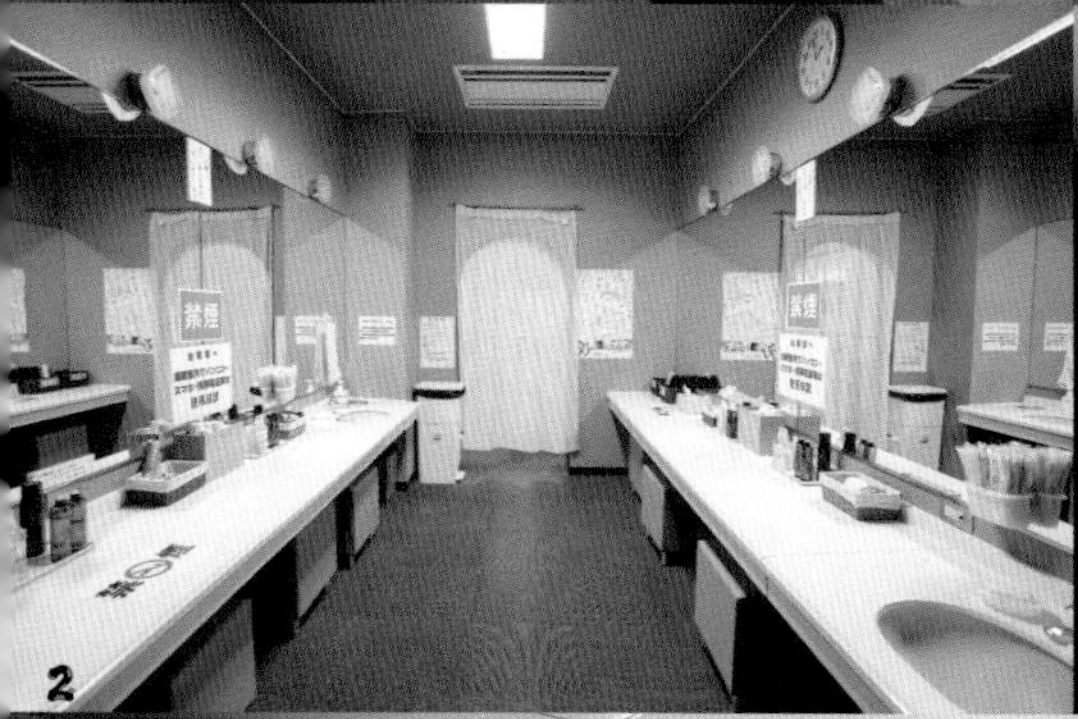

2

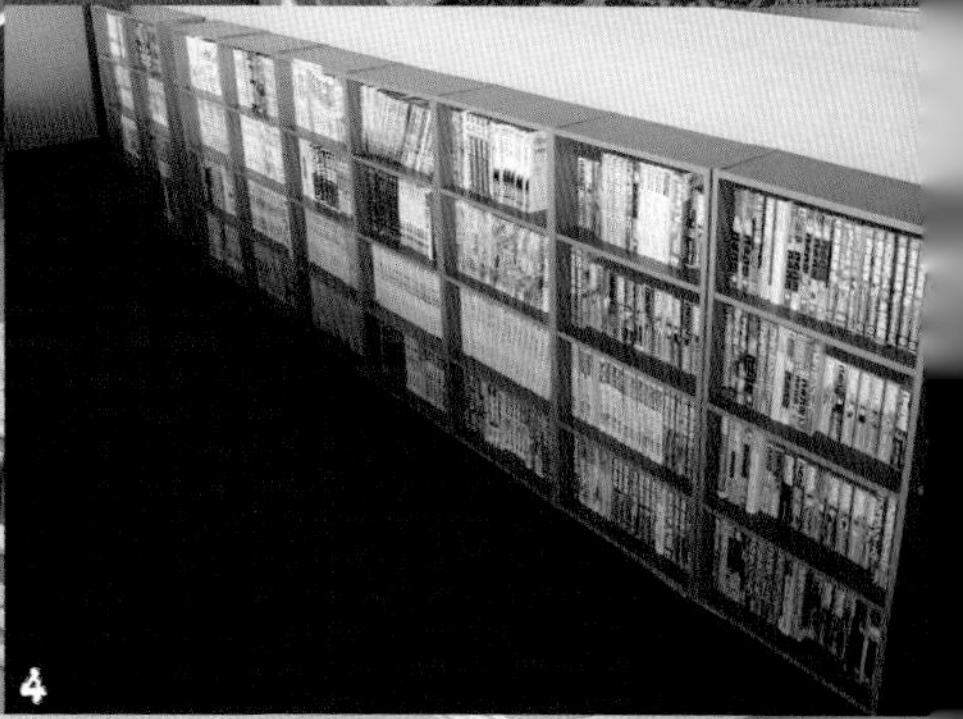
4

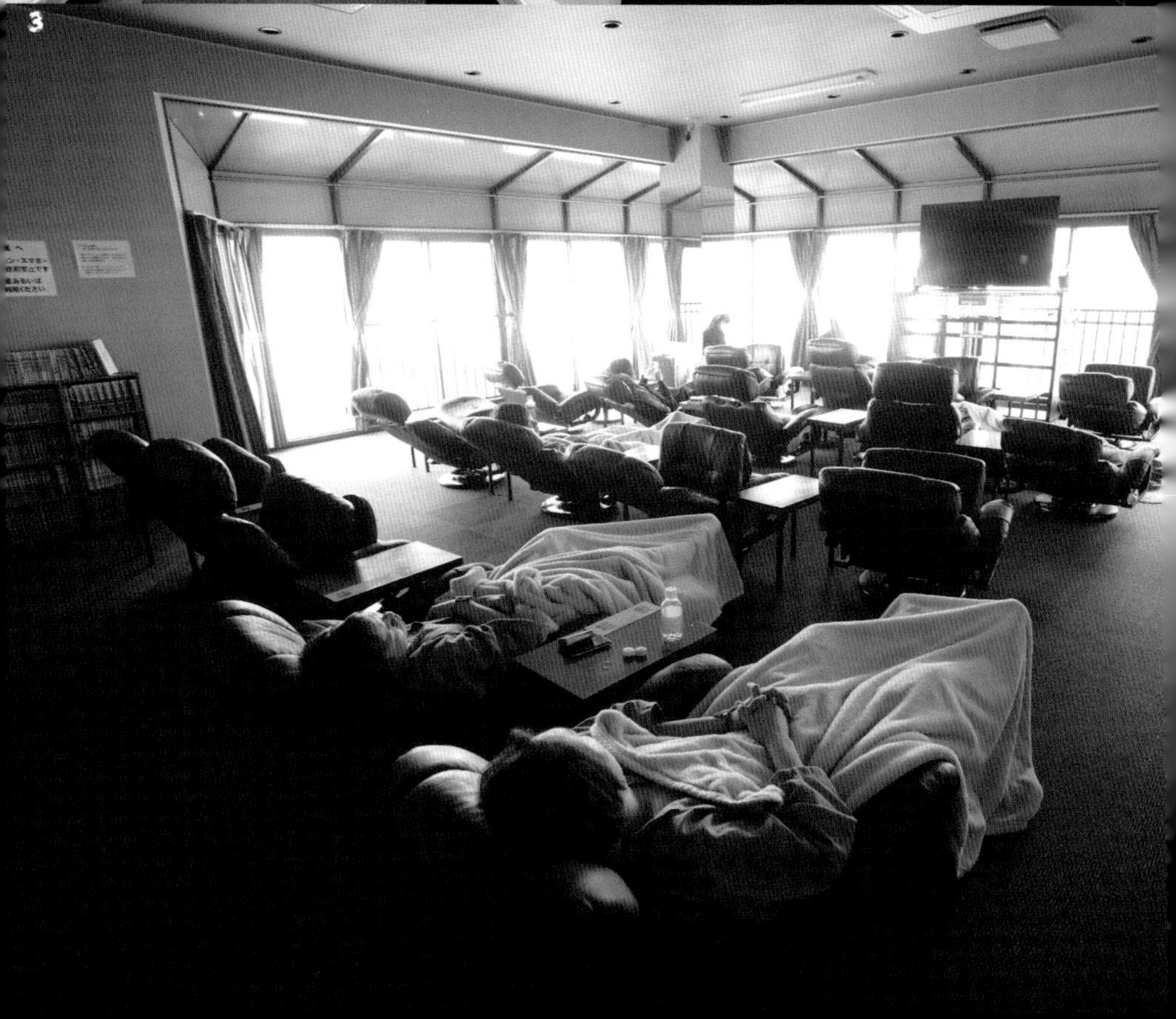
3

女 1階

コンパクトだが魅力が凝縮

浴場

女場は男湯の約半分程度のスペース。コンパクトな作りになっているが、水風呂やサウナなど設備に違いはなく、塩や氷など女湯ならではのサービスも存在するので、女性サウナーなら間違いなく楽しめるはず！

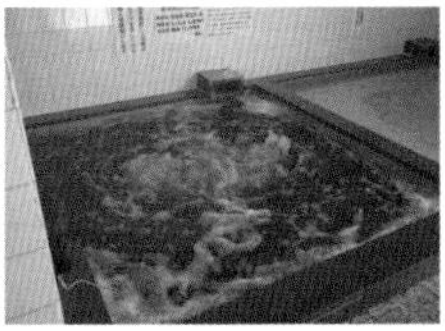

6 独特の香りがクセになる薬草風呂

薬草風呂は定員6人程度。上がったすぐ横のベンチには塩が置いてある。これも美容を気にする女性ならではのサービスだ。

1 天然水の水風呂は女性も同様

水風呂は約２メートル四方で定員５人程度。男湯にあった滝はないが吐水口から水を汲むことは可能。一日一度、12時に入れ替えている。

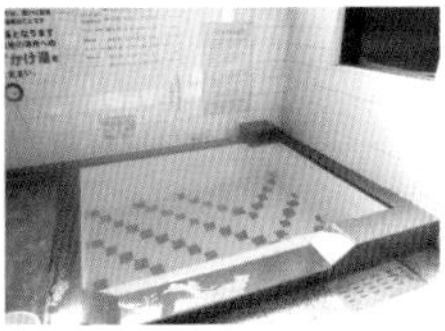

5 ここにも女性だけのサービスが

サウナの後にスクラブ可能な塩が置いてある。

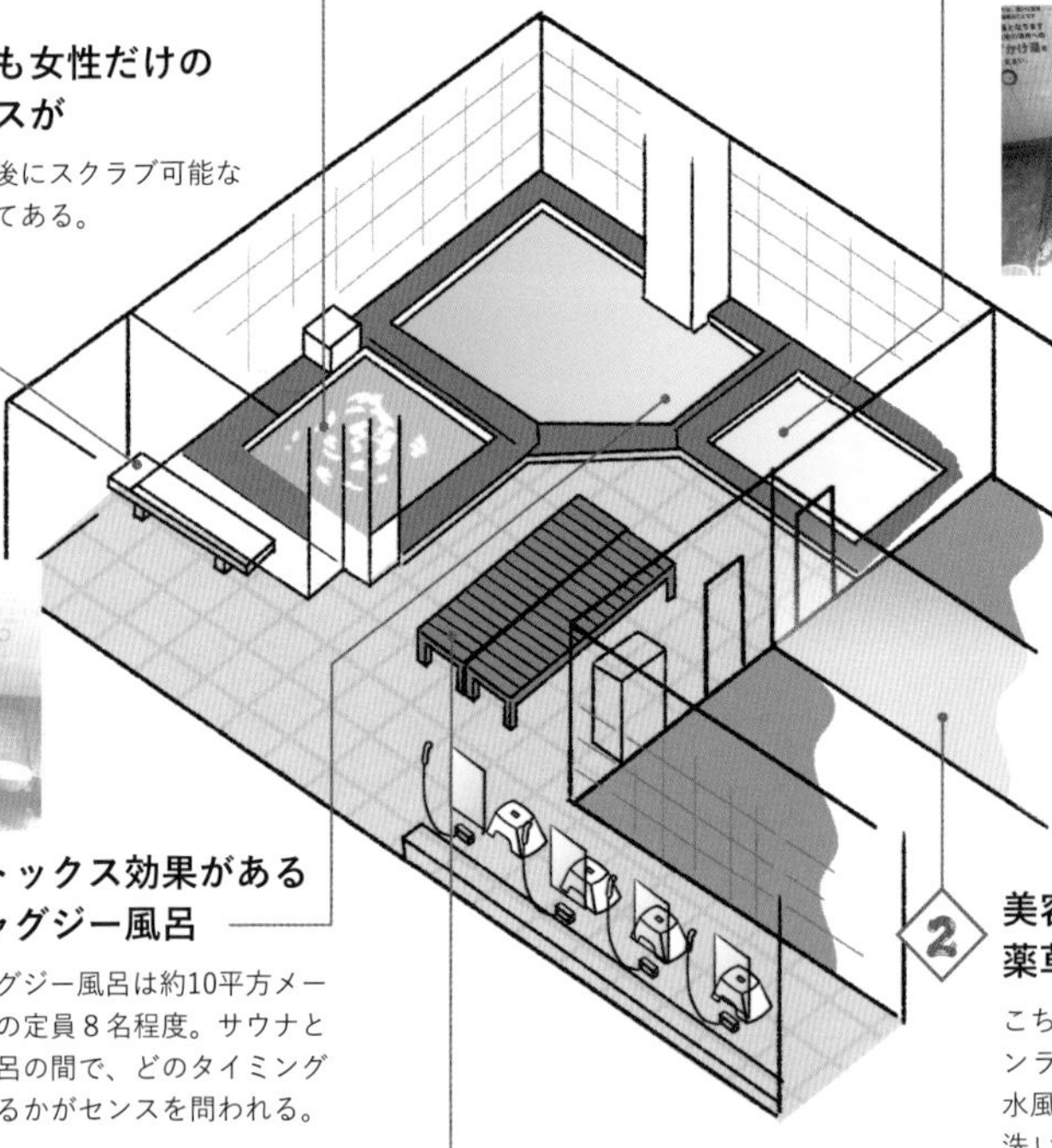

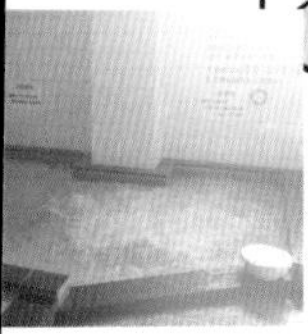

4 デトックス効果があるジャグジー風呂

ジャグジー風呂は約10平方メートルの定員８名程度。サウナと水風呂の間で、どのタイミングに入るかがセンスを問われる。

2 美容と健康に効く薬草サウナ

こちらも男湯と同じくフィンランドと薬草のサウナ。水風呂側がフィンランドで、洗い場側が薬草サウナになっている。

3 クーラーボックスには氷が完備

ベンチにはクーラーボックスに入った氷が完備。口に入れて体温を下げたり、顔に塗ることでお肌引き締め効果も。女性だけのサービス。

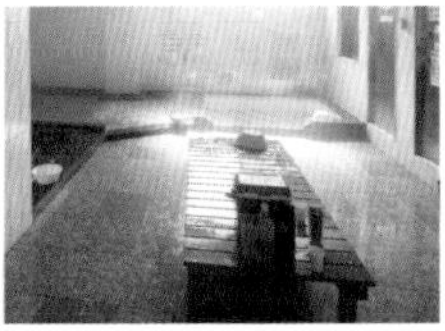

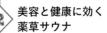

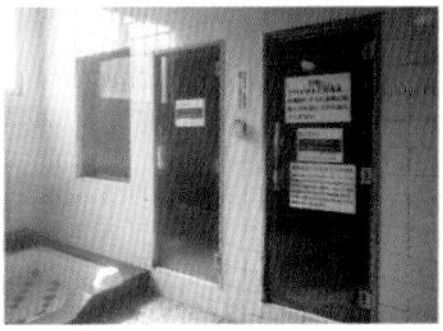

女

1階

まったりと落ち着いて楽しめる

フィンランドサウナ

フィンランドサウナも男湯の半分程度。しかしドア付近とストーブ付近にL字スペースが2カ所あり、サウナにまったりとした落ち着きを求めるにはちょうどいい大きさでは。当然ながら設備は男性サウナと同じものなので濃縮した熱気を楽しめるはず。

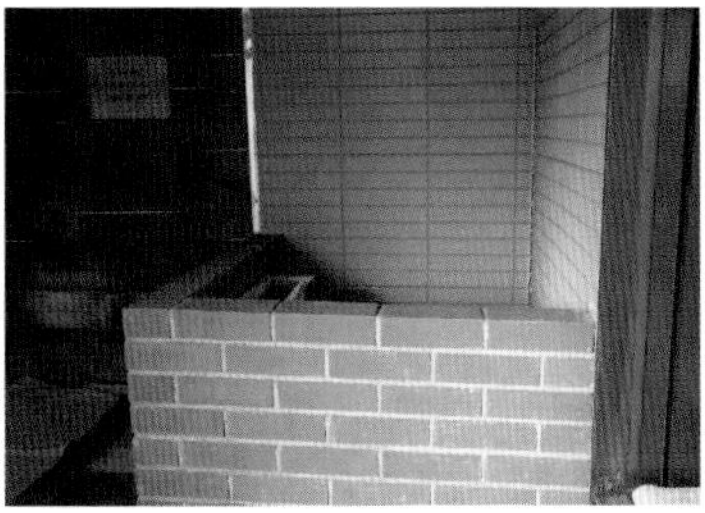

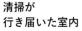

1

サウナの室温は約90℃

常連は一段目のサウナストーブのすぐ近くのL字スペースにいることが多いそう。確かに壁には背もたれを利用した跡がある。

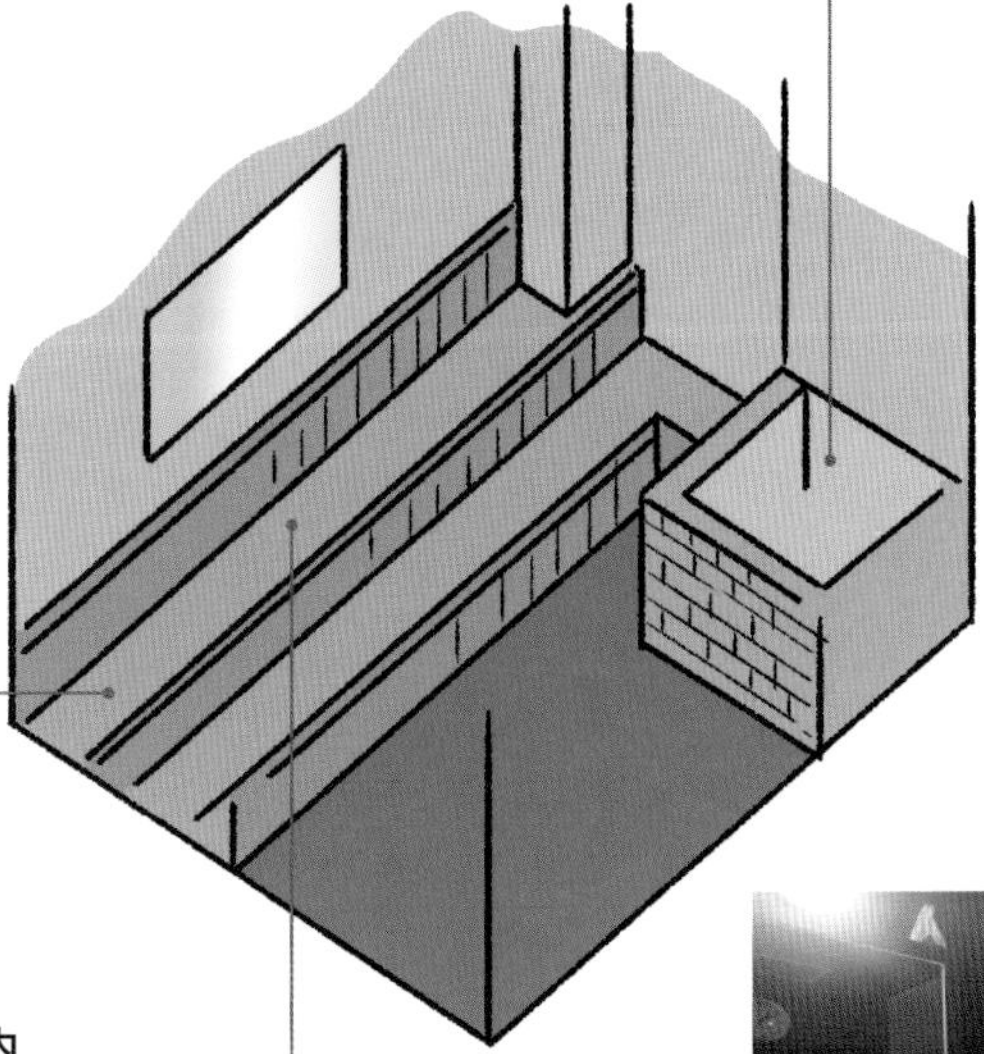

3

清掃が行き届いた室内

どこに座ってもサウナストーブとの距離が近いので、男性用よりしっかりと熱される。逃げ場がないという表現もあるが……。

2

女性側もサウナは二段

女性用は二段。コンパクトなスペースなので、上段はかなり強烈な熱気だ。

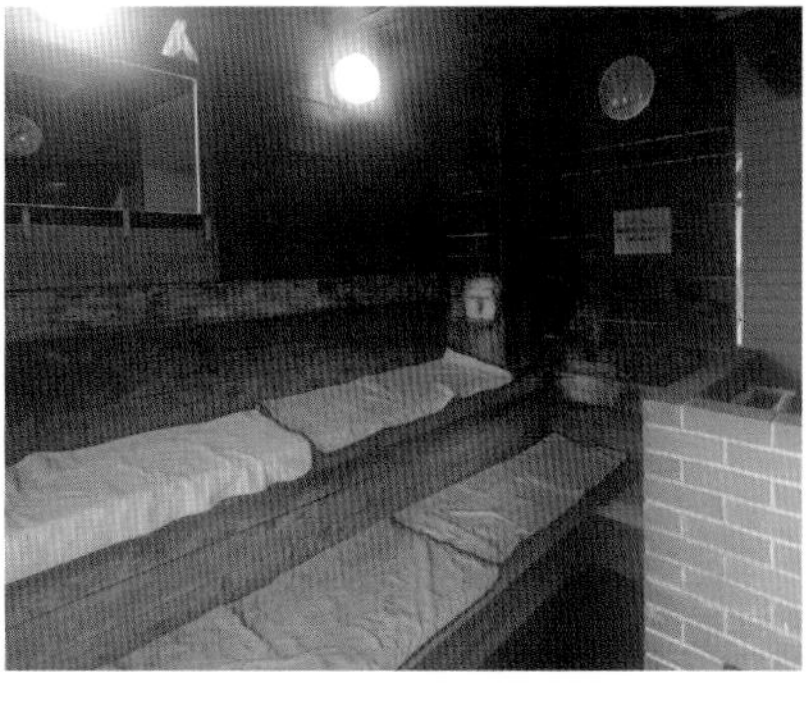

女

1階

美容効果の高い薬草！

薬草サウナ

美容効果の高い薬草サウナはまさに女性にうってつけ。温度は男性と同じだが、湿度は少し高めの70℃。一度軽く蒸されてメイクを落としに浴室に戻ってから本番！　という女性もいるそう。なお、成分は男性と同じだが季節によって調合師が変えているとのこと。

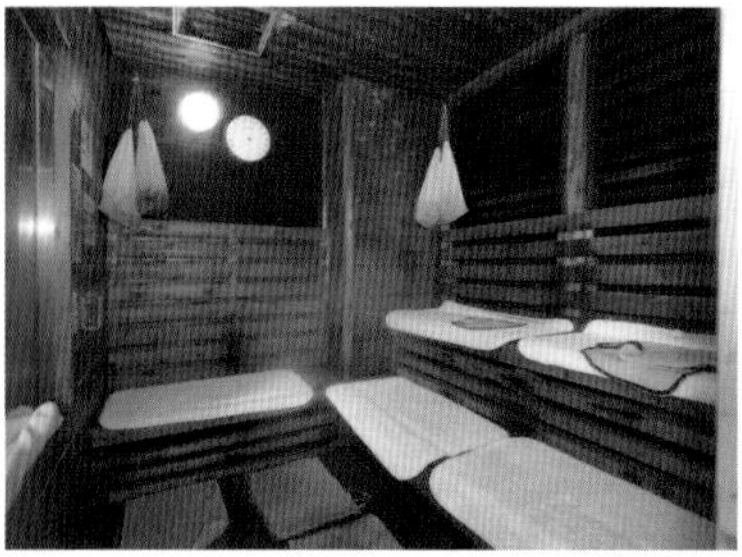

1

こだわりの薬草がここにも

女性用薬草サウナに吊されている薬草袋は12袋。こちらも2週間に一度交換で、その後は床下のタンクで蒸気となる。

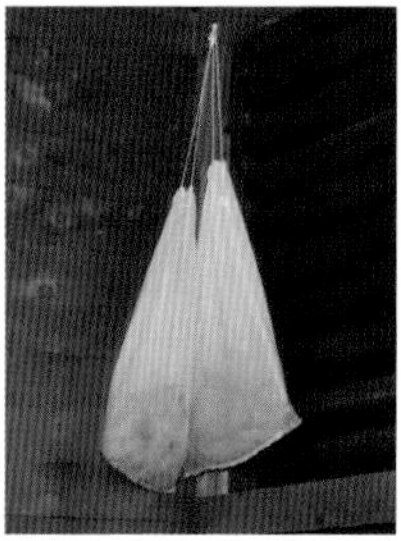

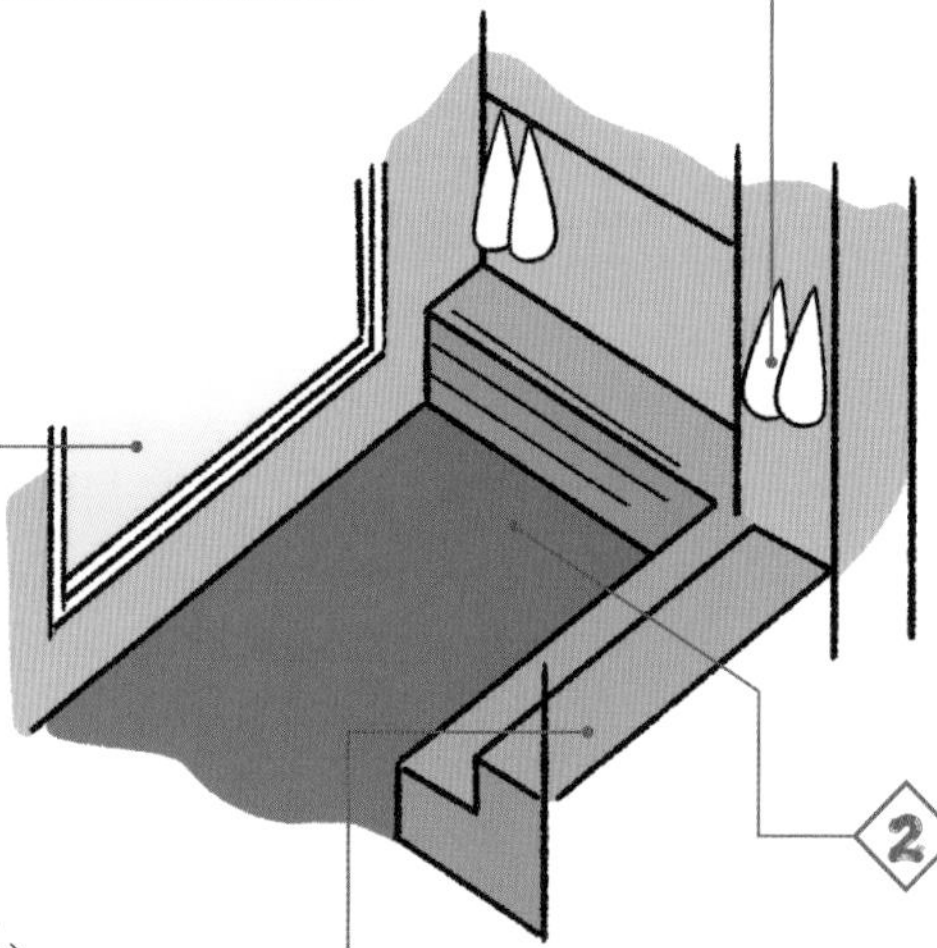

4

隣が見える構造は男性と同様

男性用サウナと同じく、フィンランドサウナとの間に開放感を感じる大きなガラス窓があり、向こうのテレビを見ることができる。

2

サウナの室温は60℃前後

床下から吹き出す蒸気。女性によってはフィンランドサウナよりも薬草サウナを多く利用する人もいるとのこと。

3

足元から蒸気が上がる

段は二段。男性サウナよりもスペースは小さいが、その分、薬草の効果を濃く感じることができるはず。

女

2階

小上がりもあって
居心地良好

休憩所

男性に比べてリクライニングシートの数も少なくコンパクトな休憩所。しかしその分、余計な気遣いすることなくまったりと過ごすことができるはず。仮眠室はないが、小上がりや床に布団を敷くスペースもあって、男性とは違った居心地の良さがある。

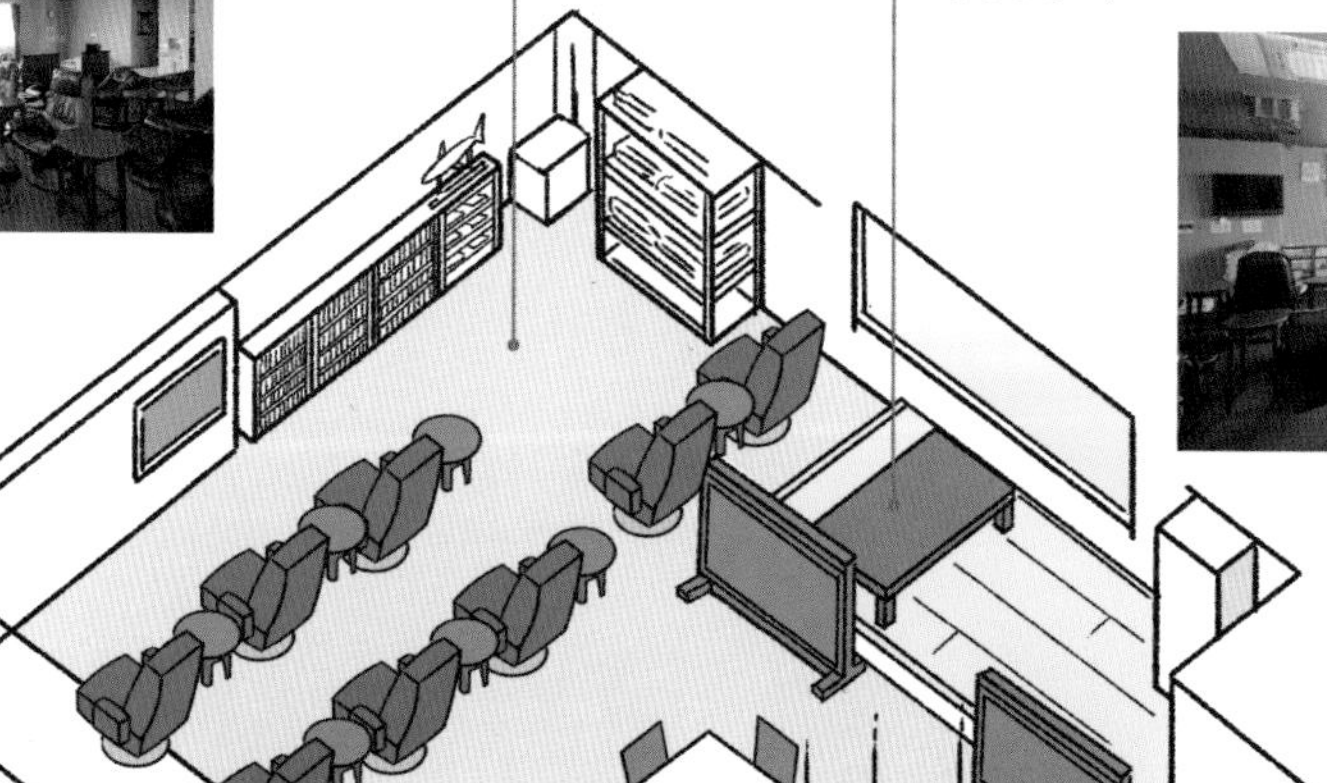

1

布団を敷いて寝られる座敷

男性休憩室にはない小上がり。テーブル席よりさらに脱力できること間違いなし。2、3人で来たらここを取るしかない。

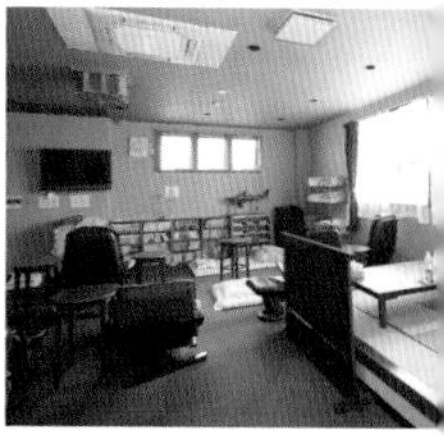

2

アメニティ充実のドレッシングルーム

男性用でマッサージルームにあたるところがドレッシングルームになっている。天然水とサウナと薬草で磨かれた肌は化粧のノリも違う！

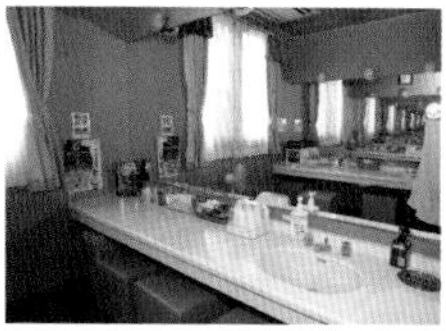

3

女性の一番人気は冷麺

男性用と同じく飲食スペース完備。素材や調理法もさることながら、水がいいから何を食べてもうまい！

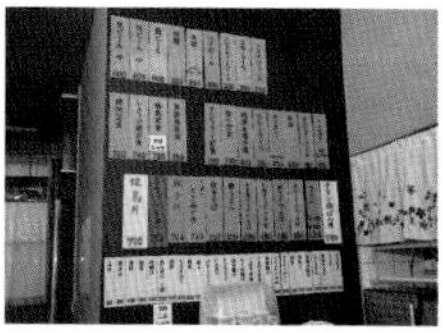

4

時には床に布団を敷くことも可能

マンガの蔵書は約700冊。すぐ近くにガッツリ寝る布団スペースがあるということは、しきじの女性客はあまりマンガを読まないのかも。

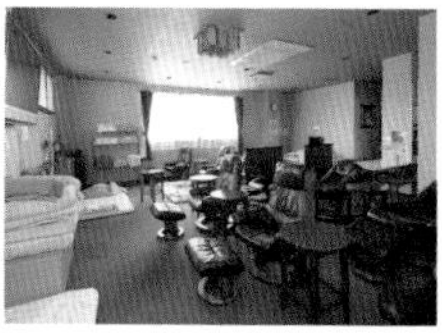

サウナしきじの薬草の秘密

薬草サウナで使われている薬草は、美容の先進国とうたわれる本場韓国で独自で契約している薬配合士がおり、そこから入手している。通常8種類くらいが普通と言われている薬草配合だが、サウナしきじでは、数十種類を薬草を、香り、蒸気のハーモニーと季節の効果効能を考えて、独自の配合で調和させている。美容と健康に役立つ成分を優先し、季節ごとに変えており、春の花粉が多い時期は薄荷を強くしている。

サウナしじきで使われている主な薬草とその効果

薄荷《はっか》	中枢抑制、血管拡張などの効果があり、芳香性健胃、かぜの熱、頭痛、めまい、消化不良、歯痛、特に頭痛・目の充血神経を鎮静させる。眠気、イライラをなくす。発汗作用・清熱作用・駆風作用もあり、消化不良、心腹張満、頭痛、めまい、などに応用されている。
当帰《とうき》	血液に滋養を与え、血の循環を活性化。腸を潤し、便通を良くする(緩下剤効果)。補血、理血、月経調整、潤調、活血調経の作用がある。貧血症、月経不順、更年期障害など、婦人科の要薬として使用され、養血調経作用があり、生理不順や生理痛を緩和する。強壮、鎮痛、鎮静、貧血、冷え症、婦人病にも効果があり、葉酸とビタミンB12が豊富。
川芎《せんきゅう》	血と気の循環を促進。風邪に起因する痛み、頭痛。皮膚疾患を和らげる。月経調整作用・活血作用・鎮痛作用。中国では、月経異常や心臓疾患の際に血を活気づける治療薬として14世紀から使用されている。また、腹痛に関連する肝臓の気の停滞を緩和し、頭痛にも有効な生薬。熱感よりも寒けが強い風邪による頭痛、偏頭痛、肩こりによく効く。活血行氣、祛風止痛、氣血をめぐらせ、風邪による頭痛・関節痛などの痛みを止める働きもある。
艾葉《がいよう》	経絡を温め、出血を止める。寒と痛みを散らす。抗菌、抗真菌、去痰、宮刺激。炎治療でモグサとして使用される他、重要な婦人薬でもある。月経過多症や月経痛などの月経異常の際に使用される。胎児を鎮める作用があると言われ、流産の恐れがある場合や不妊症にも処方されている。
桂皮《けいひ》	発汗作用、発散作用、健胃作用、のぼせを治す作用、鎮痛作用、解熱作用などがある。健胃、駆風、矯味、発汗、解熱、鎮痛薬として使用され、頭痛、発熱、感冒、身体疼痛などに応用されている。
三白草《はんげしょう》	解毒および利尿作用。高血圧、動脈硬化の治療と予防。アトピー、にきび肌。冷え性、子宮系疾患、生理不順などに効果がある。肝炎、肝硬変などの肝疾患と糖尿病の治療にも使われる。血管中のコレステロール値を低くする。また炎症を抑えて、抗がん作用にも優れている。さらに、アトピー性皮膚炎の治療にも利用されている。
丁香《ちょうこう》	健胃、整腸、駆風に作用。体内の冷えを除去する中薬で、清熱作用、瀉火作用、去痰作用、鎮咳作用などがあり、解熱、鎮痛、鎮静、消炎、利尿などにいいとされる。

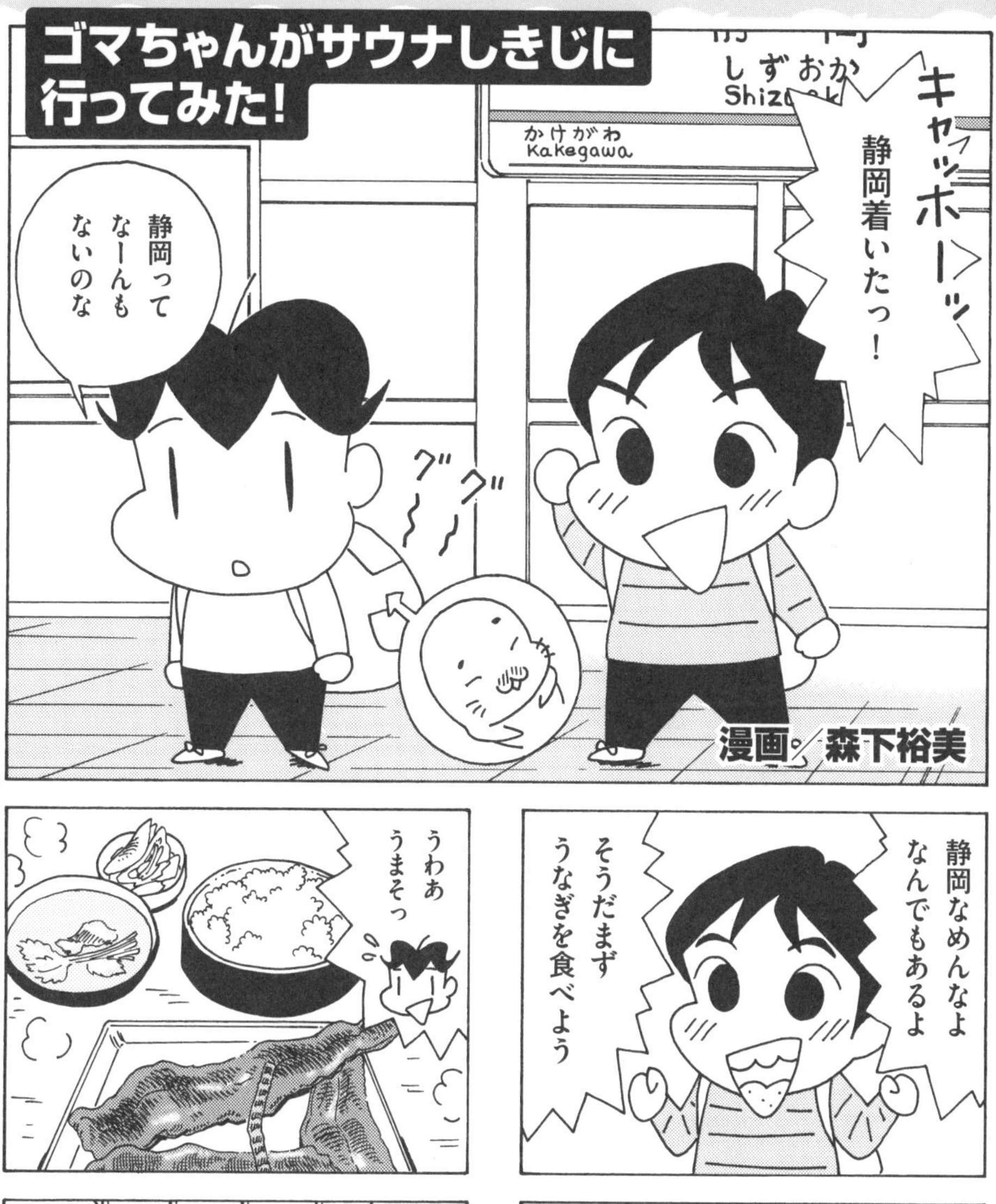
ゴマちゃんがサウナしきじに行ってみた!
しずおか Shizuoka
かけがわ Kakegawa
キャッホーッ
静岡着いたっ!
静岡って なーんも ないのな
グ~ グ~
漫画/森下裕美
静岡なめんなよ なんでもあるよ
そうだまず うなぎを食べよう
うわぁ うまそっ
ボクの一押しの うなぎ屋はココ!
ゆうまは ガキのくせに 美食家だからな
うなぎ
石橋
ゴマちゃん 起こさなくていいの?
食わせろって 鳴くから出さない
グ~

『少年アシベ』が『サウナしきじ』に出張!!

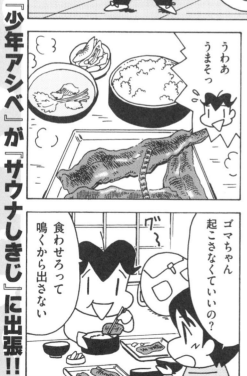

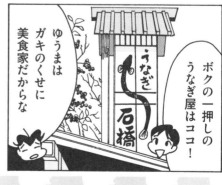

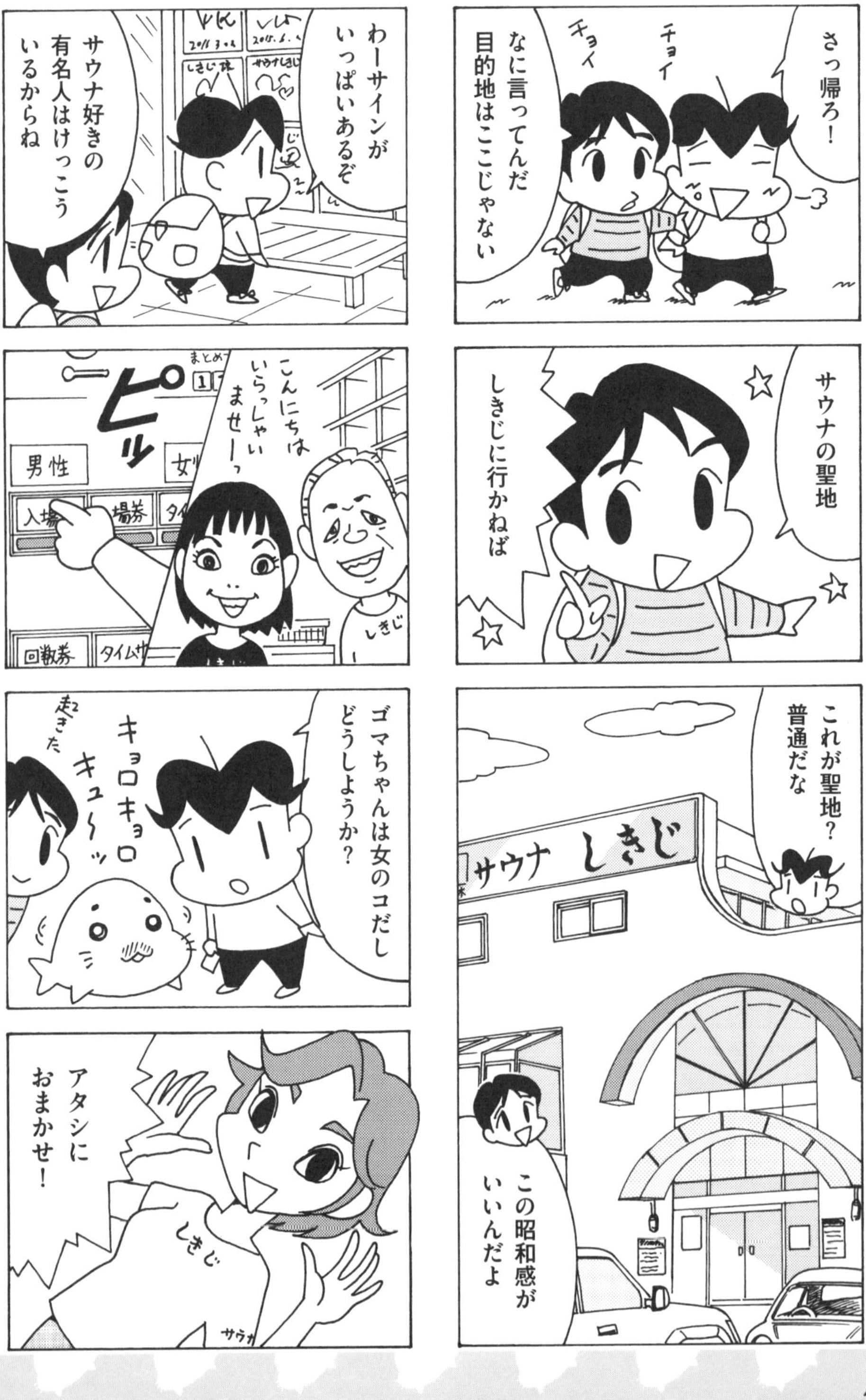
さっ帰ろ!
チョイ チョイ
なに言ってんだ 目的地はここじゃない
サウナの聖地
しきじに行かねば
これが聖地? 普通だな
サウナ しきじ
この昭和感が いいんだよ
わーサインが いっぱいあるぞ
サウナ好きの 有名人はけっこう いるからね
ピッ
男性
入場券
場券
回数券
こんにちは いらっしゃいませーっ
しきじ
ゴマちゃんは女のコだし どうしようか?
キョロキョロ
キュ〜ッ
起きた
アタシに おまかせ!
しきじ

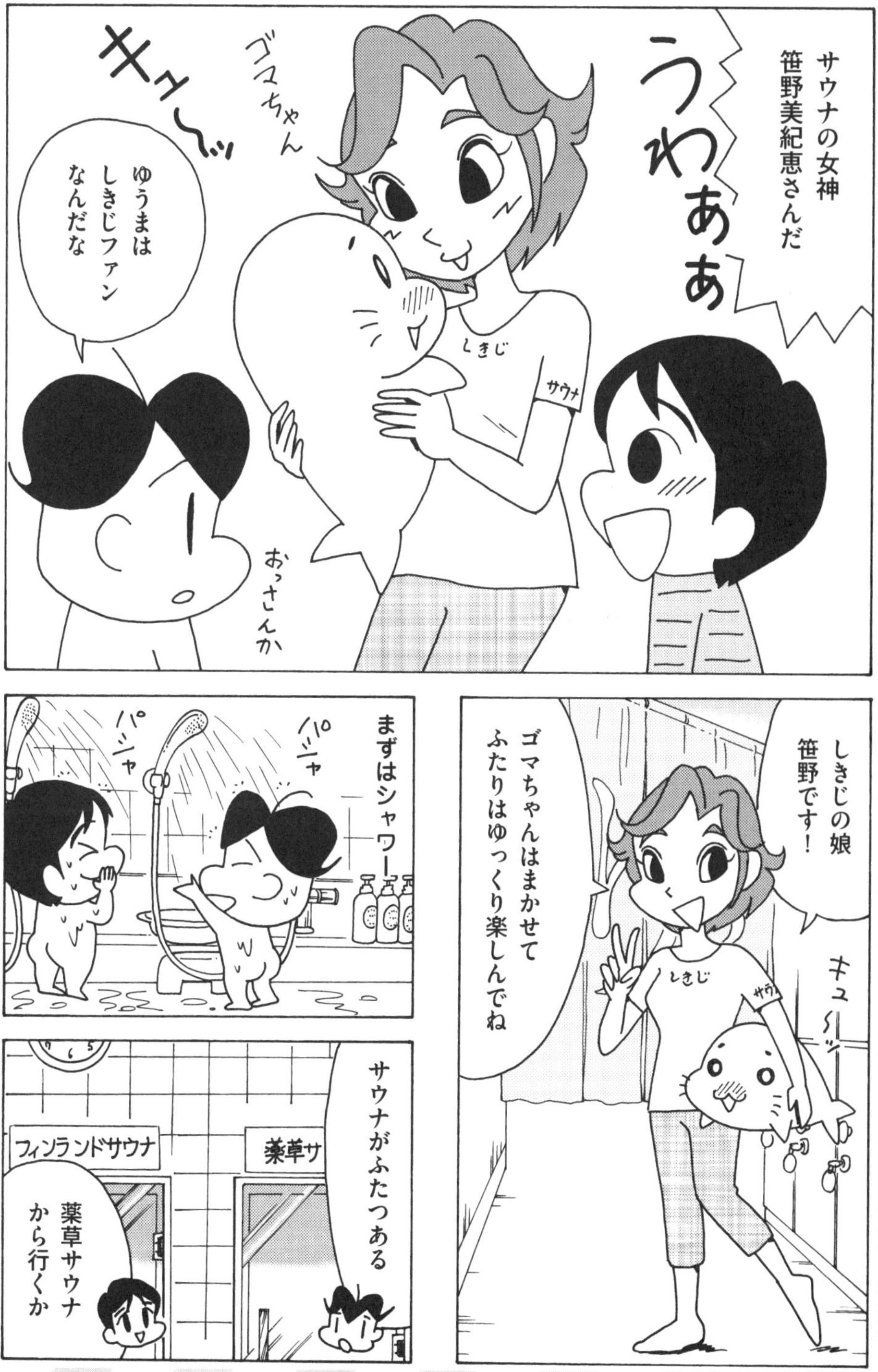
サウナの女神
笹野美紀恵さんだ
うわああ
ゴマちゃん
キュ〜ッ
ゆうまは
しきじファン
なんだな
しきじ
サウナ
おっさんか
しきじの娘
笹野です！
ゴマちゃんはまかせて
ふたりはゆっくり楽しんでね
キュ〜ッ
しきじ
まずはシャワー
パシャ
パシャ
サウナがふたつある
薬草サ
フィンランドサウナ
薬草サウナ
から行くか

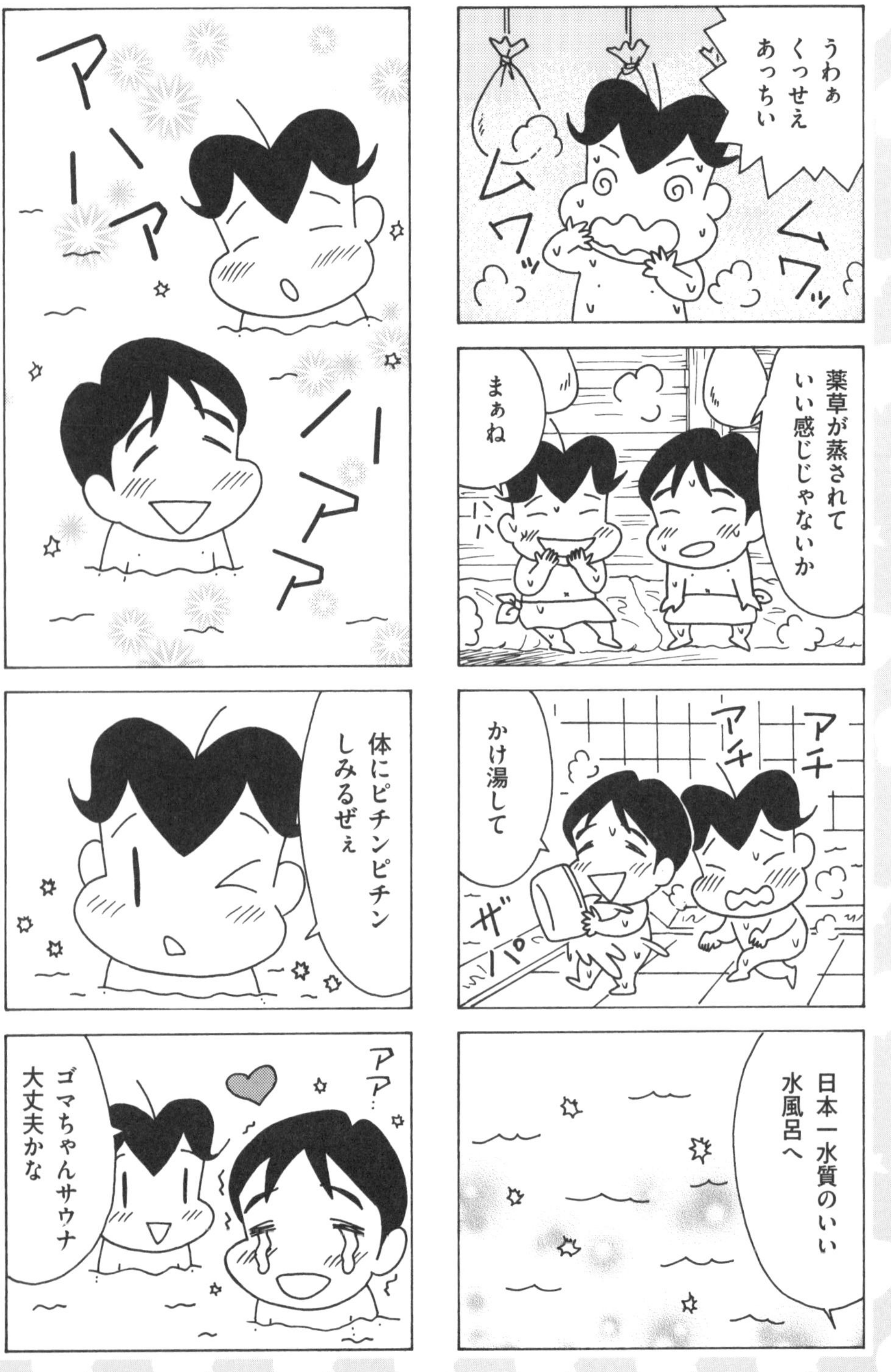
うわぁ
くっせえ
あっちい
ムワッ
ムワッ
薬草が蒸されて
いい感じじゃないか
まぁね
ハハ
アチ
アチ
かけ湯して
ザパ
日本一水質のいい
水風呂へ
アーーア
ハーアアア
体にピチンピチン
しみるぜぇ
アア…
ゴマちゃんサウナ
大丈夫かな

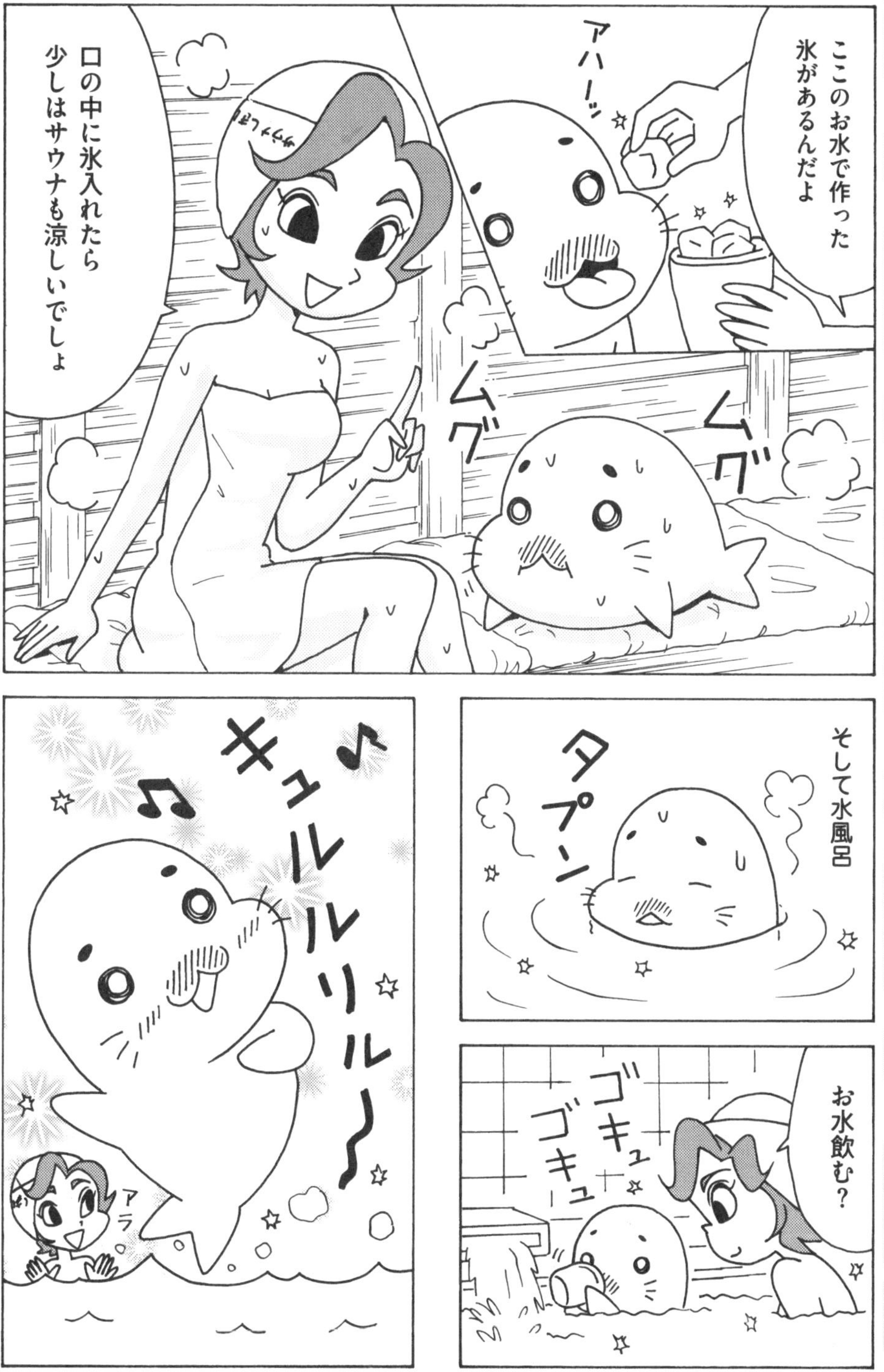
ここのお水で作った
氷があるんだよ
アハーッ
ムグ
ムグ
口の中に氷入れたら
少しはサウナも涼しいでしょ
そして水風呂
タプン
お水飲む？
ゴキュ
ゴキュ
キュルルリルー～
アラ

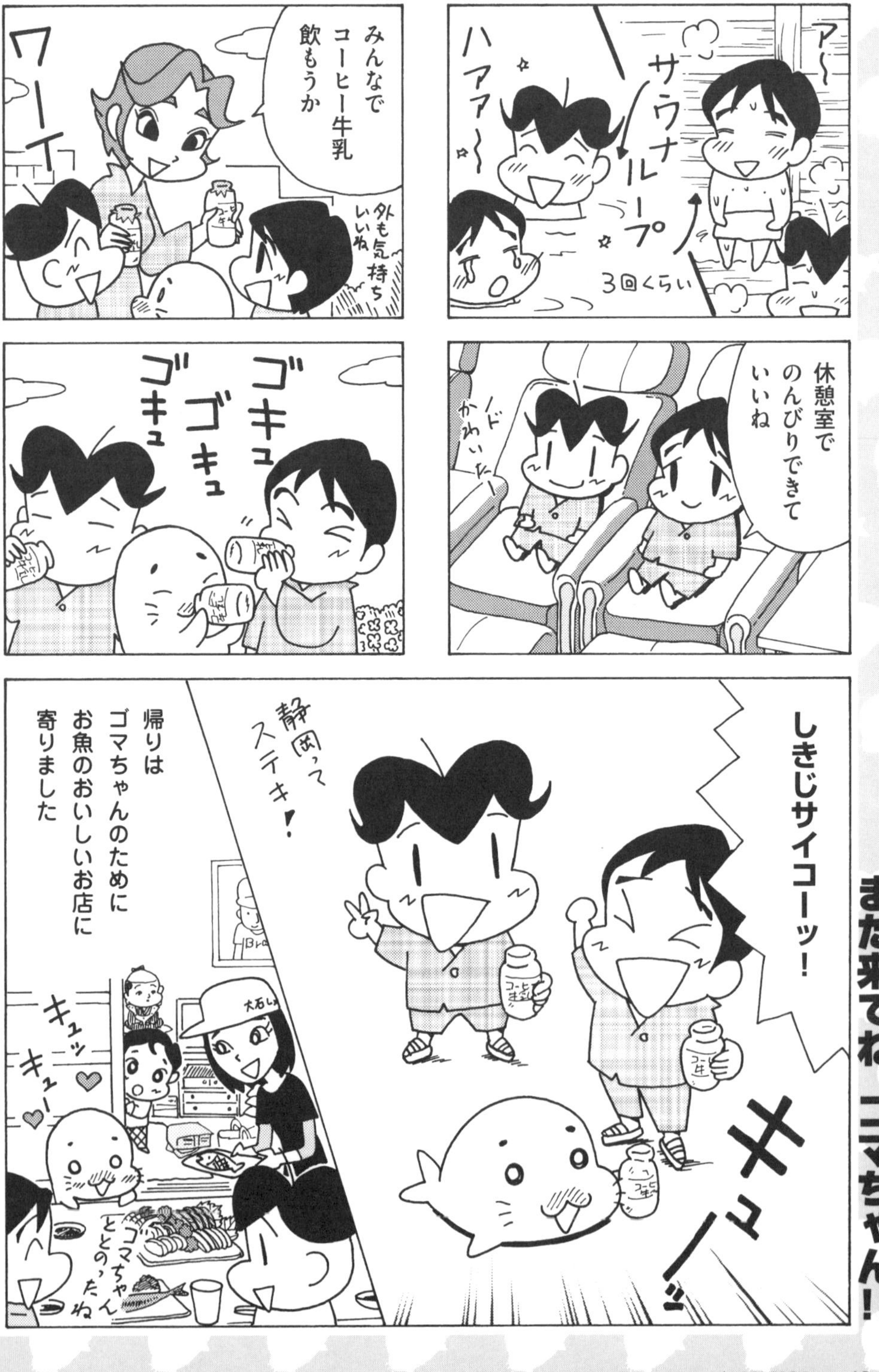

アー〜
サウナループ
3回くらい
ハアア〜
みんなで
コーヒー牛乳
飲もうか
ワーイ
外も気持ちいいね
休憩室で
のんびりできて
いいね
ノドかわいたー
ゴキュ
ゴキュ
ゴキュ
しきじサイコーッ!
キュノ〜
静岡って
ステキ!
帰りは
ゴマちゃんのために
お魚のおいしいお店に
寄りました
キュッ
キュー
ゴマちゃん
ととのったね

また来てね、ゴマちゃん!!

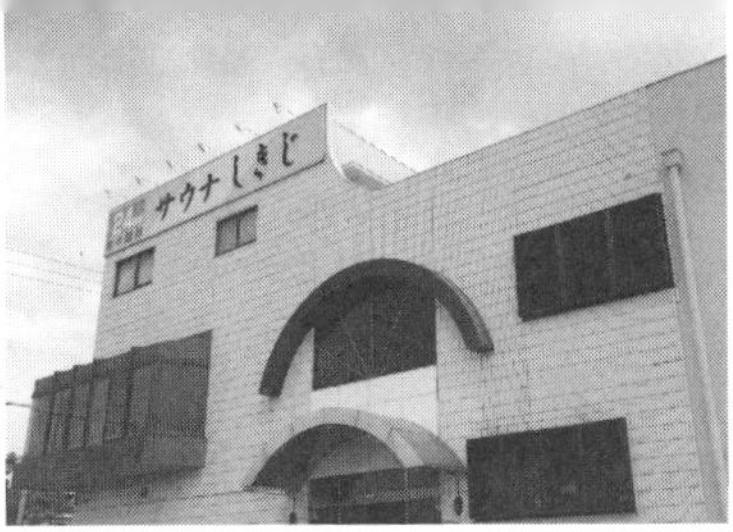

サウナしきじ | フューチャー&パスト

FUTURE& PAST

“しきじの娘”が語る サウナしきじの過去と未来

いま空前の大ブームとなったサウナ。
日本に数あるサウナの中でも“サウナの聖地”と
一目置かれるのが、ここ、サウナしきじだ。
ここまで人気となったきっかけはなんだったのか。
“しきじの娘”こと笹野美紀恵が、
しきじの歴史と未来について語る。

聞き手／浅水美保

常連客だった現社長が引き継ぎ「サウナしきじ」が誕生した

サウナしきじの前身が「高松サウナ」であることは、しきじファンの間では有名な話だが、いったい、どのような経緯で現社長である笹野氏が経営を引き継ぐことになったのだろうか。

「もともと家族ぐるみで通っていたのですが、当時のオーナーさんが一身上の都合で経営を手放すことになり、常連客だった父が引き継ぐことになったんです」

常連でサウナが大好きだったとはいえ、実際に経営者になってしまうとはすごい情熱ではないか！

「本当ですよね（笑）。ただ、父は『万が一、経営が上手くいかなかったとしても、何らかのビジネスに繋げられる』と言っていたので、冷静さも持ち合わせての決断だったと思います」

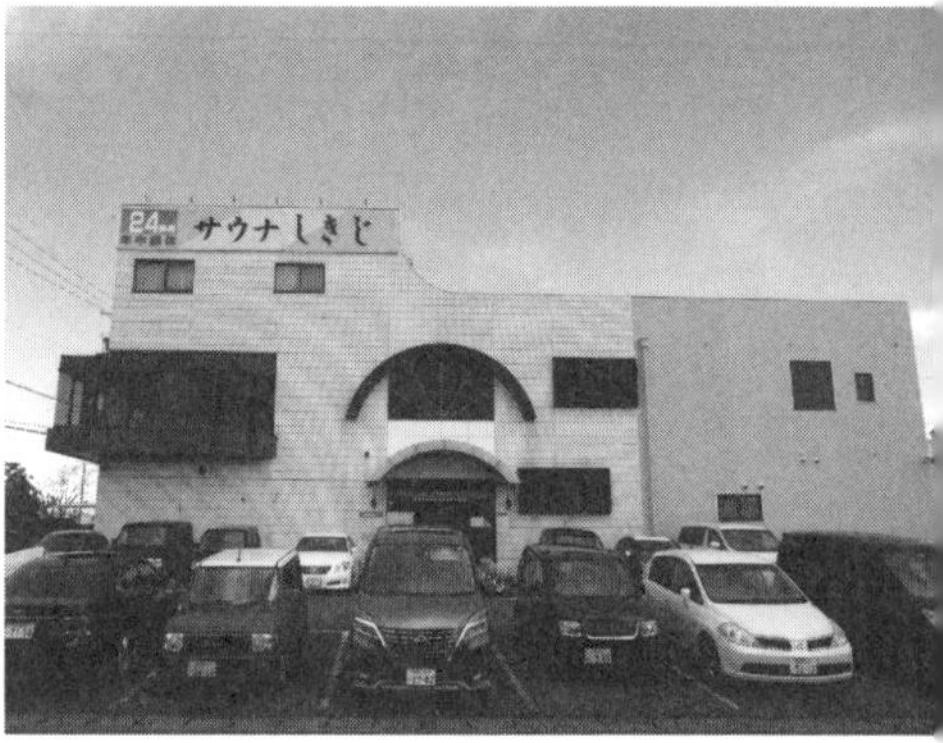

いまや「聖地」と称されるまでのサウナへと変貌を遂げたサウナしきじ。社長が経営者になってから、どのような改良が行われたのか？

「動線や浴室、サウナのサイズなど、設計上の変更はありません。ですが、それ以外のあらゆる部分に手が加えられました。まず、明らかに変わったのはタオルの交換頻度です。父は、家族の私たちもうんざりするほどの潔癖症なんですよ。以前、しきじを訪れた知人からも、わざわざ『15分ごとにタオル交換してるよね！』と報告を受けました（笑）。あと、当初は客層の健全化にも力を入れていましたね。前オーナー時代、私が子どもの頃はヤクザも通っていて、女性のお客さんは1人や2人程度。昭和の雀荘のように煙草の煙がモクモクしていて、子どもが立ち入ってはいけないような空間でした。働いているおばさんもパンチパーマでしたからね（笑）。父はそうした雰囲気を変えようと、マナーが悪い人たちに『お代は結構ですから、もう来ないでください』と、辛抱強く声をかけ続けていました」

現在のサウナしきじからは想像しにくい光景ではないか！　内装面や備品の変更、たとえば、更衣室のロッカーは重厚感のある木製はどのようにされたのだろう。

「買い取ったときのロッカーはグレーのステンレス製でボロボロでした。現在のロッカーは、潰れたクラ

先代のサウナは子どもが立ち入ってはいけないような空間だった

ブハウスの備品を買い取ったものです。ほかにも、父が気になる部分はその都度マイナーチェンジを繰り返していると思います。浴室の古いパイプ缶を隠すため、観葉植物を大量に置いていたこともあったので、手作り感満載のジャングルのような時期もありました」

しきじロゴの黄色は阪神タイガースが由来

「しきじの経営がスタートしたのは2004年のことで、私を含め兄姉はすでに成人して別の仕事をしていました。母は東京で焼肉屋を営んでいたので、どちらかというと私たちはその仕事を手伝うことが多かったですね。ですが、3年ほど経って、父から『大変だからそろそろ帰ってきてほしい』と言われ、了承した母が、都内から静岡に通う二足のわらじを履く形で焼肉屋を手伝っていた母の妹と共にしきじを手伝うことになりました。現在、しきじの食事メニューに冷麺や石焼ビビンバがあるのは、母の店の名残なんですよ。

ちなみに、現在はその叔母がしきじの食堂メニューを統括しています。裏メニューでナポリタンが存在するらしく、『サウナの後にナポリタンなんて誰が食べるんだ?』と思いましたが、不思議と一定の需要があるそうです。

私たち兄姉も何らかの役割を担っています。長男は、男性客目線でお客様やスタッフの反応なりを見ています。長女は主婦をやっているので目線が細かい。掃除が行き届いているか、ここの隙間が気になる、ここが剥がれているなど、細部のチェックをしてくれます。二女は薬草サウナに使用する薬草を購入する係で、韓国に赴いて調合師さんと相談しながら、季節ごとに最適な薬草を決定しています。そして、三女がウェブサイトを作成して店の情報を随時反映し、四女である私はPR担当……といった具合に、メインの経営は偶然にも家族のマンパワーで成り立っています」

しきじのロゴやイメージカラーの黄色はどのように決まったのだろうか?

「ロゴは近所の人にデザインをお願いして作成してもらいました。こちらからはとくに細かい注文はせず、出来上がったものをそのまま採用しています。黄色に決まった理由は、その近所の人が阪神タイガースの大ファンだったからです。しばしば『サウナのタオルの色』や『ケロリンの風呂桶の色』などと推測されることがあるようですが、全くの無関係です。ただ単純に、デザインした人が阪神ファンだったというだけ(笑)。先ほど『家族のマンパワー』と言いましたが、もちろん、現場の実務においてはスタッフの協力も欠かせません。ご近所の人たちにも助けられていますね。

近年、父は女性目線を意識し始め、入口の駐車場2台分を潰して花を飾るスペースを設けるようになりました。毎週花屋に注文し、雨の日でも屋外に飾っています。スタッフからは『雨の日は飾らなくてもいいのでは』との声もあったようですが、父は断固として譲らなかった。『お客様を迎える道はお花で迎えるんだ！』と。それまでは花なんて気にしたこともなかったのに、どうやら父の心境に何かしらの変化が生まれたようです」

「聖地」の誕生は時代や縁に恵まれた

そうした日々の積み重ねがしきじを「サウナの聖地」へと押し上げたのだろう。全国のサウナーから注目を集めるようになったきっかけは何だったのだろうか？

「2014年に『saunner』（小学館）というムックが発売されて、そのなかでしきじが紹介されたんですよ。小山薫堂さんをはじめ、興味深い方々が誌面に登場していて、『ついにサウナにもこういう時代が来たか』と感慨深かったです。

この本でしきじを紹介してくださった方々を調べたところ、ブログを運営されていたので、彼らにブログを通じてお礼を伝えました。すると、『しきじの娘さんって東京在住なの？』とお返事が来て、そこからトントン先生や濡れ頭巾ちゃんさんといったサウナ愛好家の方々と交流させていただく機会に恵まれたんです。こうした繋がりのあと、彼らが引き続きブログでサウナ情報を発信するなか、別の出版社もサウナの本を出すようになりました。しきじの知名度が上がり始めたのは、この頃からだと思います。さまざまなパズ

サウナしきじ年表

2005

1987年からこの地にあった「サウナ高松」を引き継ぐ形で、「サウナしきじ」がオープン。オープン後、ロッカーを入れ替える。当時、銀のアルミ製だったロッカーを都内某ホテル売り出していたものに交換。笹野家の女性たちが自ら買いに行き、トラックに載せて運んだとか。

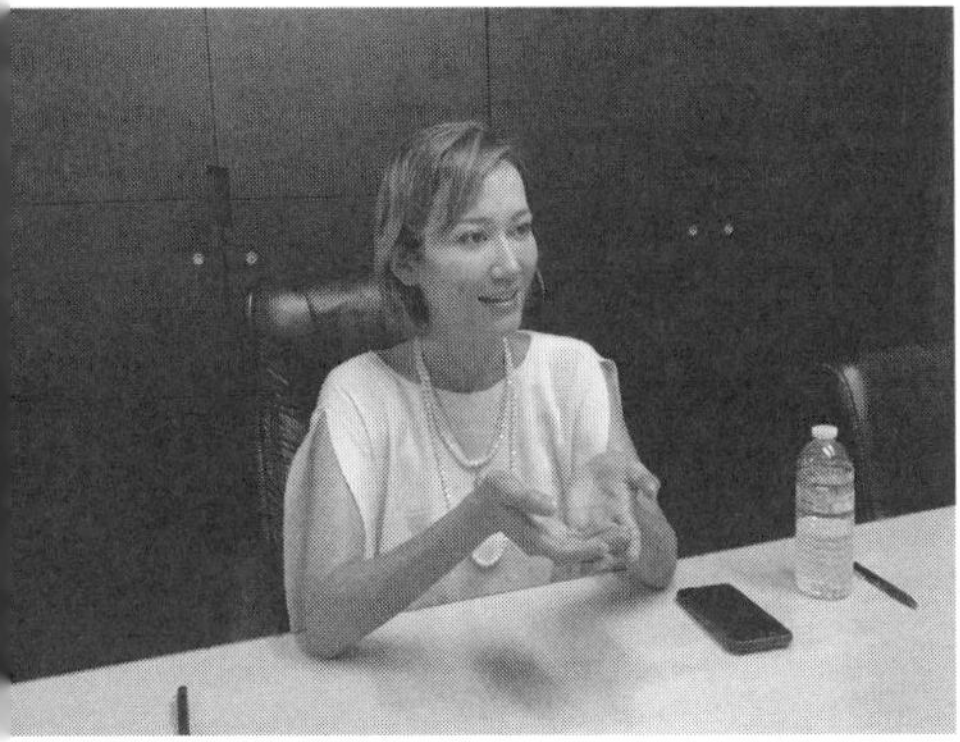

ルのピースがはまった結果であって、本当に運に恵まれました」

さまざまなパズルのピースとは？

「まず、著名なサウナ愛好家の方々が紹介してくださったことです。彼らの発信した情報を見てしきじを知った人も多いと思います。濡れ頭巾ちゃんさんは、発信力や表現力に独特の〝しずる感〟があり、サウナを魅力的に伝えることができるんですね。会った人は、彼のその緩やかなトークを聞くことで、よりサウナに興味を持つんです。また、彼らのネットワークなのか、各企業さんのワークショップや研修の宿泊施設として、しきじを利用していただく機会も増えました。

あと、出版業界内の口コミもあったと思います。社長と店長のもてなし方が熱いんです。『こんな静岡の田舎まで、わざわざ来て下さったんだから』と、取材で訪れたライターさんや編集者さんひとりひとりに大量のお土産を渡す。もしかしたら、ライターさん同士で『しきじを取材すると、お土産すごいもらえるぞ』などと話題になっていたかもしれませんね（笑）。

ほかには、時世も大きく影響したのではないかと思っています。もう、ずっと不景気じゃないですか。財布の紐が堅くなる一方で、バブルの頃とは違って気軽に海外旅行もできない。国内旅行でも、宿泊費用を考えると躊躇ってしまう人も多いでしょ

2007

数パターンのガウンが登場。食事のメニューの見直しを図る。ちなみに人気メニューの冷麺は、笹野社長夫人が都内で本格焼肉店を経営していたこともあり採用。正月に提供される「お雑煮セット」は、社長夫人が家で仕込みをして、車で運んでいたそう。

2014

ムック『saunner（サウナー）』（小学館）にサウナしきじが掲載される。今でこそ、メディアの対応は少し慣れてきたが、当時は大事件だったとか。「もてなしをしよう！」と現地スタッフも張り切り、以来、メディアの取材が増え始める。

2016

地方のお客様が増えてきたため、駐車場を増設する。

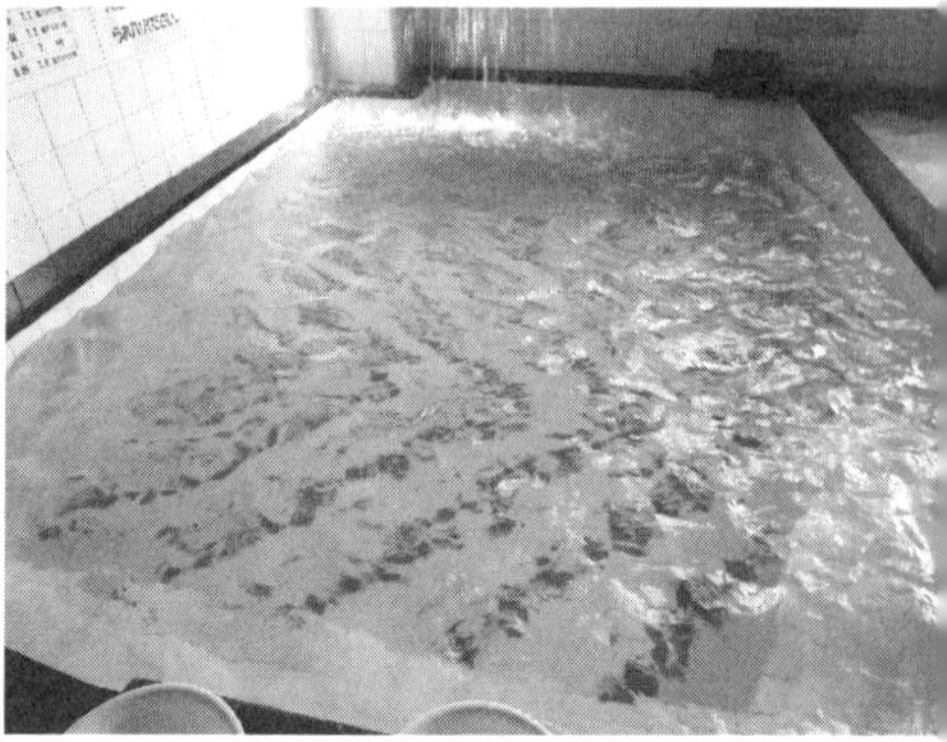

う。

それでも遠方に出掛けたいならば、どうするか？　ここで初めて、スーパー銭湯などの温浴施設が、選択肢のひとつとして浮上したのではないでしょうか。人々に経済的余裕があったら、きっとしきじに人は集まらなかったと思います。ほかにチョイスがあるはずなんですよ。休みは『ハワイに行きたい！』『リッツカールトンに泊まりたい！』とかね（笑）。不景気で所得が下がり、娯楽の選択肢が変わった。こうした時代に、しきじをはじめとした温浴施設が偶然にもマッチングしはじめたんだと思います」

水風呂のこだわりは「水理論」に基づく!?

時代や縁に恵まれたと言うが、訪れた温浴施設に何らかの魅力がなければ、客はリピートしない。しきじにおける最大の魅力は、やはり日本一とも言われる水風呂だろうか？

「実を言うと、地元で暮らしていた頃は、あまり水質について意識していませんでした。『しきじの水風呂ってスゴイのでは？』と感じたのは、上京してからです。20代前半の頃、私は東京でモデル関係の仕事をしていました。スタイルを維持するため、ジムに通って汗をかく日々で、サウナを利用する際も『サウナ愛』ではなく『体重のため』という動機が強かったんです。

そんななか、実家に帰ってしきじのサウナに入ったとき、水風呂が東京の施設と全然違うことに気がつきました。リラクゼーション面から見ると、水風呂の違いはこんなに大きな差があるのかと驚きました。その後、濡れ頭巾さんからも『サウナの醍醐味は箱（サウナ室）よりも水風呂ですよ』と言われ、目からウロコでした。

それから気になって調べてみたところ、全国でも飲める水風呂のサウナは珍しいと知り、積極的にPRするようになりました。

また、父のこだわり……というか『水理論』がすごいんです。しきじの水風呂は掛け流しですが、そのままではすべての水を万遍なく循環させることができないそうです。お客さんが入ることで温度が変化し、その周辺の水温がぬるくなってしまう。そうなると、温度差が生じて、ぬる

いかにして水風呂を
きれいに保ち続けるかに心血を注いでいる

い水だけが上に上がり、すべての水が循環しないようです。

だからフレッシュなお水をキープするために、父は定期的に水風呂の水をすごい勢いでかき出しています。さらに一定時間になるとすべての水を抜ききり、一から入れなおすこともしています。もちろん、毎日、水を抜いて清掃もしていますが、それだけでは十分ではないのでしょうね。そんな父の姿を見て、いまでは常連さんたちも水風呂の水をかき出すようになってしまいました（笑）。

あと、油膜に対しても敏感で、ことあるごとに表層の水をすくっています。私には油膜が見えないのですが、父は『いや、あるじゃないか』と言って譲らない。とにかく、いかにして水風呂をきれいに保ち続けるかに心血を注いでいます」

潔癖症とも言える社長の性格が、しきじの上質な水を保っているようだ。

「タオルや館内着を真空パックにしているのも他の施設にはないと思います。人の手に触れた物は不衛生と捉えてしまうのかわかりませんが、感覚的に嫌なんでしょうね」

季節で配合が変わるこだわりの薬草サウナ

水風呂や衛生管理のほかに、しきじが力を入れているものは？

「薬草サウナで使用している薬草です。水風呂にこだわっていることは認知されていますが、薬草へのこだわりはあまり知られていないと思います。韓国で仕入れていて、春夏秋冬、日本の気候にベストマッチした組み合わせを季節ごとに調合師さんと相談し、薬草の種類や配合を変えています。

仕入れた薬草は真空保存し、コンテナを手配して日本に運び、届いたあともカビが発生しないように保管場所にも気を遣わなくてはいけない。ことさらアピールする必要はありませんが、実はかなりの労力を割いているんです。

都内を回っても、薬草サウナってあまりないんですよ。あっても、使う薬草は8～10種類くらいまでかな。しきじでは、数十種類の薬草を混ぜています。国産業者から仕入れると採算が合わず、韓国に行っても調合師さんが日本の気候に詳しい人でないと難しい。ほかにも言葉の壁がありますし、コンテナで送る作業も大変ですからね」

そこまでして薬草にこだわった理由とは？

「もともと母が韓国にいろいろ買いに行っていたので、その延長ですね。垢擦りを見て『これ売れるんじゃない？』と大量に仕入れるなど、あれもこれもと試行錯誤していました」

いろいろなことを試したなかでこれは失敗だったというものはあった

のだろうか？

「試したものとは別になってしまいますが、タオルや館内着の返却方法は現在進行形で失敗というか、アナログだと思っています。現在、タオルの返却はロッカールームに置いてもらっているのですが、この方法だと持ち帰られてしまうことも少なくありません。しきじだけでなく、多くの温浴施設では、これによって年間の被害額がふくらむので、本当は『フロントに返却するか、入口に返却場所を用意した方がいいよ』と伝えていますが……」

美学のためなら不利益も厭わないという姿勢は、なかなかできることではない。

「常日頃から父は『小さいことを気にするような奴は、サウナなんか経営するな』と言っています。これまでたくさんの人々にお世話になったから、震災など何かあったときでもお店を開けて、いつでも利用してもらえるようにしたいんだ、と」

コロナが収束したあと消費者はよりシビアに

震災のような、不測の事態という点では、今回の新型コロナウイルスで飲食店など多くの店舗が経営自粛を余儀なくされた。温浴施設も例外ではなかったはずだが、しきじもコロナの影響は受けたのだろうか？

「うちも大変でした。営業時間の変更や県外からのお客さんをお断りしていた時期もあり、混んでいて当然だった状況から一変、急にガラガラになってしまいましたからね。一日の来店数は、男性が約20人、女性は1〜2人程度で、お客さんよりもスタッフの方が多い時間帯もザラでした。8月現在、おかげさまで少しずつ客足は戻ってきていますが、加湿器・除菌器の設置や仮眠室の利用不可など、感染防止対策は引き続き行っています」

今回の新型コロナウイルスの件で、経営者という立場から見て、仕事観や価値観の変化はあったのだろうか？

「やはり変わりましたね。不景気で『不景気で財布の紐が堅い』という話をしましたが、今後は消費者がさらにシビアになると予想しています。自粛生活が続くなか『外出しないこ

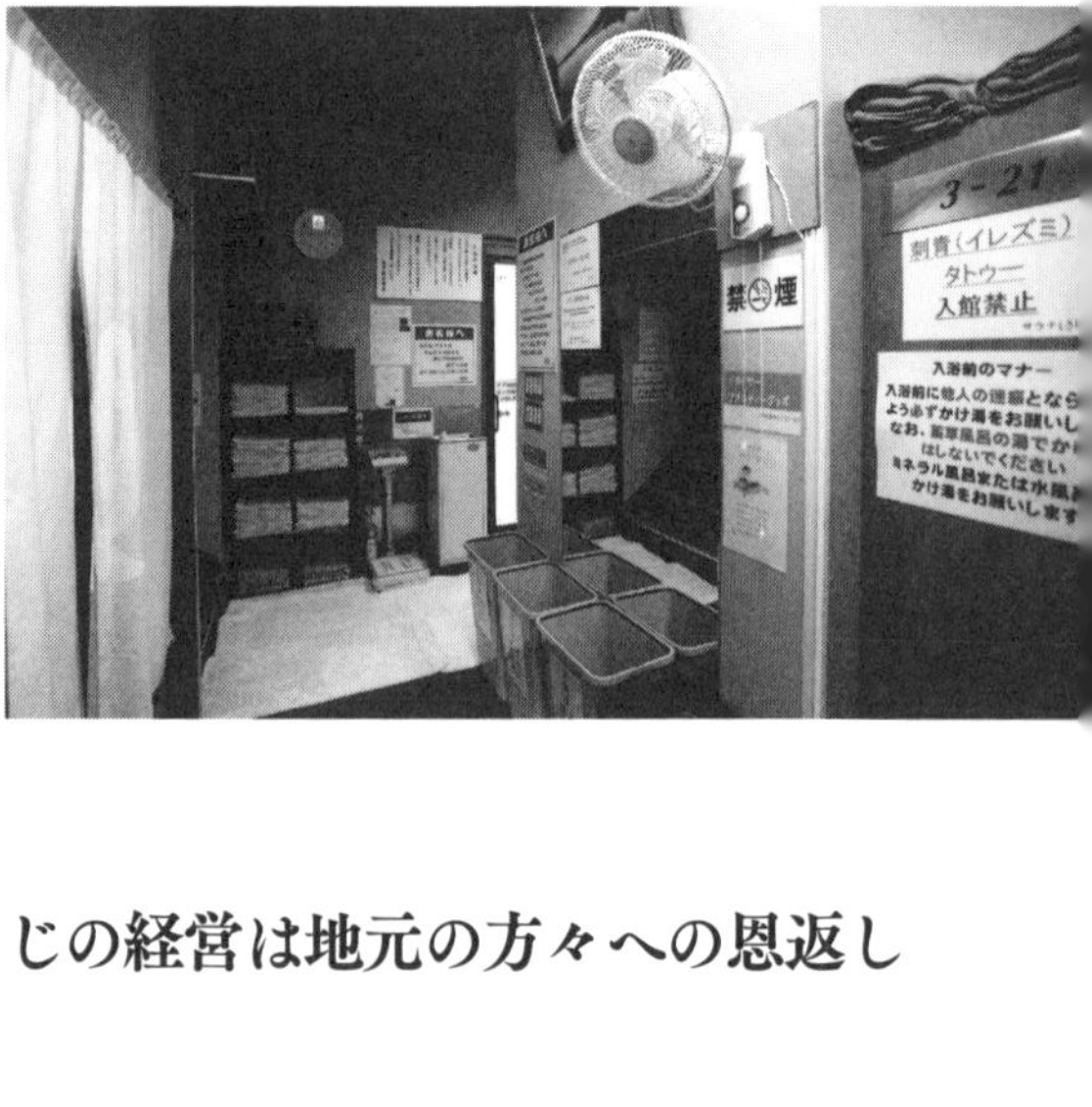

サウナしきじの経営は地元の方々への恩返し

と・お金を遣わないこと』に慣れてしまえば、人もお金も動かない。飲食店にしても温浴施設にしても、より突出した何かを持たないと厳しいかもしれません。飲食店の例を挙げると、コロナ禍においてファミレスは大打撃を受けましたが、焼肉屋や回転寿司屋は比較的混んでいました。ファミレスのメニューに比べて、焼肉や寿司は家庭で再現しにくいから足を運ぶんですよ。

温浴施設においても、自粛期間中に『家の浴室を疑似サウナにする方法』などがネットで広まったので、コロナ収束後に必ず客足が戻るとは言い切れないでしょう」

サウナを経営するなら サウナへの愛情は必須

新たにサウナ経営を目指す人たちに向けてどんなアドバイスがあるだろうか。

「コロナを抜きにしても、サウナ経営はスタートの条件が厳しいんです

MEDIA これまでサウナしきじを取り上げたメディア

今や“聖地”とまでいわれるサウナしきじだけあって、メディアで取り上げられる機会も少なくない。これまでにこんなテレビ番組や雑誌などで紹介されてきた。

テレビ

静岡第一テレビ「銀シャリの旅はナビまかせ」
テレビ東京「サ道」
テレビ静岡「てっぺん！」
日本テレビ「しゃべくり007」
読売テレビ「ダウンタウンデラックス」
日本テレビ「月曜から夜更かし」
TV Asahi「学生才能発掘バラエティ　学生HEROES!」
テレビ東京「リトルトーキョーライフ」
おひとりさま芸能人が趣味のため静岡へ！？
TBSテレビ「Nスタ」
静岡第一テレビ「あいチャン！の『サカイ君行ってらっしゃ〜い』」
静岡朝日テレビ「とびっきり！しずおか」

動画配信サイト

GYAO!「オリラジ藤森のThe SAUNNER 〜サウナdeアツアツ〜」

雑誌・ムック

WOMO（SHIZUOKA ONLINE）
VOCE（講談社）
UOMO（集英社）
週刊SPA!（扶桑社）
POPYE（マガジンハウス）
じゃらん（リクルート）
完全ガイドシリーズ SPA&サウナ&日帰り温泉 完全ガイド（晋遊舎）
MONOQLO（晋遊舎）
Saunner（小学館）

新聞

The Japan Times
朝日新聞
産経新聞
東京スポーツ
日本経済新聞
静岡新聞

Webメディア

日刊SPA!
週刊女性PRIME
PR Table
Fashionsnap
Tabi Labo
SAUNNERS
Otona x Anwer

ラジオ

SBS Radio「– 聴くディラン –」
TOKYO FM「ピートのふしぎなガレージ」

よね。ボイラーが必要なので、ビルのテナントなどを借りる際にも1フロアではなく2フロアを借りなくてはいけません。また、人件費もかさみます。しきじは決して大きな施設ではありませんが、24時間営業でスタッフは約60人おります。そのなかで、設備やアメニティ、サービスなどをどこまで充実させるのか。追求すればするほど利益がなくなるので、正直、大儲けできる業種とはいえません。古い施設はメンテナンス代もかかります。

いざというときに少しでも耐えられるように考えておかないと、飲食店にしても温浴施設にしても途中で息切れする可能性があります。ただ、地方自治体の助成金を利用するなど、少なくする方法もあるので、知恵は必須です。

そうなると、重要なのはサウナに対する情熱だと思います。『サウナが人気らしいから、俺もやってみれば儲かるだろう』といった考えでは絶対に上手くいかない。サウナを愛し、心底わからないと動線が不便だったり、最低限のアメニティもないなどの不備が目立ち、サウナーの心をつかむことはできないでしょう。

それは、どの商売にも言えることですが、自分だけの理念は必要だと思います。『これは絶対に譲れない』というものは大事です。ただし、その理念が本当に正しいサービス提供に繋がっているかを冷静に見極めなくてはいけません。

たとえば、男性から見たデザインと女性から見たデザインは印象が異なります。設備などの物理的な高さにおいても、男性と女性で使いやすい高さは変わります。だから、もしも男性が経営するならば、奥さんや子どもに協力してもらい、異なる視点からの意見やアドバイスも重視するべきでしょう。

最近では、女性用だけスチームサウナを備えている施設は多いですね。なぜかというと、女性の方が、肌が乾燥しやすいため、男性に比べてスチームサウナの需要が高いからです。あと、女性って基本的にワガママなんですよ。限られた形を嫌い、豊富なチョイスを好みます。普通のサウナがあって、スチームサウナもあって、岩盤浴もあって……と、その中から選びたい。そして、それでも選択肢が少ないと不満を漏らすが女性なんです（笑）。一方、男性はそこまで考えず、ひとつ気に入ったら淡々と通ってくれる人が多い。この性差を理解しておくのは大事です。

突出した武器は大事ですね。近年、温浴施設の店舗数は完全に飽和状態です。だからこそ新規参入するならば、たとえば『石の設計がクレイジー』『殺菌効果が強い、肌にも優しい薬草ミストサウナ』といった具合に、何か突き詰めたことをしないと生き残れないかもしれません。そ

しきじの水はあの場所だからあの水質が湧いた偶然の産物

うしたアイデアを考え、実践するとなると、やはり温浴施設に対する愛情を誰よりも持っていないと難しいでしょうね」

水が出なくなったらそのまま終わらせたい

最後にしきじの展望や未来について語ってもらった。

「これまで通り、地元の人たちに『あって良かった』とハッピーな評価を抱いていただけるよう、地道に頑張っていくだけです」

2号店を構えるなどの経営拡大の予定はないのだろうか？

「しきじの水は、あの場所だから、あの水質で湧いているという偶然の産物なんです。もともと静岡は水質に恵まれていますが、石や砂利などさまざまな層が複雑に影響しているため、すぐ近くの場所で掘っても同じ水質の水が得られるわけではないんですよ。

ほかでも飲める天然水の水風呂を提供している施設はありますが、ありがたいことに『しきじの水は甘くて飲みやすい』とご好評をいただいています。『お水を販売して下さい』とのご要望もありますが、非常に繊細な水で、運搬が難しいのと、何より、社長自ら、地元の方や来てくださった方々に少しでもあの水の良さが伝わればと思っているので。

施設も古く、水風呂の滝はタンクが足りなくて、お客さんが増えるとカスンカスンと頼りない音が鳴ります。改築やパイプ缶の洗浄なども検討したのですが、少し手を加えるだけで水の成分が変わってしまうことがわかり、あきらめました。だから、もしも地震など、なにかのきっかけで水質が変わったり、水が出なくなったりしたら、そのときは終了です。良い施設だったね……と皆さんの心に、ネガティブな印象を持たれることなく、いい思い出として残るのがベストですから」

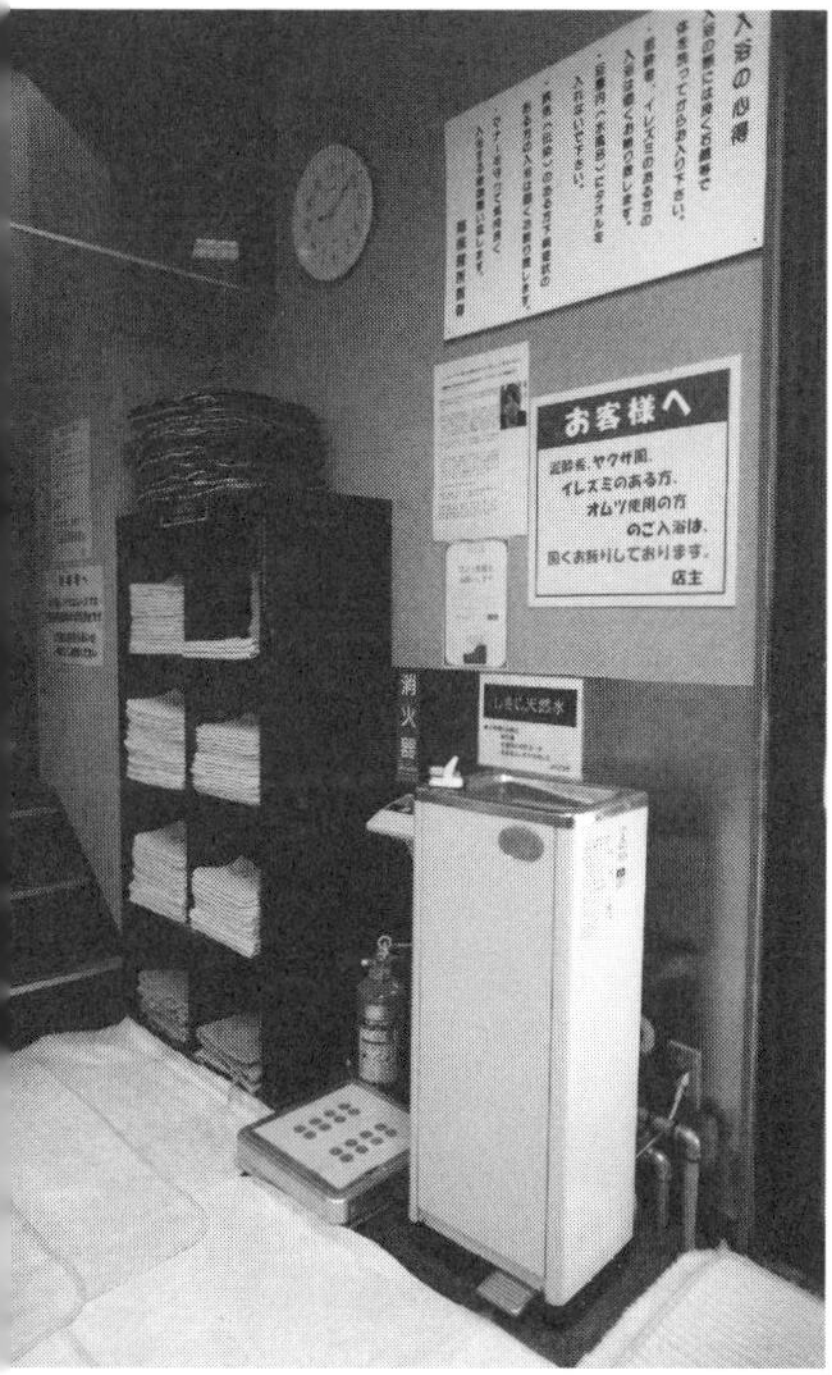
お客様へ
泥酔者、ヤクザ団、
イレズミのある方、
オムツ使用の方
のご入浴は、
固くお断りしております。
店主
消火器

Part.1

We Love しきじ

サウナしきじのファンは幅広い業界にいます。
そんな方々から、溢れんばかりの熱い想いと
コメントをいただきました！

マンガ家

タナカカツキ

Tanaka Katsuki

♨プロフィール

マンガ家。サウナを題材にした『マンガ サ道』でサウナブームの火付け役となる。日本サウナ・スパ協会が公式に任命した「サウナ大使」としても活動中。

しきじの好きなところ

静岡駅のタクシー運転手に「サウナしきじまで」と言えば、一発で送り届けてくれるところ。

あなたにとってしきじとは？

サウナのためだけに新幹線に乗る。ということを初めてさせてくれたお店です。

音楽クリエイター

ヒャダイン

Hyadain

♨プロフィール

音楽クリエイター。様々なアーティストに楽曲を提供し ↖

て高い評価を得る。また、番組メインMCも務めるなど、作家業を軸に多方面で躍進を続ける。

Hyadain

しきじの好きなところ

すべてですがやはり水風呂！ 羊水を思い出します。頭から滝を受け、滴り落ちる水が美味しいという感動たるや。あと食堂の味噌汁。アジフライも。マンガの品揃えも最高！

あなたにとってしきじとは？

我々サウナーの聖地。年に一回は必ずお参りしなきゃいけない原点回帰の母なるサウナです。「さわやか」でハンバーグもきめられたらいうことなしです。

温浴事業・温泉施設経営コンサルタント

太田広

Ota Hiroshi

♨プロフィール

温浴事業・温泉施設経営コンサルタント。年間320日以上サウナに入っており、日本で一番エンドユーザーに近い温浴施設コンサルタントとして「サウナ王」の愛称 ↘

で親しまれている。

Ota Hiroshi

しきじの好きなところ

薬草サウナと、入った瞬間に生を感じ一つになることができる水風呂の無限ループ。

あなたにとってしきじとは？

聖地と呼ばれるにふさわしいサウナ界の横綱。

ウェルビー代表取締役

米田行孝

Yoneda Yukitaka

♨プロフィール

創業60年を超えるサウナ「ウェルビー」の代表取締役。日本サウナ・スパ協会専務理事。サウナ界のゴッドファーザーとも呼ばれる。

しきじの好きなところ

清潔感とサウナ室のセッティング、そして今さら言いたくないけど、最高の水風呂！ その後の休憩で寝落ちしなかったことがありません！ 定食はどれを食べても絶品！　住みたいサウナ！　住みたい街！

あなたにとってしきじとは？

しきじは私にとってのフィンランドです！

Yoneda Yukitaka

中東の日本アイドル

鷹鳥屋明

Takatoriya Akira

♨プロフィール

日系商社勤務。中東情勢を学びながら日本と中東をつなげるべく、メディアを活用し日本文化のアラブ向け宣伝活動を行う。ＳＮＳでは、数万単位のアラブ人たちからのフォローを集め、日本とアラブの架け橋として活躍中！

しきじの好きなところ

素晴らしい水の冷たさとおいしさ、サウナの温度と薬草の濃さ。

あなたにとってしきじとは？

まさに聖地。巡礼、という言葉が似合う空間。また身を清めに行きます。

弁護士

トントン先生

Tonton-sensei

♨プロフィール

しきじを発見したサウナ弁護士。

しきじの好きなところ

目を開けて潜れる水風呂。

あなたにとってしきじとは？

湯治場。

マンガ家

まんきつ

Mankitsu

♨プロフィール

１９７５年生まれ水瓶座。マンガ家。２０１２年デビュー。著書に『アル中ワンダーランド』『ハルモヤさん』『湯遊ワンダーランド』『まんしゅう家の憂鬱』などがある。

Mankitsu

しきじの好きなところ

シャワーの水圧、水風呂の気持ちよさ、波動の高さ、あげたらキリがないけれど、一番好きなのは薬草のいい匂いがするところ。

あなたにとってしきじとは?

リセットが必要な時に行く場所。

ライター

ヨッピー

♨プロフィール

ライター。「インターネットで一番数字を持っているライター」と呼ばれる。様々な媒体に寄稿し、イベントの主宰やお出かけメディア「SPOT」の編集長を務めるなど、幅広く活躍する。

Yoppi

しきじの好きなところ

漢方サウナが死ぬほど熱くて、水風呂が死ぬほど気持ち良いところ。↘

Yoppi

あなたにとってしきじとは?

「サウナの良さがわからない」と言い出すやつに、「じゃあ、ワシが天国に連れて行ってやろうか……!」っていう感じの場所です。

ミュージシャン

YO-KING

♨プロフィール

ミュージシャン。1989年、大学在学中に桜井秀俊とともに真心ブラザーズを結成。「サマー・ヌード」、「拝啓、ジョン・レノン」など数々の名曲を世に送り出す。

Yo-king

しきじの好きなところ

水はもちろんだけど、入り口~フロントの自然光に溢れた感じが好きです。さあ、お風呂だー! という気分にしてくれる。

あなたにとってしきじとは?

時々行く、特別なところ。心身リセットできる小旅行。

Yo-king

いつも、晴れてるイメージ。老舗のライブハウスみたいな安心感。

Yatsui Ichiro

お笑い芸人

やついいちろう

♨プロフィール

お笑いコンビ・エレキコミックのメンバー。ＴＶドラマなどの出演や、ＤＪとしてもその才能が注目され、ＷＥＢでコラムを執筆するなど、幅広く活動している。

しきじの好きなところ

水風呂。あの水の肌触りは他にはない魅力。サウナも海外をマネるのではなく日本の風土に合わせてあるところ。

あなたにとってしきじとは?

日本大衆サウナの最高峰。

Kadowaki Mugi

女優

門脇麦

♨プロフィール

女優。２０１４年、映画『愛の渦』でヒロインを好演し、第88回キネマ旬報ベスト・テン新人女優賞をはじめ、数々の新人賞を受賞。幅広い役どころで注目を浴びる。

あなたにとってしきじとは?

薬草サウナに入って、水風呂に入って、天然水を飲んで、食事処で仮眠をとる、がルーティンです。早く行きたいな。楽しみにしています。

Hajimeshacho

動画クリエーター

はじめしゃちょー

♨プロフィール

動画クリエーター。実験系をメインにオールジャンルでなんでもしたいことを動画にする。若年層より圧倒的な支持を得ている。２０１９年にＭＶ以外で国内初、1動画で1億再生を達成した。

Hajimeshacho

あなたにとってしきじとは?

サウナで温まった後の水風呂が他のサウナにはない心地よさがあります。もっと早く気づきたかった静岡の魅力でした……（8年前から静岡にいるのに2020年から通い始めました）。

柔道家

大野将平

Ono Shohei

プロフィール

柔道家。井上康生監督に「金メダルに一番近い男」と称され、その言葉通りリオデジャネイロ五輪（柔道）73kg級で金メダルを獲得した。東京五輪でも大きな期待を集める。

しきじの好きなところ

なんといってもまずは水風呂。滑らかな肌触り、口触りがたまらない。二階にはサウナを我慢する理由になる美味しい食事が待っている。↘

Ono Shohei

あなたにとってしきじとは?

稽古で疲労した身体をサウナ、水風呂、食事で回復できる癒しの場所。心身共にリフレッシュでき、わざわざ足を運んで行きたくなる中毒性があります。

総合格闘家

宮田和幸

Miyata Kazuyuki

プロフィール

総合格闘家。シドニーオリンピック・レスリングフリースタイル63kg級の日本代表選手で、オリンピック後に転向。レスリング時代には、全日本レスリング選手権大会フリースタイルで優勝3回という実績を持つ。

あなたにとってしきじとは?

サウナ、薬草サウナが高温！ お風呂、水風呂が天然水で気持ち良い！ 欠点がない！ すべてにおいて最高です！

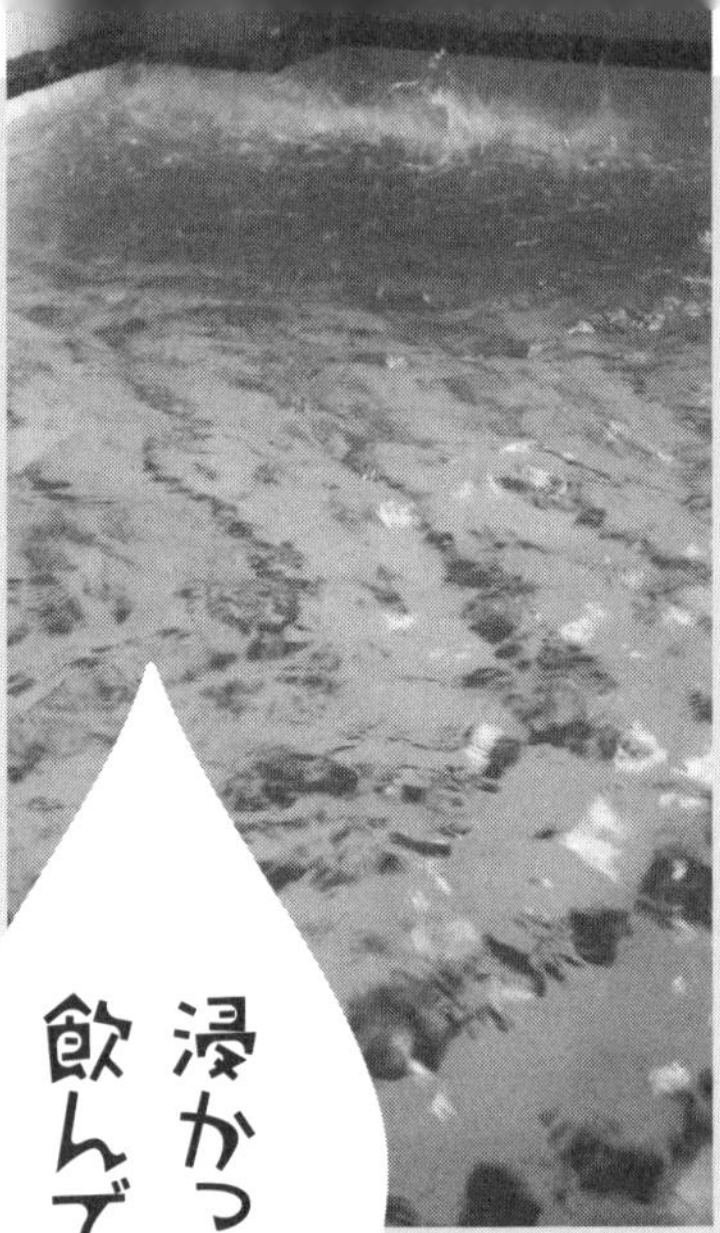

浸かって、飲んで！

サウナしきじの水を200%楽しめ！

サウナーの間で「聖地」とされているサウナしきじ。「聖地」と呼ばれる要素はたくさんあるが、なんといっても水の良さははずせない。「天然水」に浸かって、飲んで、その魅力を全身で感じまくってしまおう！

取材・文／**清水りょうこ**

清涼飲料水評論家。子どもの頃からジュース好き。1980年代後半から清涼飲料水評論家として、水やジュースなどソフトドリンク全般を数千種類以上飲む。テレビ・ラジオにも出演。著書に『懐かしジュース大全』（辰巳ムック）『懐かしの地サイダー』（有峰書店新社）がある。

サウナしきじの水を体感してきた

サウナが好きだ。というより、本当は水風呂が好きだ。サウナ、湯ぶね、水風呂の比率でいくと、1対1対8くらいか。前世は水生生物に違いないと確信されるほど水風呂での滞在時間が長い。そんなことを30数年間続けている。「サウナー」ではなく、自称「水ブラー」だ。そんな言葉はないけれど。

というわけで、先日、初めてサウナしきじへ行ってきた。体を洗って、まずは普通の浴槽へ。軽く温まってからウワサの天然水の水風呂へ。給水口からは勢いよくジャバジャバと水が溢れ出ていて、かけ流しになっている。そろりそろりと身を沈めると、水風呂の浴槽はかなり深めで、底にお尻を着けるとアゴを上げてやっと息ができるくらい。しばらく浸かってから、浴室の入口にあった紙コップで給水口から出る水を飲んだ。おいしい。でも、紙コップの紙の味が気になる。そこで、よく手を洗ってから、両手でガブガブ飲んでみた。さっきより何倍もおいしかった。これはサウナの後なら、なおのことおいしいに決まっている。

ノーマル・サウナに10分入り、シャワーを浴びてから再び水風呂へ。給水口からの水を両手で受けてゴクゴクゴクリ。あー、最高においしい。体の隅々まで水が行き渡る感じがたまらない。ひとしきり水分を補給した後は、しばらく水風呂に浸かる。体が冷えたら、今度は薬草風呂から水風呂、そして薬草サウナと、必ず水風呂を経由して、水分を補給しながら楽しんだ。

男子浴場の水風呂には、高所から勢いよくそそいでいる滝の水がある。うらやましい限りだが、ひとつ注意。滝の水は循環水のため、飲用はできない。つい飲みたくなるだろうが、やめておこう。

気持ちいい冷たさが待っていた

かき氷を食べずして聖地を語るべからず

サウナを堪能した後は、2階のパウダールーム&休憩&お食事スペースへ。オーダーしたのは冷麺と、かき氷。水のうまさがカギとなるメニューだ。

まずは冷麺が運ばれてきた。おいしい水で作られた冷麺は、スープがすっきり。麺もコシがあり本格的な味だった。かき氷はいろいろな種類があったが、イチゴミルクにした。おいしくないわけがない。

近年、天然水のかき氷が流行中だが、しきじのかき氷もまさに天然水の氷。行列もなく食べられる。むしろ、かき氷を食べずして聖地を語るべからず。

かき氷でクールダウンした後に再びサウナへ、といきたいところだが、気がつけばすでに滞在時間は5時間に迫っていた。予定がなければ、もう少しいたかったが、今回は失礼することにした。

自由律俳句の俳人、山頭火は九州の日奈久温泉に3泊して、「温泉はよい、ほんたうによい、ここは山もよし海もよし、出来ることなら滞在したいのだが、――いや一生動きたくないのだが」と日記に書いた。もし、時を越えて山頭火がサウナしきじに来たのなら、きっと「サウナしきじから一生動きたくない」と記したのではないだろうか。

しきじの水はなぜおいしいのか？

下の表はサウナしきじの水と、これまで清水が実際に飲んで、記憶に残っているおいしい水の成分だ。一般に軟水であるほどおいしく、硬いほどおいしくないと思いがちだ。しかし、これまで国内外問わず何百種類ものボトリングされた水を飲んできた清水の経験上、硬度だけでおいしさはわからない。むしろミネラルのバランスにおいしさの秘密あるのではと感じている。今回は主に国産の水を中心に選んだが、「温泉水99」や「樵のわけ前」のような超軟水もあれば、軟水でも比較的硬度の高い「六甲山の名水」「富田の水」もある。海外製品で炭酸入りの「ゲロルシュタイナー」は超硬水だがおいしかった。

また、あらゆる成分が入っていない「純水」も飲んだことがあるが、まったくおいしくなかった。

しきじの水は成分的に「六甲山の名水」に近いように思う。「六甲山の名水」は「ダイヤレモン」という素晴らしくおいしいサイダーの原料水だ。ならば、サウナしきじの水で炭酸水やサイダーを作ったら、とてもおいしいものが出来るのではないか。

まあ、おいしい、おいしくないは嗜好の話なので、ご了承いただきたい。

［サウナしきじ天然水と清水りょうこの好きな水の成分］

	採水地	Ca	Mg	Na	K	pH値	硬度
「サウナしきじ天然水」	静岡県 静岡市駿河区	2.5mg	0.55mg	0.71mg	0.045mg	7.7 （弱アルカリ性）	84mg/L
「立山玉殿の湧水」 （立山黒部サービス株式会社）	富山県 立山室堂	0.52mg	0.03mg	0.16mg	0.02mg	6.7 （微酸性）	17.1mg/L
「六甲山の名水」 （布引礦泉所）	兵庫県 神戸市	2.73mg	0.57mg	1.21mg	0.065mg	7〜8 （弱アルカリ性）	90mg/L
「温泉水99」 （エスオーシー株式会社）	鹿児島県 垂水市	0.05mg	0.01mg	5.00mg	0.08mg	9.5〜9.9 （アルカリ性）	1.7mg/L
「樵のわけ前」 （株式会社 桜島）	鹿児島県 垂水市	0.06mg	0.01mg	4.85mg	0.07mg	8.8 （アルカリ性）	2mg/L
「富田の水」 （株式会社 南紀白浜 富田の水）	和歌山県 西牟婁郡白浜町	1.6mg	0.38mg	1.3mg	0.07mg	8.2 （弱アルカリ性）	56mg/L
「ゲロルシュタイナー」 （ポッカサッポロ）※天然炭酸入り	ドイツ・ ゲロルシュタイン	36mg	10mg	12.2mg	1〜1.8mg	6.5 （微酸性）	1310mg/L

※Ca=カルシウム　Mg=マグネシウム　Na=ナトリウム　K=カリウム

※成分は各製品のホームページより引用（「六甲山の名水」は製品表示による）。比較のため、栄養成分は100mlあたりに換算し、サウナしきじ天然水の成分と同順としている（本来は成分の多い順）。

料理のおいしさは水で決まる！

「サウナしきじ」で使われている水は、敷地内から汲み上げている地下水。「おいしい」と評判の食事は、センスが良くて手作りだからだけでなく、水のおいしさも大きく影響している。

旅行などに行き、現地のお米やお蕎麦のおいしさに感動して、お土産として買うことがあるだろう。帰宅後、家で作ったら、現地で食べた際の感動がない。「あれっ？」と、思ったことはないだろうか？秘密は水にある。お米や蕎麦は同じでも、洗ったり、煮たり加えたりする水がおいしくないからだ。

もし、お土産に米や蕎麦を買う場合、現地で採水してボトリングされた水を一緒に買うといい（あるいは、収穫地と近い採水地の水を取り寄せる）。そして家で料理する際、お米なら最初にとぐ際の水と、炊くときに加える水に使う。そば等は茹でる水を変えれば、かなり現地と近い味が出せるはずだ。

要は、それほど水の影響は大きいのである。

ただ、これは水道水がおいしくない都市部での話。水道水がおいしい地域は日本中にある。売られているボトリングされた水よりおいしいことも少なくない。その場合はこの限りではない。

硬度だけでは水のおいしさはわからない

しきじの水を家で楽しむ

しきじの天然水は、すごいことに持ち帰り自由。そのため、ペットボトルや水筒などで持ち帰る人が少なくない。スタッフの話によると、中にはウォーターサーバー用の空き容器などを持参し、何本も持ち帰る「強者」もいるとか。たくさん持ち帰りたくなる気持ちはわからなくもない。だが、実際に持ち帰って使えきれる量も考えて、ほどほどに。

注意したいのは、地下から汲み上げた、きれいな天然水だが、空気に触れているものだということ。厳重に整備された無菌空間でもない限り、どんなに清潔にしていても、空気中には多少の菌やホコリは存在するものだ。なので、持参した容器に汲んだ水は、早めに消費しよう。

できれば冷蔵で保管し、採水から一日以上経過したものは、沸かしてお茶やコーヒーを淹れたり、米を炊くなど、加熱調理に使ったほうが安全だ。これはしきじの水だけでなく、容器入り飲料全般に対してだが、容器に口をつけて飲んだら、早めに飲み切ること（本当は口をつけずコップ等の使用が○）。

また、持ち帰り用の容器は必ず洗剤などでよく洗い、中まで乾かしたものを用意していこう。

温泉専門家が感じた

サウナしきじの水風呂が気持ちいい理由

日本中の温泉を知る温泉専門家である植竹深雪さんが、サウナしきじを初体験！　実際に入ってみた肌感覚とこの度行った水質調査のデータを見ながら、しきじの水を検証する。今ここに、しきじの水風呂の気持ち良さの秘密が明らかになる!?

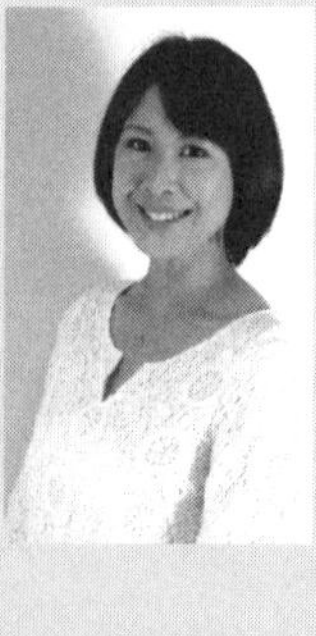

取材・文／
植竹深雪　（うえたけ・みゆき）

全国各地の2000スポット以上の温泉を巡っている温泉愛好家。フリーアナウンサー、温泉ジャーナリストとして、テレビやラジオをはじめさまざまなメディアで活躍中。All about「温泉」ガイド。ホテル旅館コンサルタントでもある。著書『からだがよろこぶ！　ぬる湯温泉ナビ』（辰巳出版）が好評発売中。
https://uetakemiyuki-onsen.com/

しきじの水は他にはない特別なもの？

近年、サウナ人気が高まっているなか、全国のサウナ愛好家から、聖地と讃えられているサウナしきじ。

ここはこだわりのフィンランドサウナや薬草サウナも魅力ですが、人気の秘密はなんといっても「日本一気持ちいい」とも言われる水風呂です。敷地の天然水を使った水風呂がとにかく心地良すぎてたまらない！　とあちらこちらで耳にします。

サウナでたっぷり汗をかき、熱さに耐えた後の水風呂では、ほてった体をザブンとクールダウンしたいもの。ですから水の温度設定も大事です。ひんやりがひたすら気持ち良くて、水風呂がご褒美だと思える感覚があるかのように思います。このオンオフのスイッチで、気がつけばかなりリラックスとリフレッシュされているのだと実感できるのが、現在のサウナ人気の理由ではないでしょうか。

さて、しきじの水風呂ですが、ここは、ただの水風呂と違う感覚があるのでしょうか？　17℃という絶妙な温度もさることさることながら、この地に湧く水に特別な理由があるのでは？　と、温泉が好きで全国各地の温泉巡りをしていると、どうしても他にはない特別な理由がどこかあるのに違いないと考えてしまいます。

そんな視点で天然水風呂も考え、実際にサウナしきじに行って検証してきました。

浴感が柔らかいサウナしきじの水風呂

弱アルカリ性は〝美人の湯〟の条件のひとつ

地下50メートルから組み上げられたしきじの天然水は、長い間地下深層部でろ過されたもので、飲むことができます。溢れんばかりの水風呂は湧出量もとにかく豊富なため、水風呂の浴槽が〝天然水掛け流し〟とも言える状態。ものすごい量の天然水が、オーバーフローしていました。

だから消毒のための塩素を使用しなくても天然水がすぐに入れ替わるので、水風呂がいつでもフレッシュな状態です。なんとも贅沢な水使い。ふんだんに湧いているからこそではありますが、こんなスタイル、他で見たことがありません。

さらに水風呂なのに、天然水の浴感が柔らかい。実際に飲んでみたら、まろやかさや甘さも感じました。中程度の軟水です。持ち帰りもできるので、利用者が天然水を大きなペットボトルに入れている姿も見られました。そこでわたしも持参していたステンレスボトルに入れて、しきじの水を持ち帰りました。常連さんいわく、炊飯時に使用したり、お茶をいれる際に使用すると、味がとても美味しくなるのだとか。

気になる水質は、水素イオン濃度（pH）が7.7。弱アルカリ性です。ちなみに温泉で弱アルカリ性というのは、古から今も、美肌に近づく〝美人の湯〟とも言われている条件のひとつ。それがしきじの水にも当てはまりました。古い角質層の新陳代謝を促進、くすみの除去やすべすべ肌の効果が期待できます。

さらに他の天然水で有名なスポットと比べ、しきじの水はミネラル分（カルシウムやマグネシウム）が豊富に含まれていました。この豊富なカルシウムイオンが、ベビーパウダーのように優しく肌をそっと包みこんでくれるので、それが水風呂の浴感が柔らかく感じる理由でもあるのだろうな、と思いました。

しきじでこだわりのサウナと、ここにしかない天然水との組み合わせ。これにて体も心も、とことんリラックスしました。

豊富に湧くしきじの天然水は、2階にある食堂でも冷麺や定食に使用されています。

ミネラル分豊富な弱アルカリ性の水

一夜明けて自分の肌をふと触ってみると、すべすべに潤っていて、鏡でみると明らかにトーンがアップしている。自然の力、しきじの天然水は本当にすごい！　〝奇跡の水〟と呼ばれるのも納得！　と肌でも改めて実感しました。

水質調査からわかったしきじの水の秘密

左の表は今回、測定したサウナしきじの水質調査の結果です。実際に水風呂に入っていたのでこれを見て、納得しつつ、驚きもありました。

水の特性を知る指標のひとつに、酸化還元電位（ＯＲＰ値）というものがあります。プラス１０００mV以上の強酸性水、マイナス２００mV前後の還元水が、それぞれ使う目的に応じて私たちの日常に溶けこんでいます。ちなみに、都市部の水道水の酸化還元電位は、６００mVほどです。気になるしきじの数値は、４００mV。都市部の水道水と比べて還元力に大きな違いがあることがわかります。

そもそも人間は、日々、老化（エイジング）するにともない、金属が錆びるのと同様に皮膚などの酸化に抗うことはできません。酸化するから肌にシワやたるみが出て、年を重ねるごとに深くなりま

サウナしきじ　水風呂の水質調査結果

分析項目	単位	分析結果
水素イオン濃度(pH)	—	7.7(25°C)
生物化学的酸素要求量(BOD)	mg/L	0.5未満
化学的酸素要求量(COD Mn)	mg/L	0.5未満
溶存酸素(DO)	mg/L	6.7
※大腸菌群数	MPN/100mL	2未満
※一般細菌	個/mL	9
全硬度	mg/L	80
※濁度	度	0.1
鉄	mg/L	0.03
アンモニア性窒素	mg/L	0.5未満
硝酸性窒素	mg/L	0.49
亜硝酸性窒素	mg/L	0.001未満
塩素物イオン	mg/L	2.4
残留塩素	mg/L	0.01未満
※酸化還元電位(ORP)	mV	400

2020年2月18日サウナしきじ水風呂より採取
分析／静環検査センター

※未満と書かれている数値は、定量下限値（分析方法で分析できる濃度に満たない結果）を示す

・水素イオン濃度：水の酸性、中性、アルカリ性を示す。
・生物化学的酸素要求量：好気性微生物によって有機物が分解されるときに消費される酸素の量。最も一般的な汚濁の指標。数値が高いと悪臭の原因に。
・化学的酸素要求量：酸化剤により有機物が酸化されるときに消費される酸化剤の量を酸素量に換算したものを示す。
・溶存酸素：水中に含まれる酸素の量で、有機物による汚染が著しいほど低い値を示す。
・濁度：見た目の水の濁り度合い。

す。さらに血管や細胞もエイジングすることによって動脈硬化や老化が進んでいきます。しかし、「還元力のある水」を意識して生活をすると酸化や老化抑制効果が期待できると言われています。新鮮な湯の証とも言えるアワアワが付着する温泉もしかりです。このことから、水も鮮度はとても大事なのですが、しきじの天然水は一般家庭の水道水と比較しても、鮮度が抜群によく、天然水そのものがフレッシュで老化防止の一助となり、気持ちいい感覚を与えてくれると考えます。

塩素もまた皮膚を老化促進させる原因のひとつです。日常生活で水道水の安全面を考慮すると、現在行われている塩素による処理方法は仕方ないことではあります。だからこそ意識的に還元力のある天然水（または鉱泉）を求めて出向くことで、何もしない人に比べると、見た目にも違いが感じられ、いつまでも若々しく健康をキープできるのではないかと思いました。

さらに数値を見ていくと、残留塩素が0・01未満で、大腸菌群数、一般細菌も水道水と比べて驚くほど少ないのがわかります。

これらの数値と実際にしきじの天然水風呂に入ったときのことを思い返してみると、なるほど！　と納得です。同時にこの土地に湧出した天然水が、こんなにも新鮮で、奇跡とも言われる要素が満載だったということに、とても驚きました。

好条件が揃ったまさに“奇跡の水”！

手つかずの自然湧出の天然水でこれだけの好条件が揃っていたという事実――美容にもいいしきじの水は、まさに〝奇跡の水〟といえるでしょう。

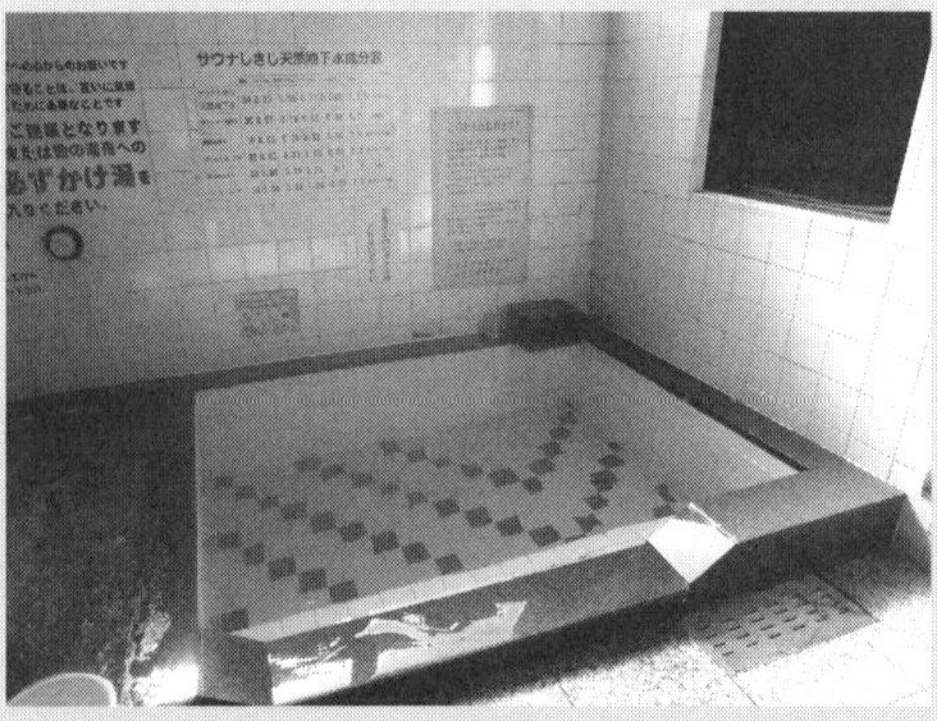

いくつもの好条件が重なり、類まれな水質を持つに至ったしきじの水。この偶然に感謝したい。

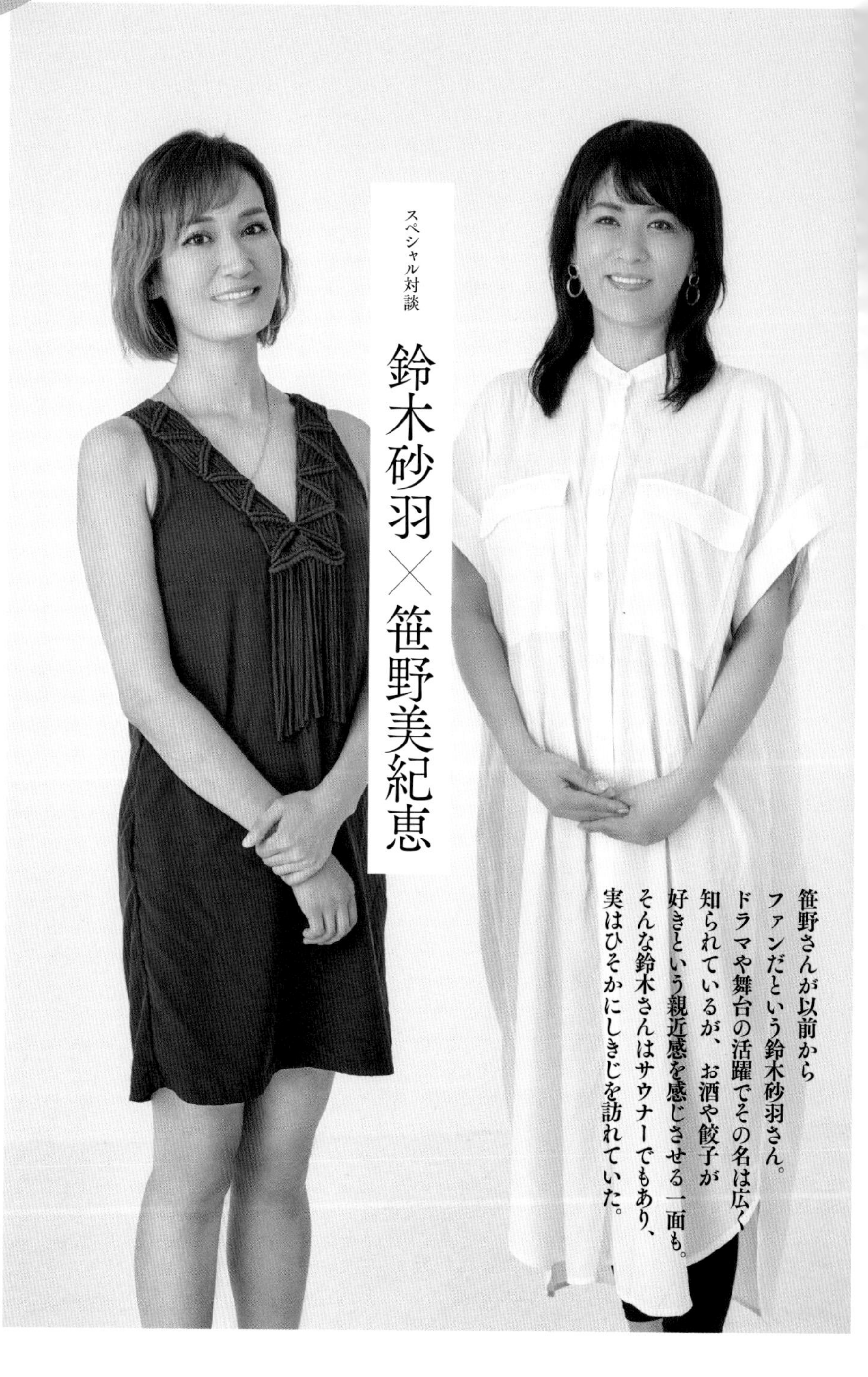

スペシャル対談

鈴木砂羽×笹野美紀恵

笹野さんが以前から
ファンだという鈴木砂羽さん。
ドラマや舞台の活躍でその名は広く
知られているが、お酒や餃子が
好きという親近感を感じさせる一面も。
そんな鈴木さんはサウナーでもあり、
実はひそかにしきじを訪れていた。

その淡麗澄み切った水風呂堪能させていただきました!!

ホスピタリティ、温度、設備、従業員の皆さまの笑顔、どれをとっても印象的でした!

鈴木さんも感嘆した湿度と温度のバランス

笹野美紀恵（以下、**笹野**）　鈴木さんがしきじを知ってくれたきっかけを教えてください。

鈴木砂羽（以下、**鈴木**）　私は静岡県の出身なのですが、西部の浜松市が地元なので、東部の静岡市のことはあまり知らないんです。東部の人も西部に対しては「あの辺は名古屋系だから」なんて言いますよね（笑）。それで、私自身は長くサウナが好きだったのですが、サウナブームが訪れてしきじさんの名前をいろいろなところで聞くようになって、ぜひ行ってみたいなと思っていました。

笹野　それで、いらしてくれたのが去年でしたっけ？

鈴木　そうですね。楽しかったなあ。

笹野　ありがとうございます！

鈴木　そのときは私のことをスタッフさんが誰も分からなかったみたいで普通に入っていったんですが、館内には芸人さんたちのサインがいっぱいありました。

笹野　正直、スタッフはあまり芸能人に詳しくないんです。でも、私は鈴木さんがいらしてくれて大興奮でしたよ。しきじの印象はどうでしたか？

鈴木　やっぱり前から気になっていたのは天然水。なんせ「日本一の天然水」という触れ込みですから、どんなものかと思っていました。それで、私が行ったときには、常連さんらしき人がポリタンクにどんどん水を入れていて（笑）。

笹野　そういう人、多いですよ。

鈴木　皆さん、持ち帰るんですね。もちろん、私も飲んでみましたよ。淡麗なすっきりした水でおいしかったですね。「すごい、さすが日本一の天然水だ」って思いました。

笹野　サウナはいかがでした？

鈴木　想像どおり！　湿度と温度のバランスが抜群のまさにいいサウナでした。ダメなサウナって、そのバランスが悪くてオーブントースターに入れられたみたいに体が痛くなりますから。女性の場合、男性より皮膚が薄いから痛みも感じやすいんですよね。

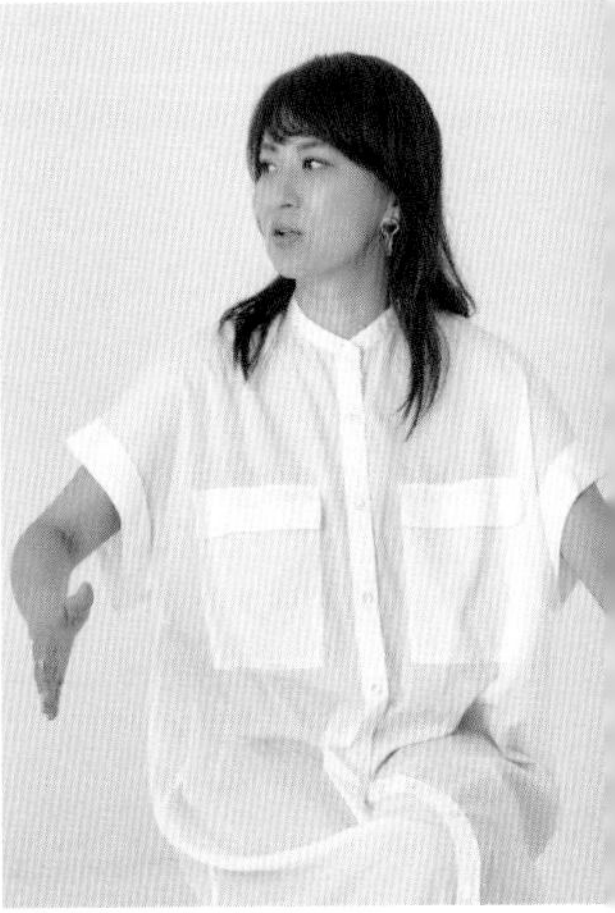

鈴木砂羽
女優。1994年映画「愛の新世界」で主演デビュー。ドラマ、映画、舞台以外にもバラエティー、マンガの執筆など、幅広いジャンルで活躍中。

笹野　分かります。
鈴木　「サウナに行こう」って誘われて、それが初めてのサウナだったら嫌いになっちゃうでしょうね。
笹野　熱い、痛いだけの空間になっちゃいますよね。
鈴木　そういうサウナは施設が新しいのかな。その一方でしきじさんのサウナは湿度と温度がなじんでいるとうか、さすが老舗のサウナだなと思いましたね。素晴らしかったです。
笹野　しきじに不満点があったら教えていただきたいです。
鈴木　そうですね、サウナ室がもう少し広ければ……。私が行ったときは5人くらいいたのかな。割と隅っこのほうにじっとしていました（笑）。

話題のテレビドラマはほとんどサウナで見ている

鈴木　でも、やっぱりこのコロナ禍で、しきじさんだけじゃなく他のサウナも含めてなかなか行けないのが残念ですね。ついこの間、新宿のテルマー湯に行ったのが本当に久しぶりのサウナでした。
笹野　もともとサウナが本当にお好きなんですね。
鈴木　すごく好きなんです。
笹野　サウナに入るときはどんなルーティーンですか？
鈴木　まずはお風呂に入りますね。温まってきたなってところでサウナに行って、だいたい10分から12分。水風呂と交互に3、4セットくらいかな。
笹野　けっこう長いですね。
鈴木　あ、でも最初のほうのセットでは10分も入っていられないですね。最初はだいたい6分から8分くらい。そこからどんどん時間を長くしていく感じです。テレビがあるところだと長くなりがちです。私、家ではあまりテレビを見ないので、話題のドラマはほとんどサウナで見ています（笑）。
笹野　サウナにはどんなタイミングで行くことが多いですか？
鈴木　昼間の3時とか4時くらいに行くことが多いかな。仕事でぽつんと時間が空いたときとか、友達との待ち合わせの前に夜まで時間が空いたときとか。もちろん、休みの日はがっつり時間をかけて入ることもありますよ。
笹野　女性が時間をつぶすというと、たいていはカフェとかになりますよね。そこでサウナをチョイスするところがさすがです。
鈴木　ちょっと前までは、サウナが好きというと、男性からは「えー、おやじじゃん」なんて言われましたよね。でも、サウナブームでそういうことも減ってきたかな。「ああ、サウナ行くんだ」くらいで。
笹野　今のサウナブームをどう見ています？　中には「まだまだ男性のブーム」という声もないこともありません。
鈴木　そんなことないですよね。レディースサウナだってあるし、そこは女性たちでにぎわっているから。男性が勝手に「まだまだ男性のブーム」だって感じているだけなんじゃないですか。女性は女性なりに盛り上がっていますよ。そもそも、私はたとえおやじ趣味といわれてもいいんです。私はビールが好きで餃子が好きでサウナが好きですから（笑）。
笹野　ちなみに、しきじにいらしたときの

お食事は？

鈴木　ある静岡おでんのお店に行こうと決めていました。しきじさんでがっつり汗をかいて、お風呂に入って、三保の松原でちょっと観光して、それからおでん屋さん。おいしいおでんを食べてビールを飲んで帰ってきました。

笹野　サウナに入った後だと味覚が敏感になっていて食のチョイスが変わるという人もいます。

鈴木　私の場合はもう「ビールを飲みたい」だから（笑）。だいたい居酒屋系のお店に行ってしまいますね。

笹野　なるほど。私自身は、サウナの後は軽めのビールが飲みたくなります。だから、ハートランドなんかを置いているサウナがあると、「分かってる！」と思いますね。

鈴木　確かに。私は生ビールがあればブランドは指定しない感じなのであまり気にしたことはなかったけど、ハートランドとかカールスバーグみたいなスカッとしたビールがあるといいかもしれないね。

笹野　私もお酒好きですから、サウナではちょっと筋トレをしています。ジムに行くのもしんどいですし、サウナの中で効率的に脂肪を燃焼させようと。その後のお酒の分、どうにかサウナでプラマイゼロにしようとしていますね（笑）。

鈴木　みんな、ストレッチをしたりしていますよね。私も足上げはしていますよ。人がいないときは割と好きに過ごしています。男はサウナでじっとしていればいい（笑）。

笹野　女性のきれいになるための努力は大変ですから。ただ、その努力も通常のエステ・運動とことなり、サウナの場合心身ともに時短で効率的に、瞑想しながら行えるのが利点ですね！　なので、苦しいちょっとした呼吸法だけで本当に汗の質と量がぐっと変わるのもお伝えしたいのです！

カフェではなくサウナでぼーっとしたい

笹野　サウナの魅力ってどんなところにあると思っていますか？　とくに女性に対してなら、鈴木さんはどんなところをおすすめするでしょう？

鈴木　ひとつは免疫力が上がることとかな。はっきりとは分かりませんが、サウナの影響なのか、私自身、風邪をひきづらくなっていると思います。

笹野　なるほど。ただ、女性だと美容にいいからとサウナに行く人も多いようです。

鈴木　確かに。でも、美容のためにはそれこそ定期的にサウナに通わないとダメだと思う。きちんとサウナを習慣にしていかないと、新陳代謝を促して皮膚を活性化するのはなかなか難しいんじゃないかな。

笹野　そのとおりかもしれません。

鈴木　それこそ「継続は力なり」でしょう。1回サウナに行って「気持ちよかった」だと、それで終わり。美容の道は長い（笑）。

笹野　ただ、鈴木さん自身は、免疫力が上がることに魅力を感じていると。

鈴木　そうですね。それから、サウナにいる時間が自分に合っていることもそう。サウナに入って、裸でまんじりとひとり自分に向き合う時間を持ったり、普段は見ないテレビを見ていろいろ考えたりと、そういう時間がいいんです。カフェでぼーっとするわけじゃない（笑）。

笹野　分かります。私もスターバックスにはあまり行きません。どうしていいのか分からなくなっちゃう。

鈴木　え？　そんなにギャルっぽい雰囲気なのに（笑）。

笹野　いやいや（笑）。話を戻して……、鈴木さんにとっていいサウナを見抜くポイントのようなものはありますか？

鈴木　私にとって大事なのはやっぱり水風呂ですね。温度にはそれほどこだわりはないですが、できればなるべく広いところがいいですね。水風呂ってけっこう狭いところが多いじゃないですか。

笹野　広い水風呂があるオススメのサウナはありますか？

鈴木　最近は行けていないですが、新宿にお気に入りのサウナがあるんです。そこの水風呂はプールみたい。もちろん、プールより冷たい温度。私はざぶざぶ泳いでますね。

できる限り訪れたい聖地。

あなたのすぐそばにしきじはあります。

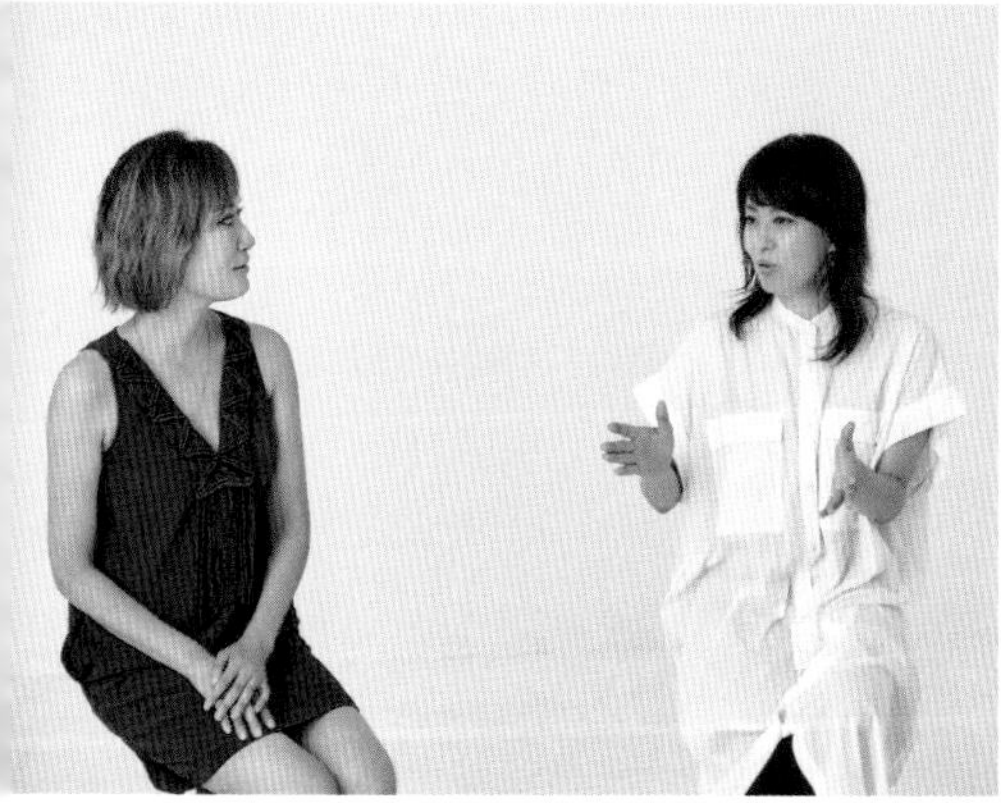

笹野　それは知りませんでした。私も行ってみます。最近、気になっているサウナはありますか？

鈴木　名古屋におしゃれなサウナがあるというふうに聞いたんですが……。

笹野　ああ、サウナラボさんですね。

鈴木　おやじ趣味ですけど、ちょっとおしゃれなところも行ってみたいんです（笑）。

笹野　サウナラボさんもそうですが、最近は女性が行きたくなるような施設が増えましたよね。

鈴木　おしゃれだけどおしゃれ過ぎず、高級感はあるんだけどサウナに特化したリラクゼーションスペースのような施設もプロデュースしてみたいですね。そこれそフィンランドなど北欧の香りがして自然を大切にしているようなサウナをプロデュースしたいです。

笹野　私も今、某所で完全予約制のサウナをつくりたくて動いてるんです。

鈴木　いいですね！　お互いに頑張りましょう。そういう意味では、私は一度は北欧に行かないといけないですね。本場のスモークサウナに入って、そのまま川に飛び込んで……。エストニアにもいいサウナがあるそうですね。憧れであり、ひとつの夢です。事務所には北欧に行きたいという希望を話しているんですが、北欧に行く仕事がない（笑）。

笹野　ぜひ行きましょう！　そしてご一緒できるように私も動いてみます！

今日はありがとうございました！

文／清家茂樹　写真／石原麻里絵（fort）

サウナの後はこれを着てリラックス!

サウナしきじの館内着

男性用は甚平タイプで色が4種類あり、サイズによって色分けされている。一方、女性用はムームータイプと甚平タイプの2種類があり、大きさはワンサイズだ。

ladies
Free size

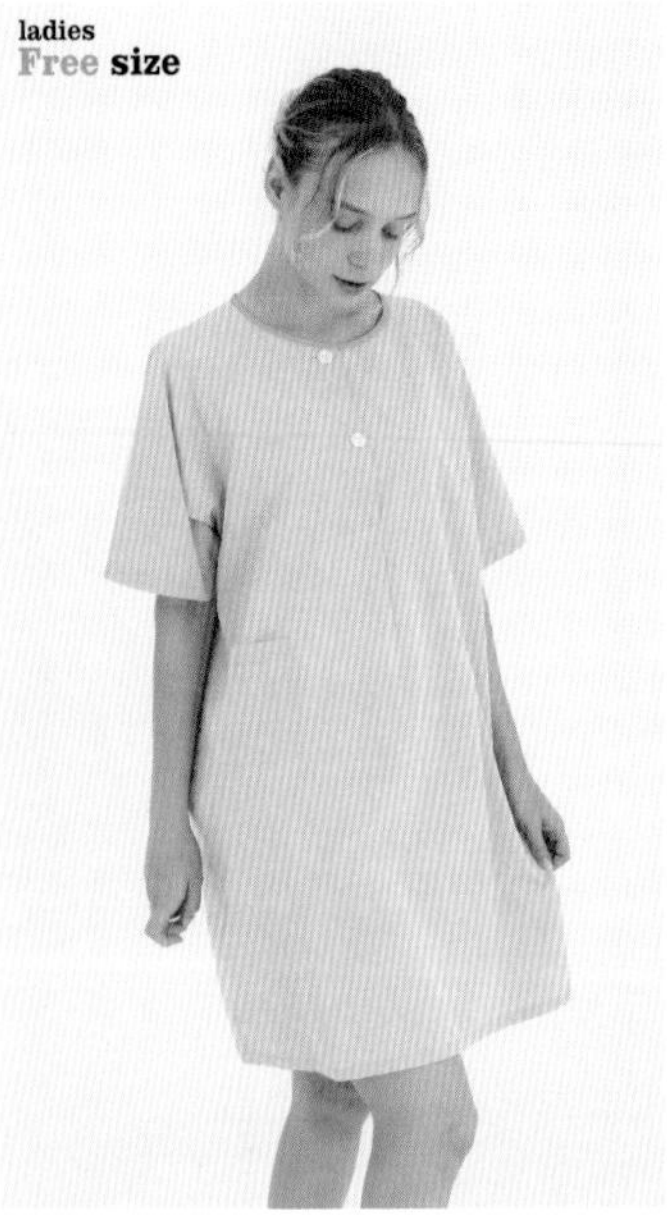

上の写真は、女性用のムームータイプ館内着（ショートパンツがセット）。男性用は、ベージュがM、茶がL、からし色が2L、モスグリーンが3Lだ。女性の甚平タイプはエンジ色を採用している。

mens
L size

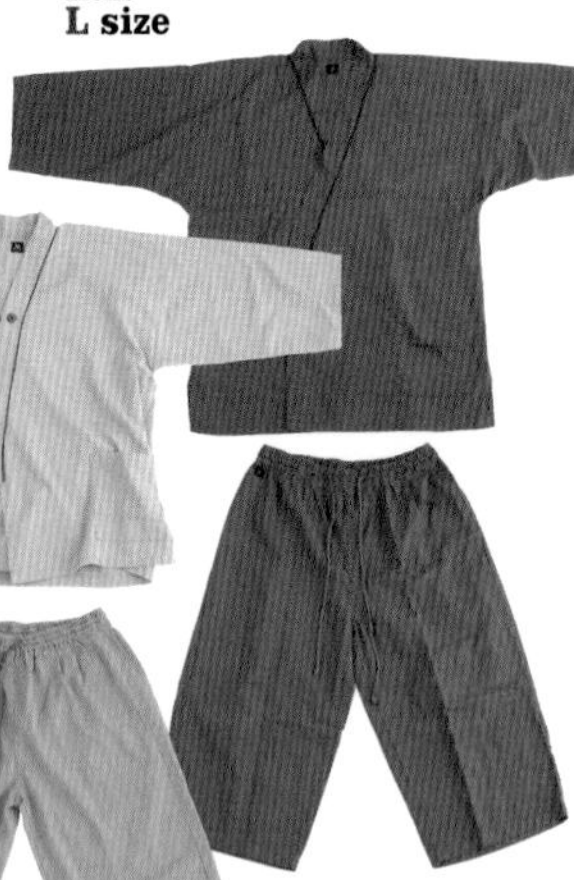

mens
M size

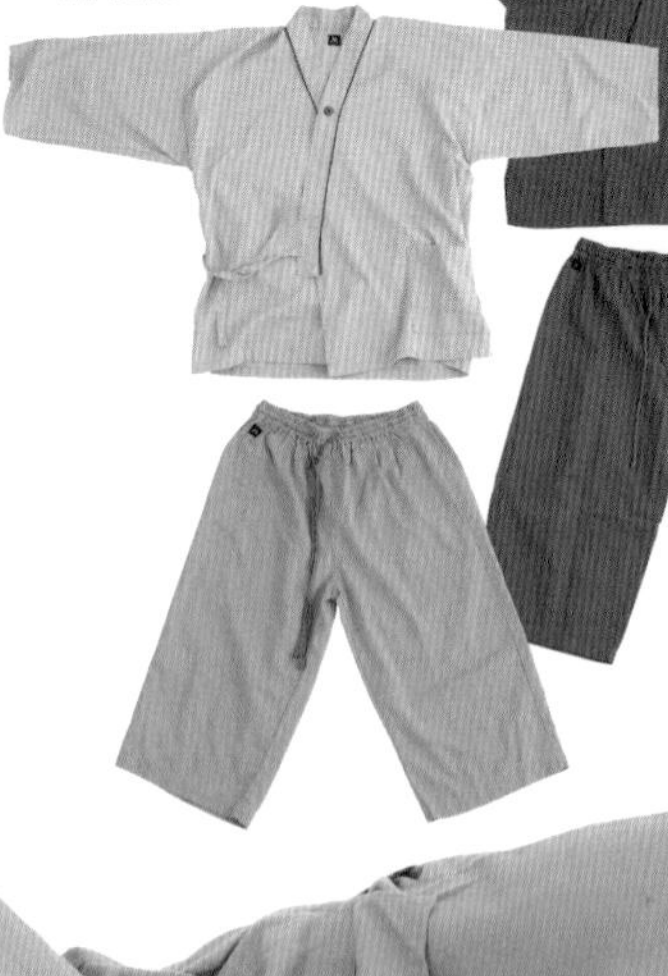

mens
3L size

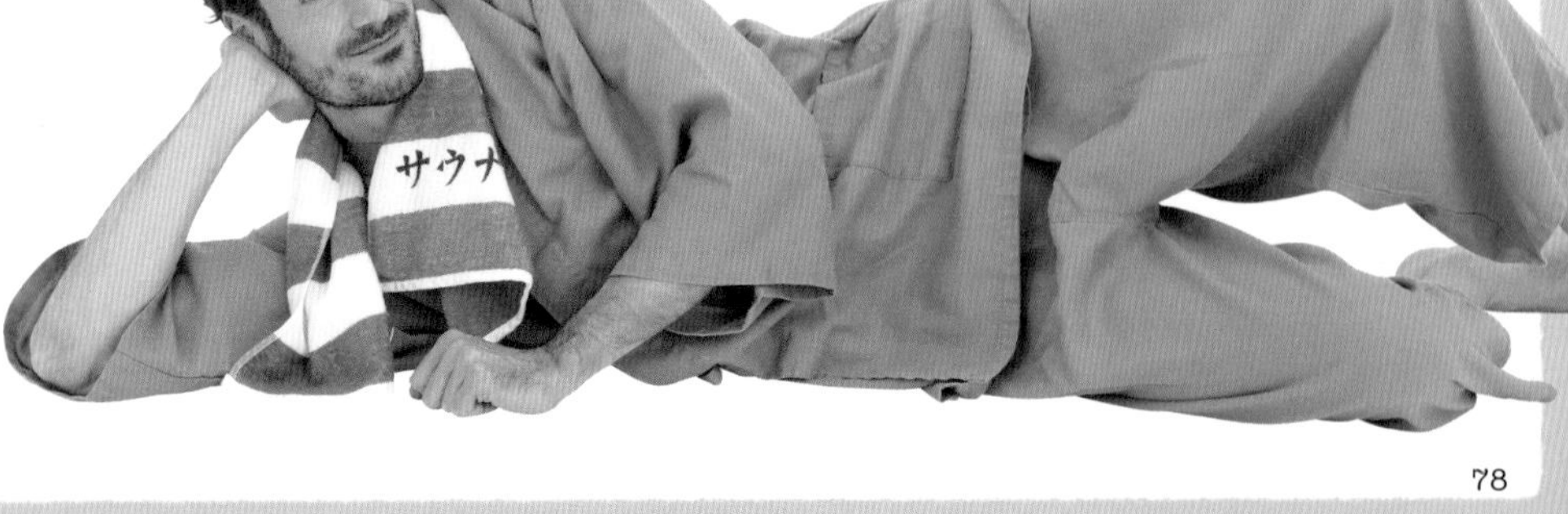

MODEL：MOCHA（左）／MEDDY（右）
height:169cm　height:189cm

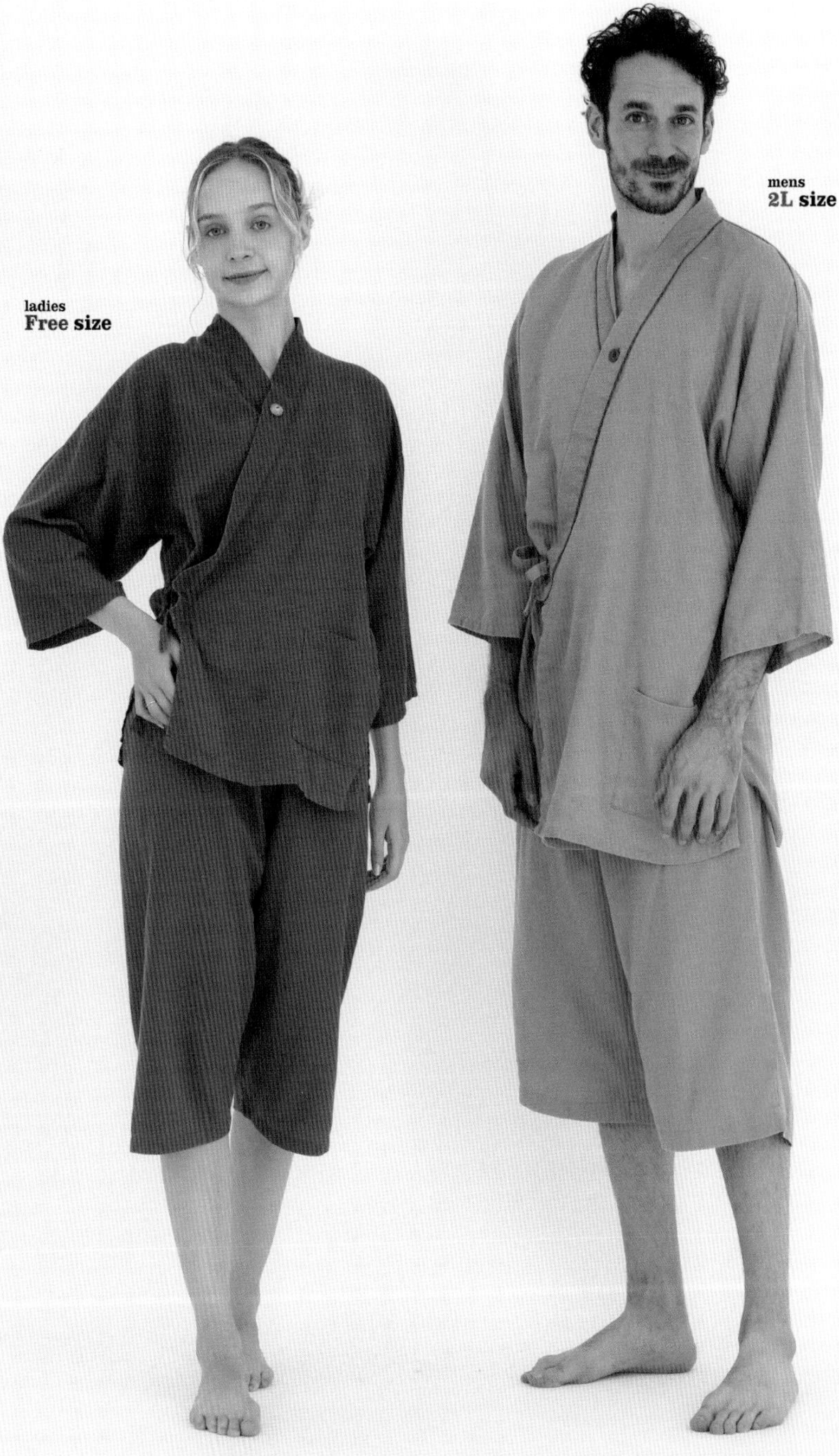

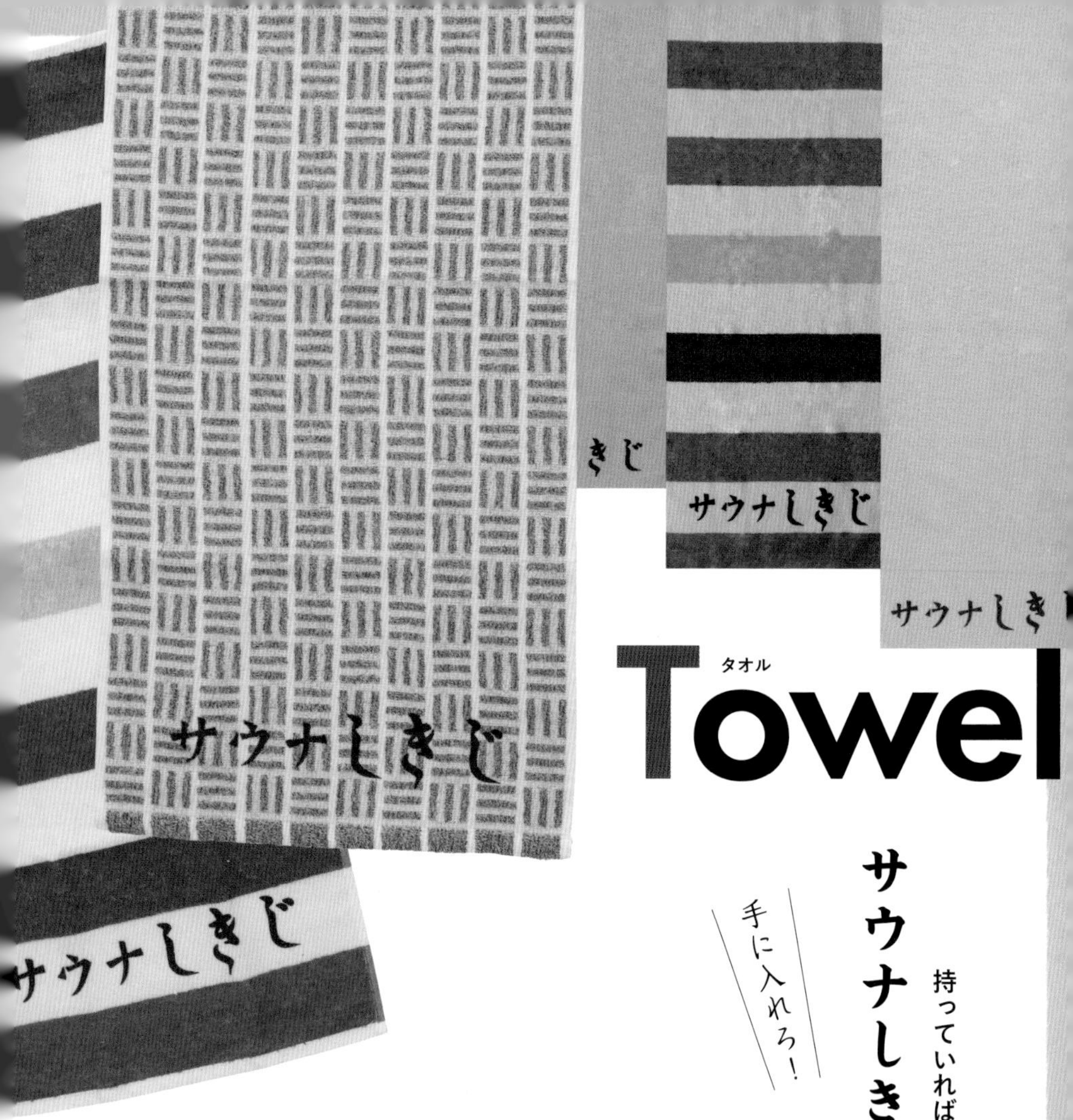

Towel《タオル》

持っていればサウナーからの羨望の的、間違いなし!?

サウナしきじで買えるグッズ

手に入れろ！

サウナしきじでは、オリジナルグッズがあり、フロントで購入することができる。特にロゴの入ったグッズは、現在、通信販売をしていないので、行った際には記念にぜひ手に入れたい。持っていれば周りのサウナ友達に自慢できるはずだ！

時期によって販売する色や柄が変わるマニア心をくすぐるタオル！

サウナしきじのロゴの入ったタオル。色や柄は、不定期で変わり、以前は、オレンジ色や紫色などがあった。なかにはネットオークションで、定価以上の値段で取引されている色もある。見たことのない柄・色が売っていたら即ゲットしたい。

サイズ：81センチ×36センチ　各300円

※2020年8月末現在の情報です。
価格はすべて税込みです。

T Shirts & Short Pants | Tシャツ＆ショートパンツ

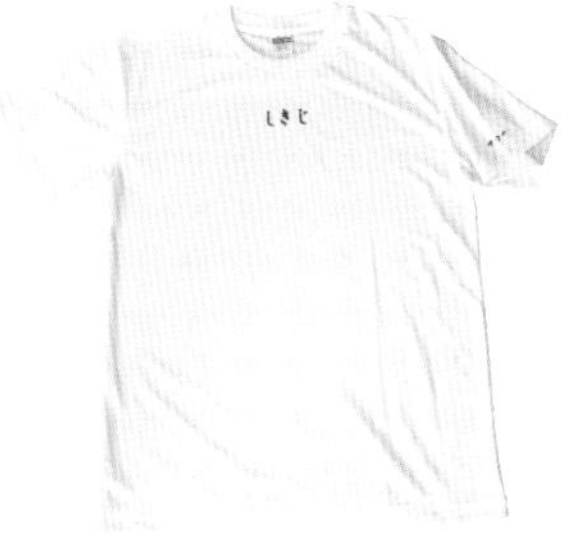

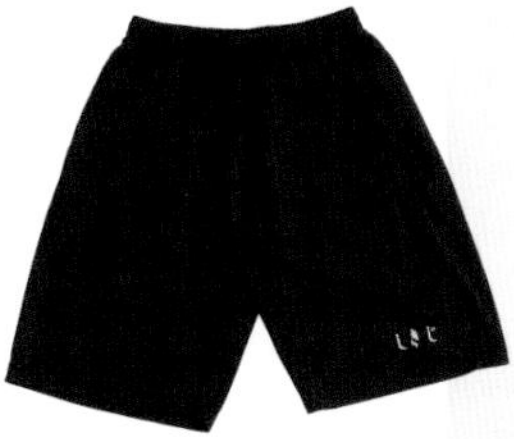

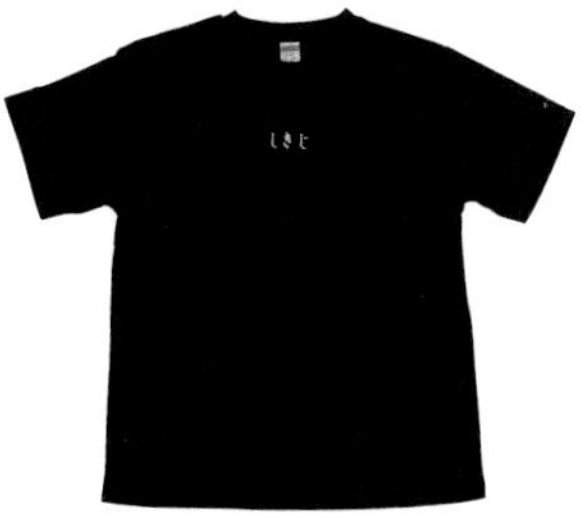

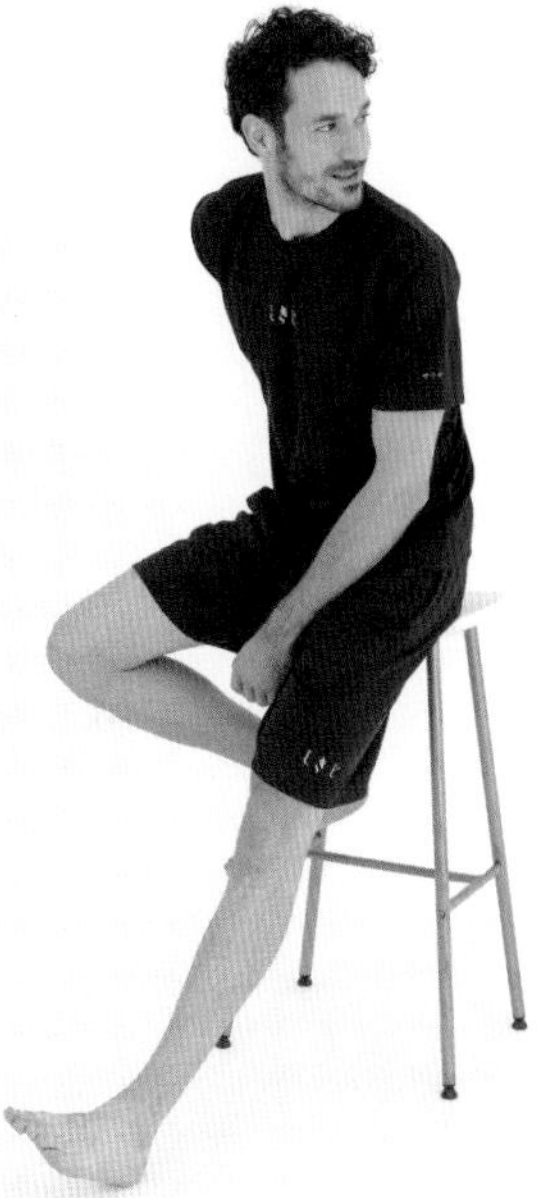

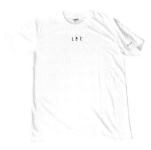

しきじファンなら上下セットで揃えたい！スポーティーなオリジナルTシャツ＆ショートパンツ

速乾性の高いポリエステル100%のドライ素材。Tシャツは白、紺、黒の3色があり、胸元に「しきじ」、左袖に「サウナ」の文字がプリントされている。ショートパンツは紺、黒の2色で、左裾に「しきじ」のロゴをプリント。**Tシャツ（白、紺、黒）各4000円／短パン（紺、黒）各3000円**

オリジナルグッズだけじゃない！

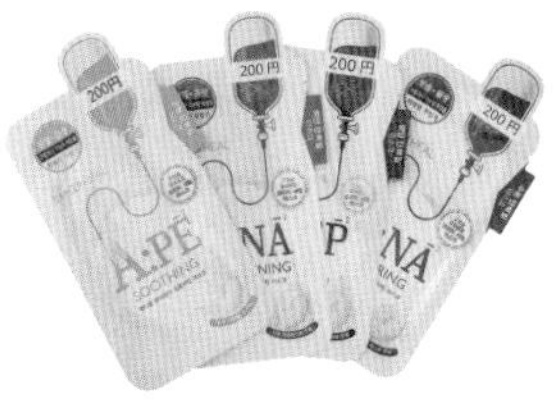

女性に優しい！韓国発の人気ブランドのパックも売っている！

美容大国・韓国の人気のパックブランド、メディヒールの高保湿のパックが各種販売されている。お肌の保湿にサウナ上がりに一度、使ってみては？
MEDI HEAL プロアチン マスク／各200円

GEL | ジェル

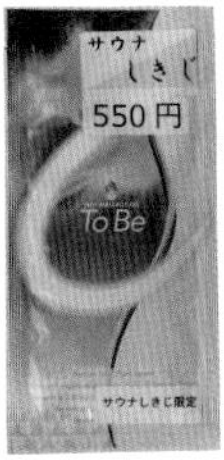

サウナの女神がプロデュースした世界初のサウナ専用のジェル！

笹野美紀恵編集長がプロデュースしたカプサイシン、ブッチャーブルームなど5種類の高濃度漢方エキスを配合した世界初のサウナ専用の美整ジェル。サウナ前に塗ることで脂肪細胞の燃焼を効果的にサポートする。 **ととのう美整ジェル To Be 20グラム／550円**

Tote Bag | ミニトートバッグ

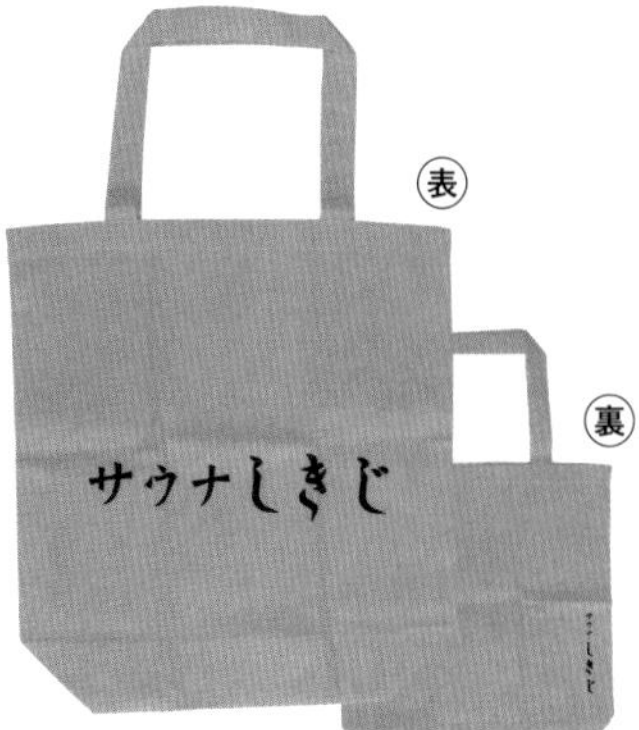

ロゴが入ったトートバッグはサウナや銭湯のお供にピッタリ！

表と裏にロゴが入ったトートバッグも販売されている。コットンのような肌触りの厚すぎない素材なので速乾性も高そう。色はオフホワイト。 **サイズ：366ミリ（横）×300ミリ（縦）×105ミリ（マチ）／1000円**

column

サウナしきじの心臓部に潜入!

これが機械室だ!

サウナや温度の設定する機械やお湯を温めるボイラーなどがあるサウナしきじの心臓部とも呼べる部屋が、この機械室だ！　その一部を大公開！

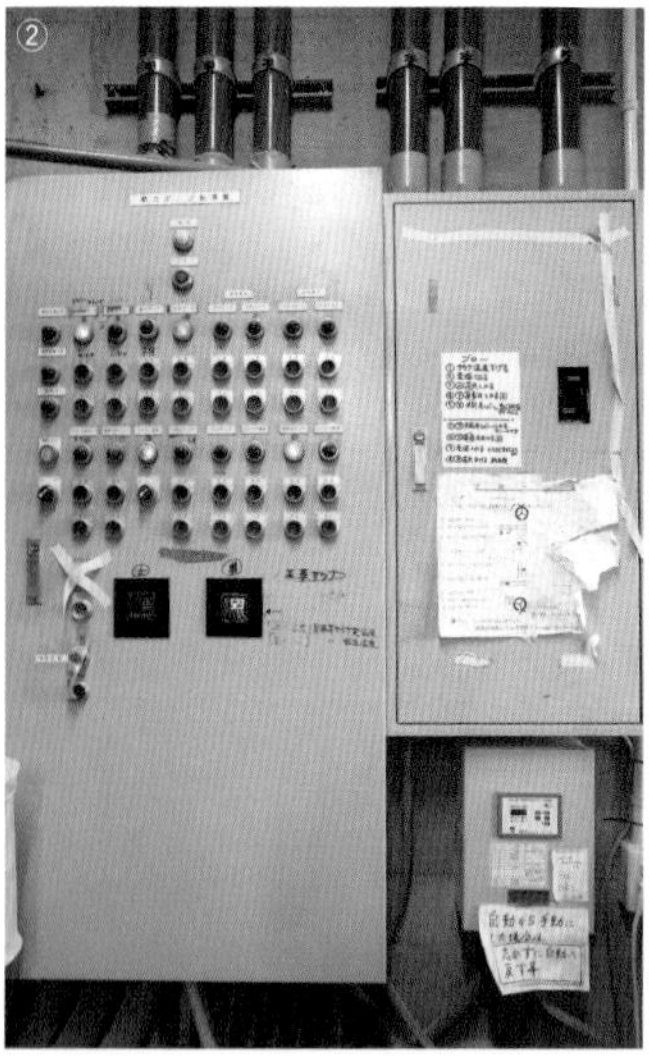

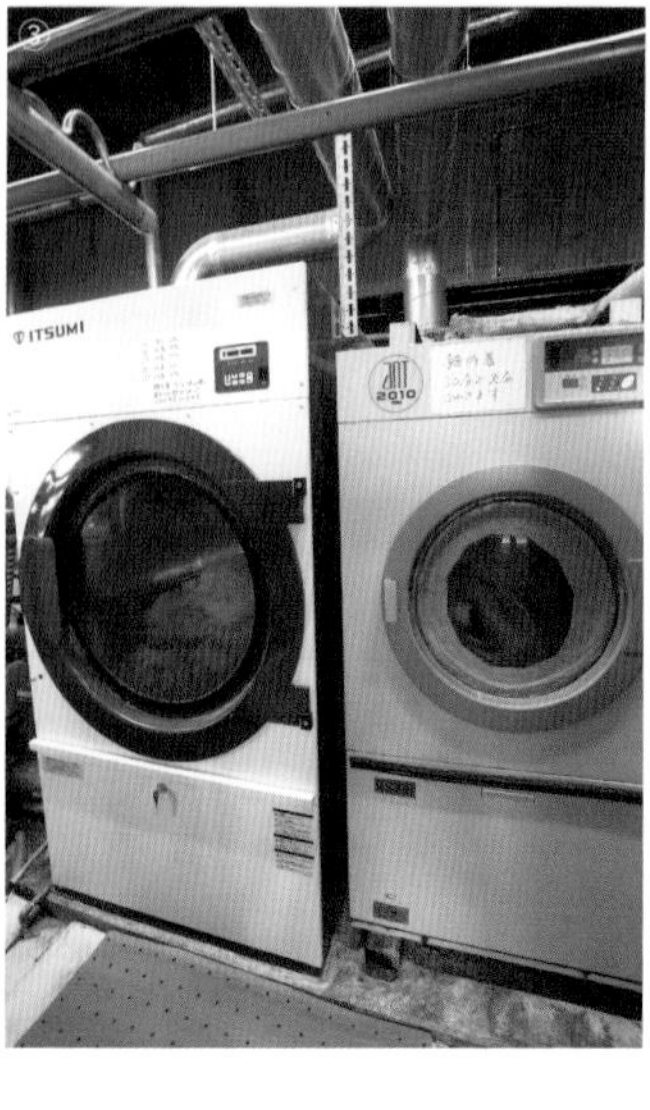

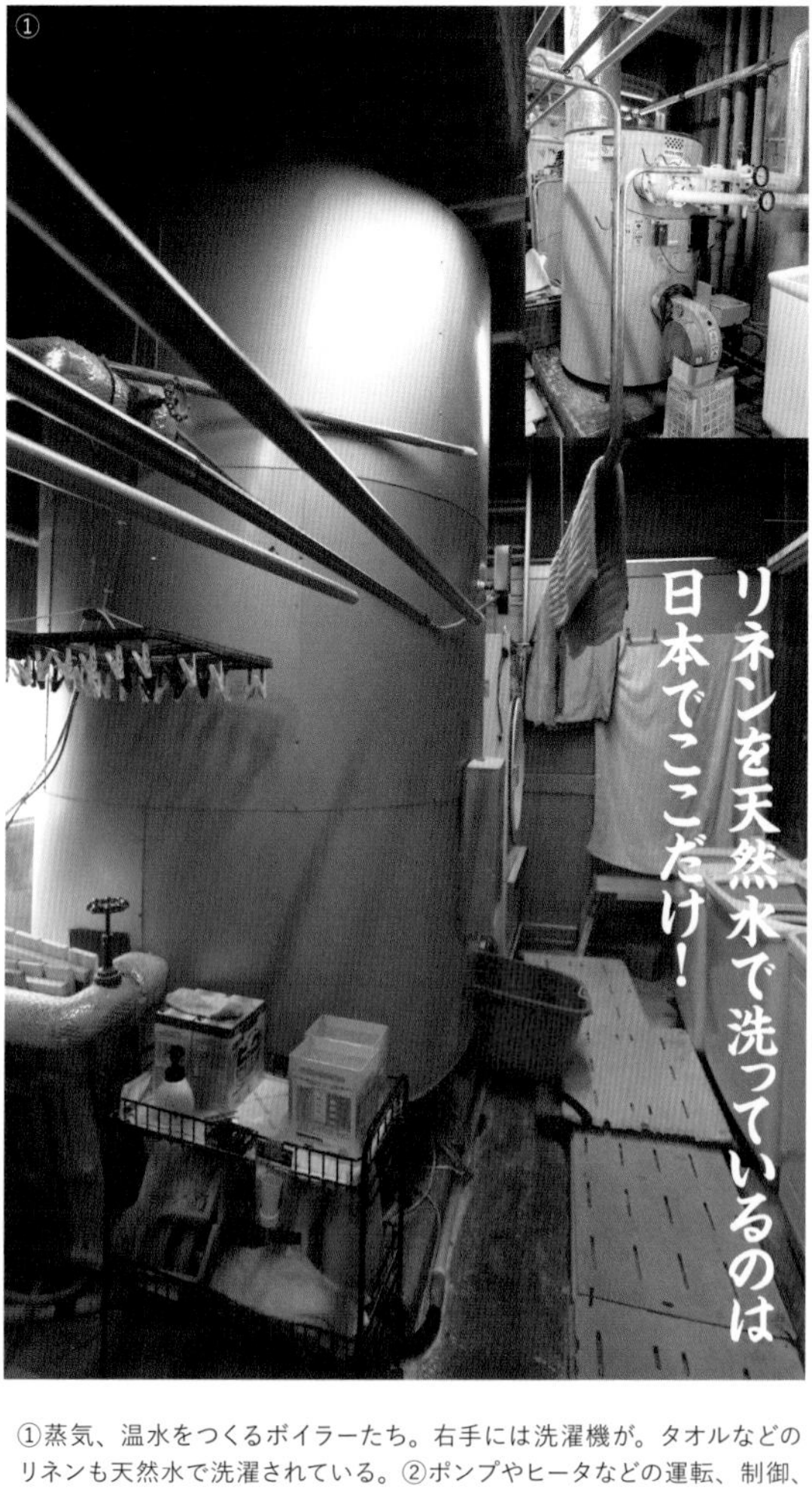

①蒸気、温水をつくるボイラーたち。右手には洗濯機が。タオルなどのリネンも天然水で洗濯されている。②ポンプやヒータなどの運転、制御、操作するための各種電気機器を納めた装置である動力ポンプ制御盤。サウナの温度もこれで設定するようだ。③バスタオル、タオル、館内着など膨大な量の洗濯物を乾かす巨大な乾燥機。

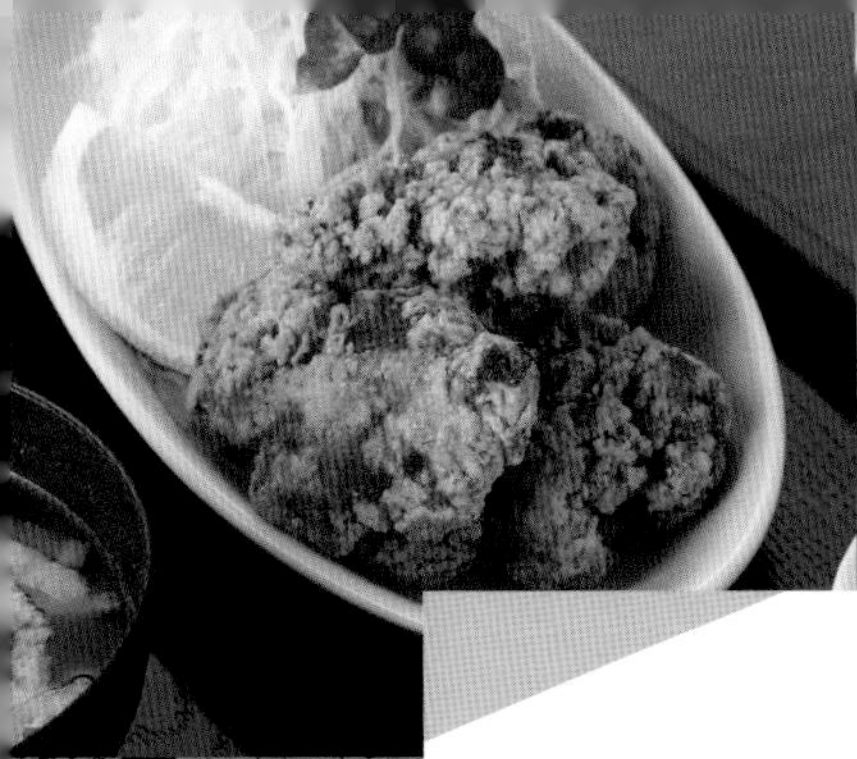

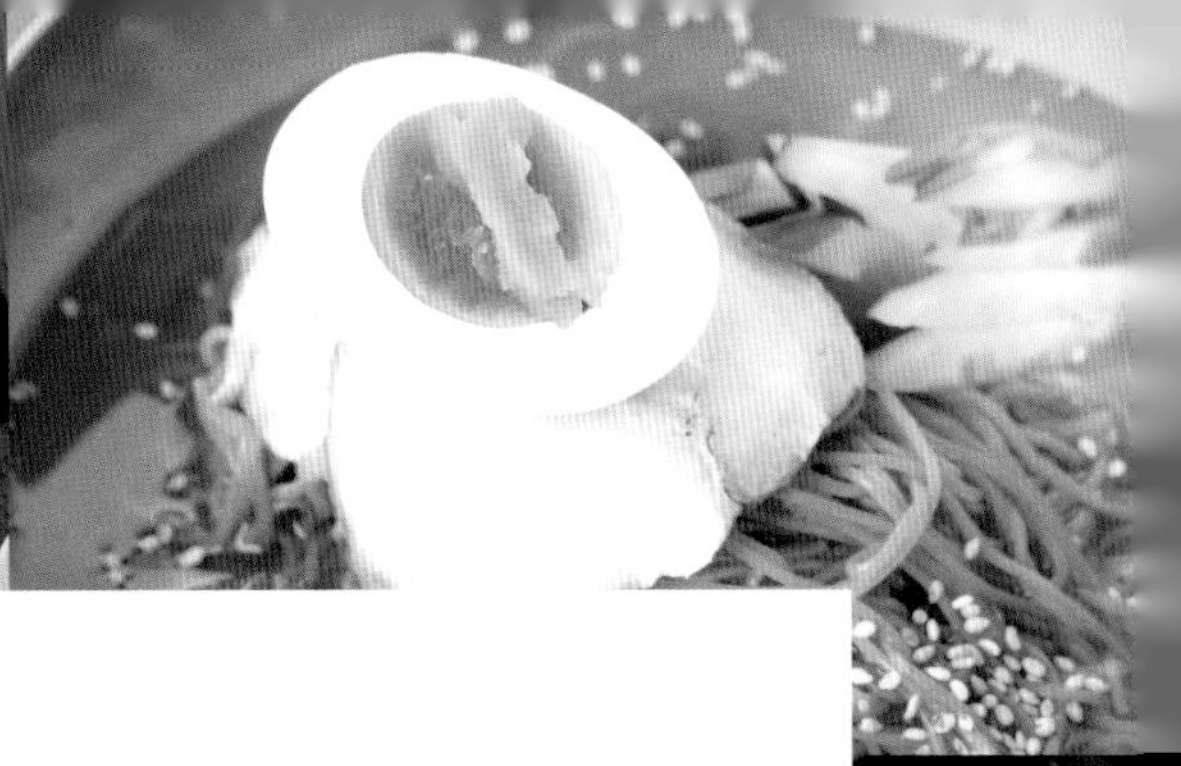

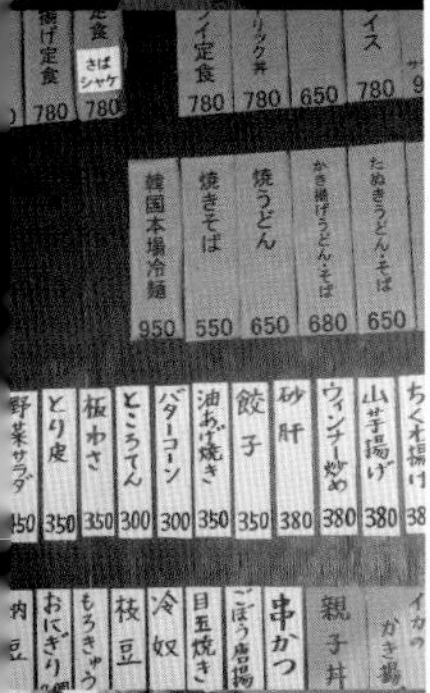
韓国本場冷麺 950
焼きそば 550
焼うどん 650
かき揚げうどん・そば 680
たぬきうどん・そば 650
野菜サラダ
とり皮 350
板わさ 350
ところてん 300
バターコーン 300
油あげ焼き 350
餃子 350
砂肝 380
ウィンナー炒め 380
山芋揚げ 380
ちくわ揚げ
おにぎり
もろきゅう
枝豆
冷奴
目玉焼き
ごぼう唐揚
串かつ
親子丼
イカのかき揚

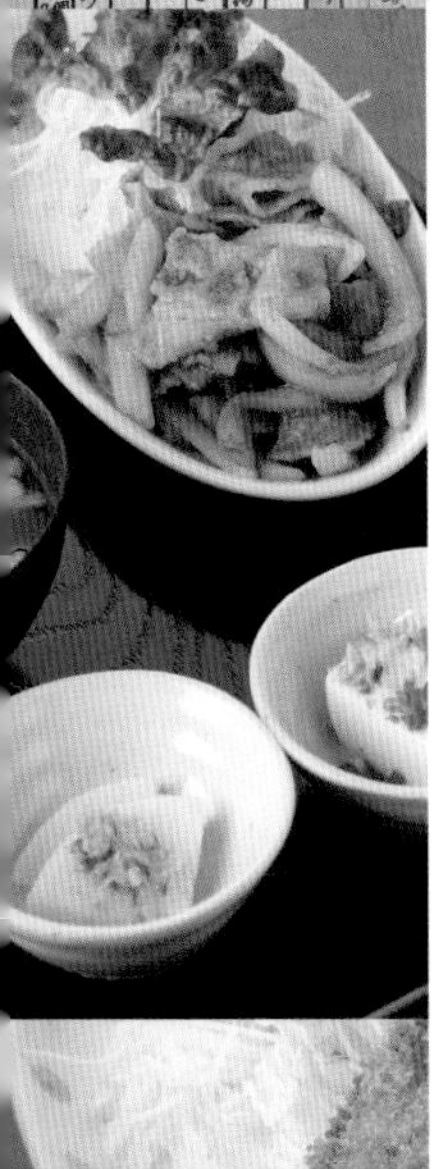

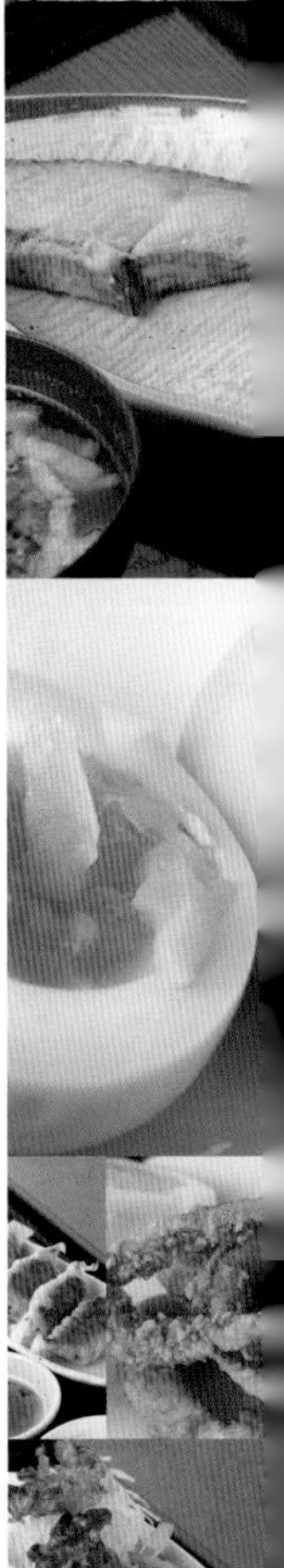

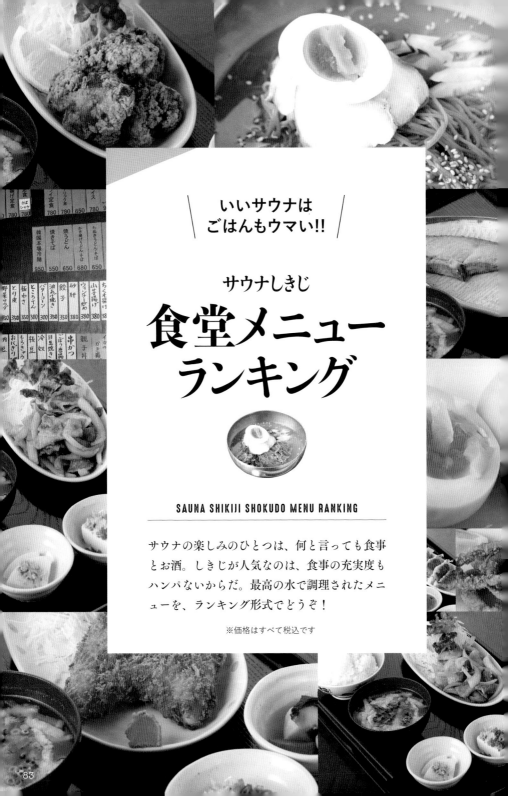

いいサウナは
ごはんもウマい!!

サウナしきじ

食堂メニュー ランキング

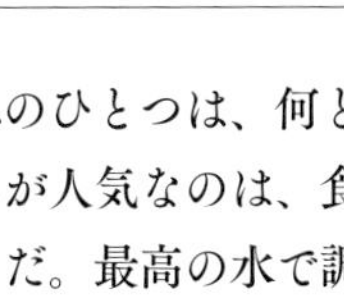

SAUNA SHIKIJI SHOKUDO MENU RANKING

サウナの楽しみのひとつは、何と言っても食事とお酒。しきじが人気なのは、食事の充実度もハンパないからだ。最高の水で調理されたメニューを、ランキング形式でどうぞ！

※価格はすべて税込です

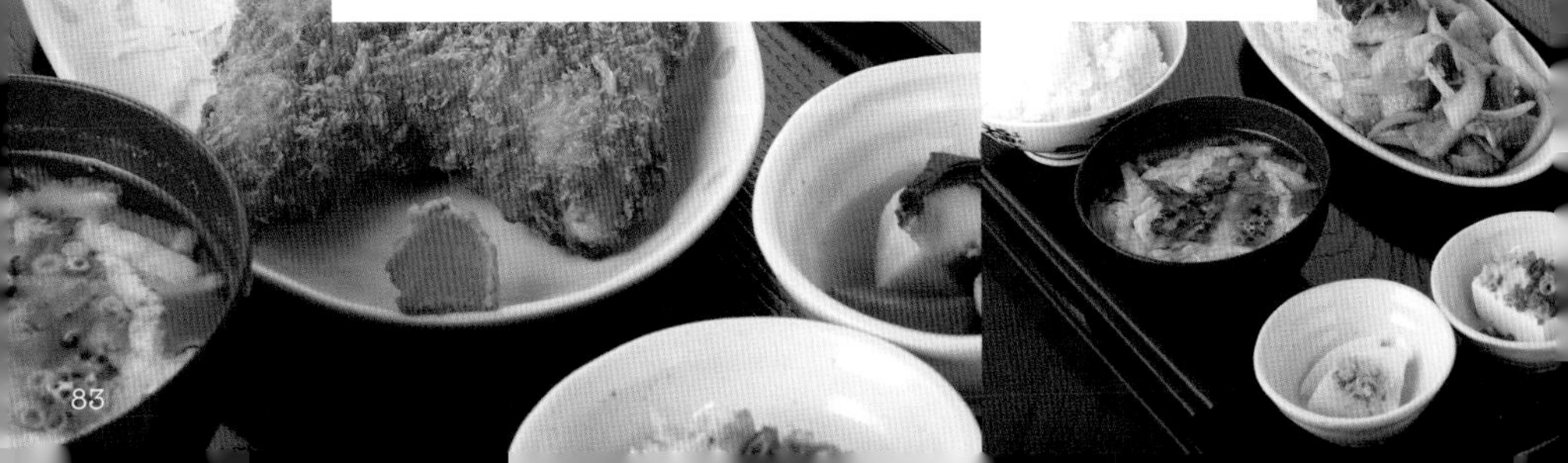

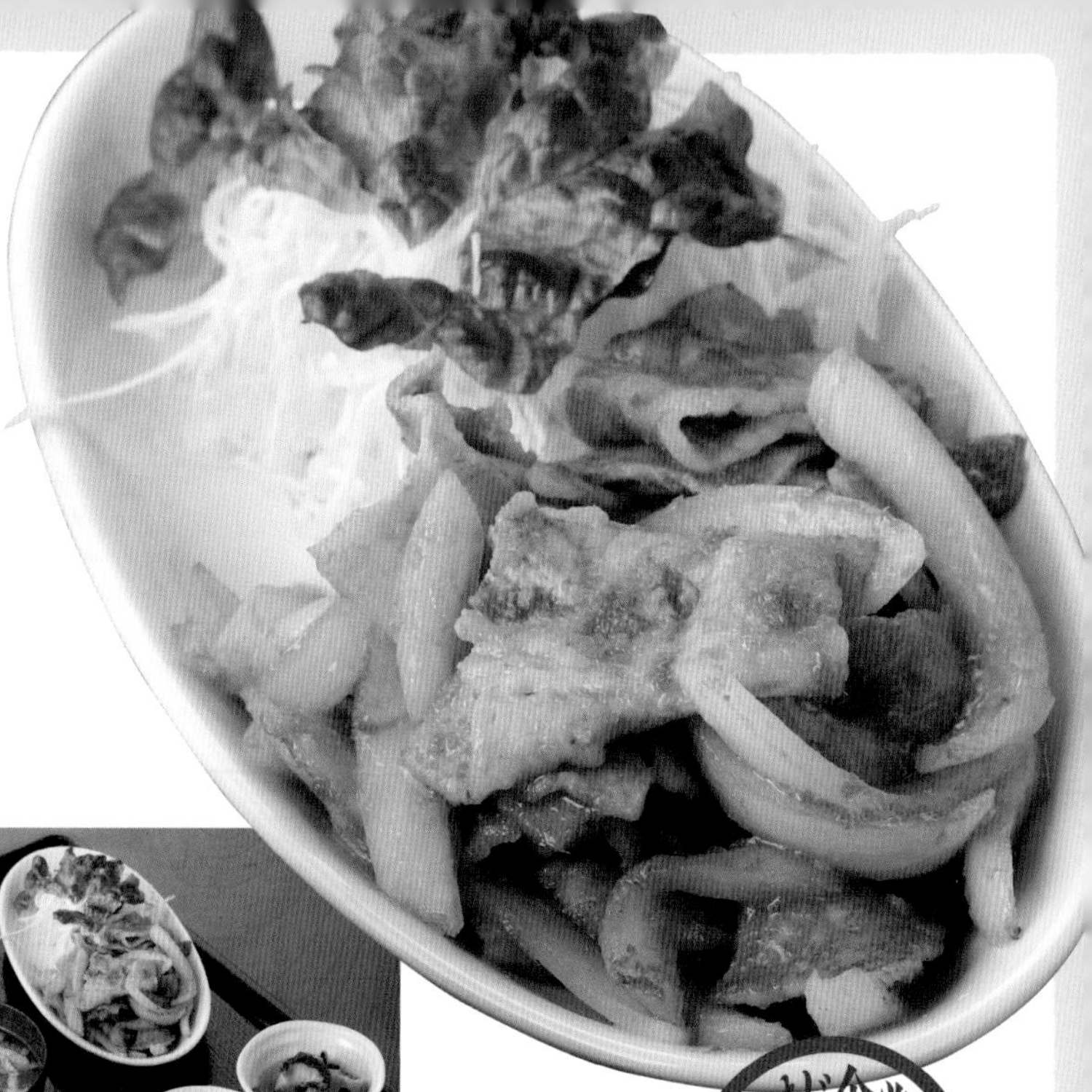

くどくない味付けが大好評
甘みのあるタレがクセに！

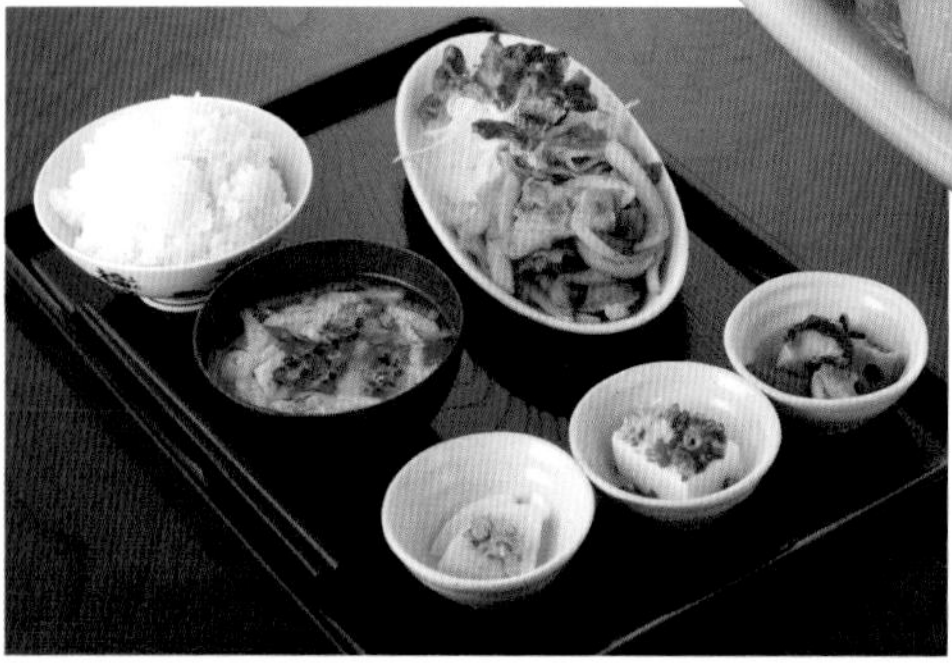

しきじ食堂
メニューランキング
第1位
SHIKIJI SHOKUDO MENU RANKING

しきじの飯ならまずはコレ。不動人気の定番メニュー！

しょうが焼定食 780円

FIRST PLACE

しょうがの風味も しっかりと楽しめる！

常にランキング上位を独走する、しきじでも不動の人気を誇るメニューだ。しょうがの風味がしっかりと感じられつつもくどすぎない味付けがされた豚肉、そこに少し甘みのあるタレがおいしさを倍増。人気の理由がうかがえる、間違いのないうまさを堪能すべし！

こんな人が食べてます！

- 県外からやってくるサウナ愛好者
- ボリュームが学生に人気！
- 休日のお父さんにも大好評！

味のヒミツ

- 素材を生かした焼きのタイミング
- 〝秘伝のレシピ〟でいつでも同じ味！

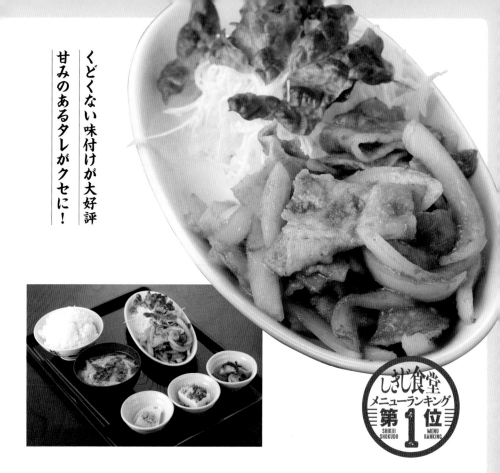

定食でもおつまみでも
リピート率は最高！

衣はサクサクだが中の肉はジューシーに仕上がっており、ビールとの相性はバツグンだ。一度注文したお客さんのリピート率が高いというのも納得。定食のメインとしても、単品のおつまみとしてもいける万能の一品。サウナの後、最高のお楽しみタイムにぜひ！

こんな人が食べてます！

- リピート率は驚きの高さ！
- ビールを飲む方には最適

味のヒミツ

- 外はカリッと中はジューシーに！
- 揚げ加減には特にこだわりあり
- レモンのトッピングが効いてる！

2TH PLACE

サウナ後最大のお楽しみ。ビールのお供に最適すぎ！

鳥唐揚げ定食 780円

しきじ食堂
メニューランキング
第2位
SHIKIJI SHOKUDO
MENU RANKING

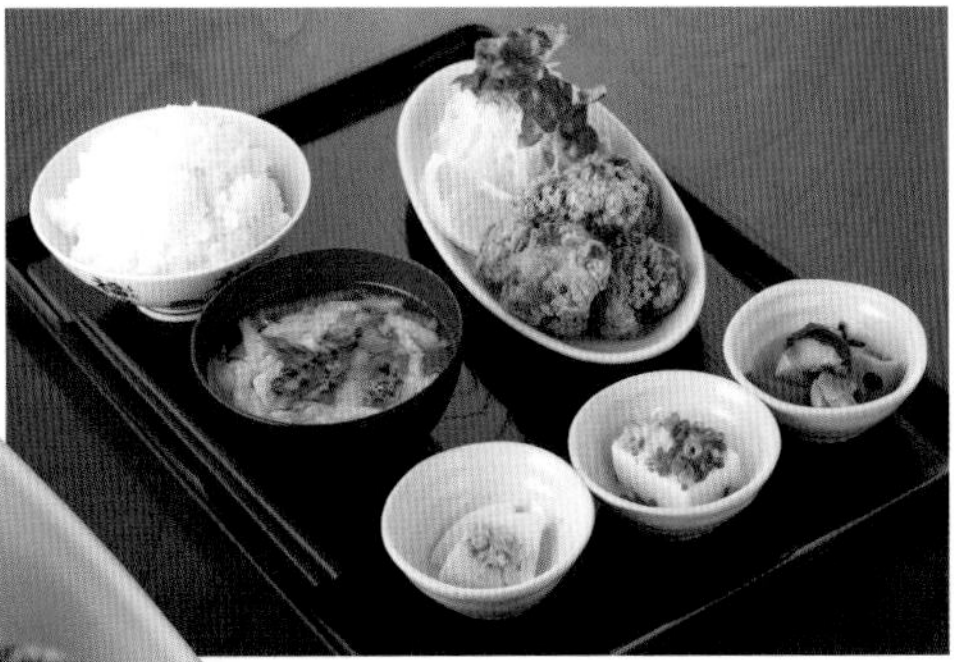

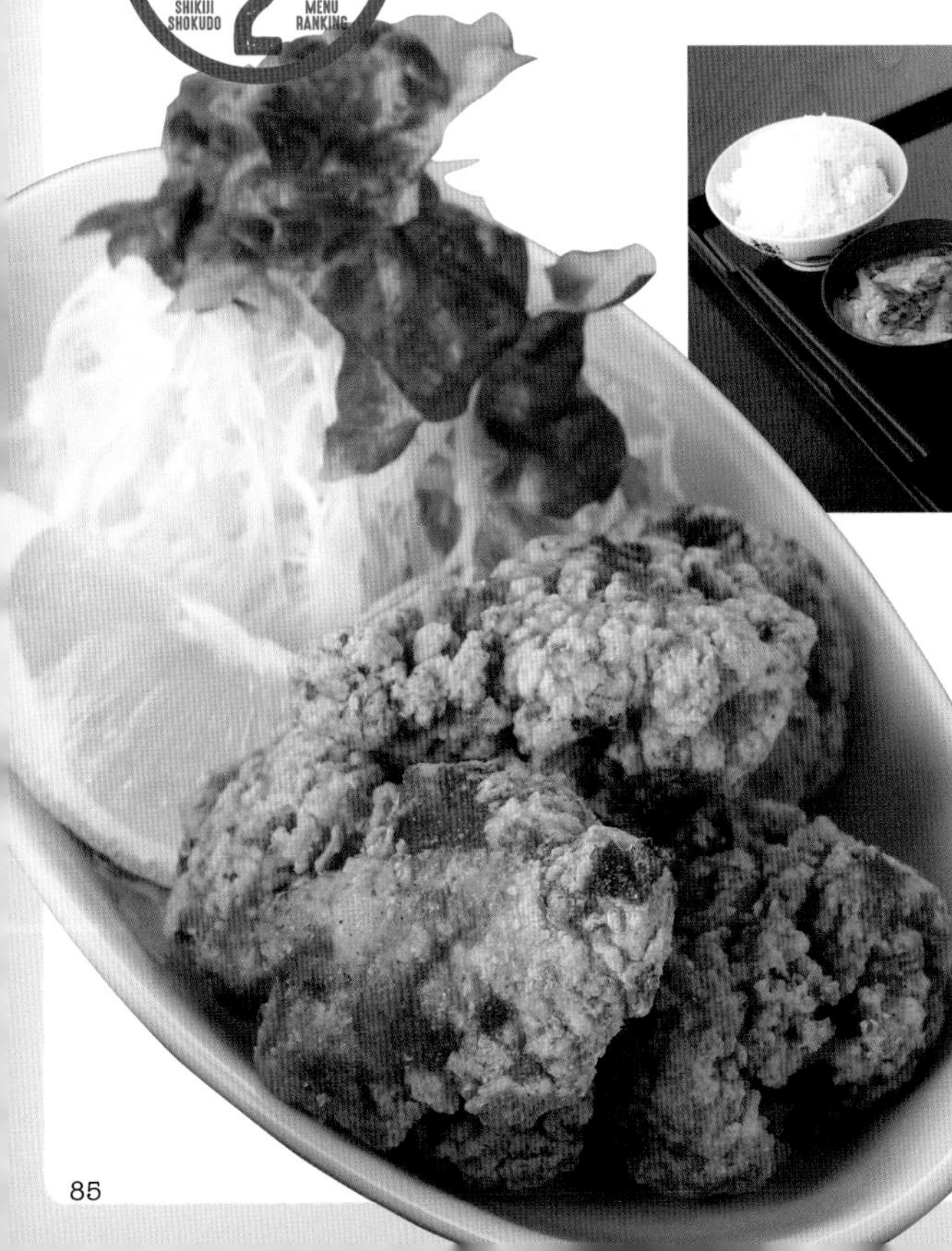

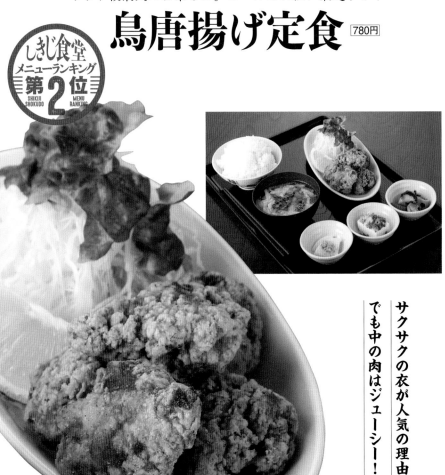

サクサクの衣が人気の理由
でも中の肉はジューシー！

しきじ食堂
メニューランキング
第3位
SHIKIJI SHOKUDO MENU RANKING

こたえられないサッパリ感
ととのった体に染みる〜！

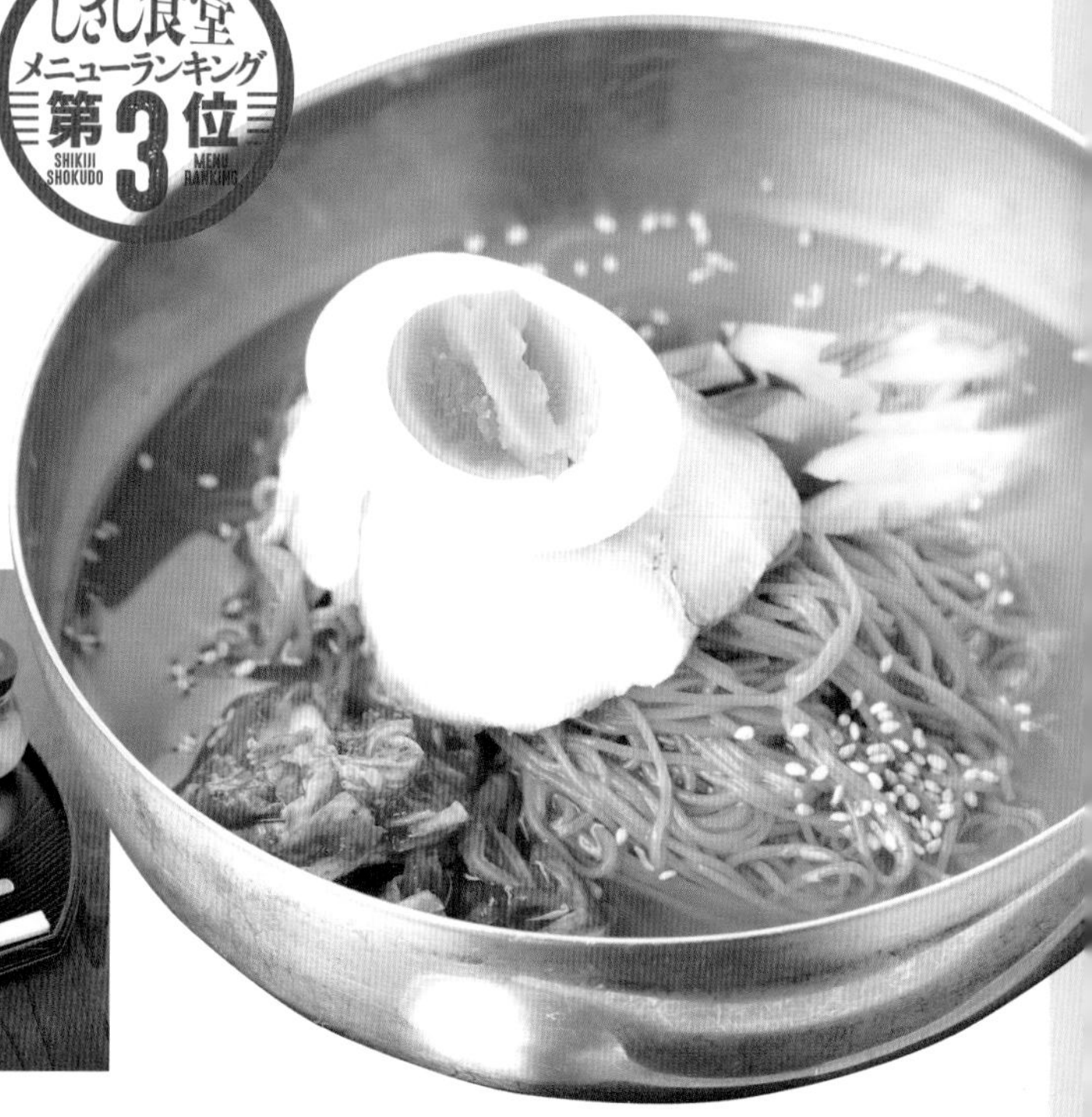

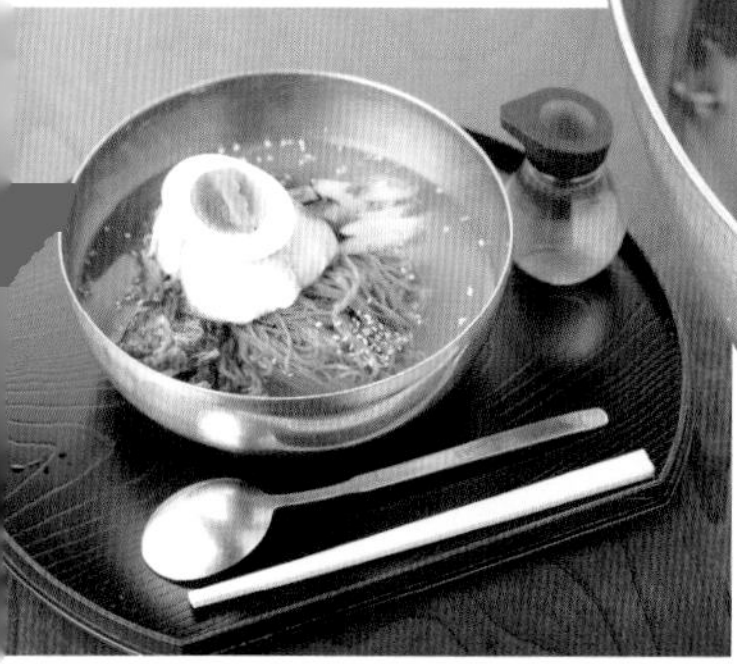

ツルッといける手軽さがサウナ上がりには最強!?

冷麺 950円

3TH PLACE

見た目のイメージによらず
ボリューム感もバッチリ！

サウナでととのった体に最適な冷たさとサッパリ感は、「これはもしやサウナのために開発されたメニューなのでは？」と思ってしまうほど。ツルツルといけるが、しっかりとした麺のコシで食べ応えも文句なし。見た目以上に腹に溜まるボリューム感もうれしい。

こんな人が食べてます！

・女性人気が高いメニュー！
・生ビールを飲んだ方

味のヒミツ

・絶妙なゆで時間で生きる麺のコシ
・バランスのよいトッピング
・器、麺、スープがキンキンの冷たさ

脂が乗った焼き魚で
ごはんが進みまくる！

24時間営業でお客さんが食べる時間を問わないサウナならではの定番メニュー。朝食としても夕食としても安心できるオールタイムメニューだ。仕入れは新鮮な魚が手に入ると話題の、近所の人気店・大石商店。地元の魚好きにもファンが多いのも納得だ。

こんな人が食べてます！

・毎回注文する人も多数！
・男性はさば、女性はシャケが人気

味のヒミツ

・焼きすぎないのがポイント
・素材のよさを生かした調理
・仕入れはあの大石商店

4TH PLACE

安心感ではピカイチのオールタイム定番メニュー

焼魚定食 780円

（さば、シャケ）

しきじ食堂 メニューランキング 第4位
SHIKIJI SHOKUDO MENU RANKING

さばかシャケか？で迷うこの贅沢な時間がイイ！

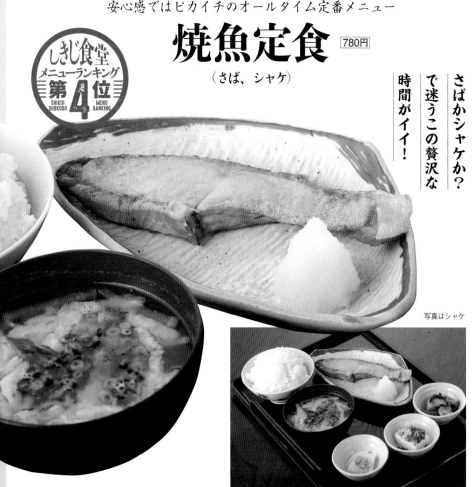

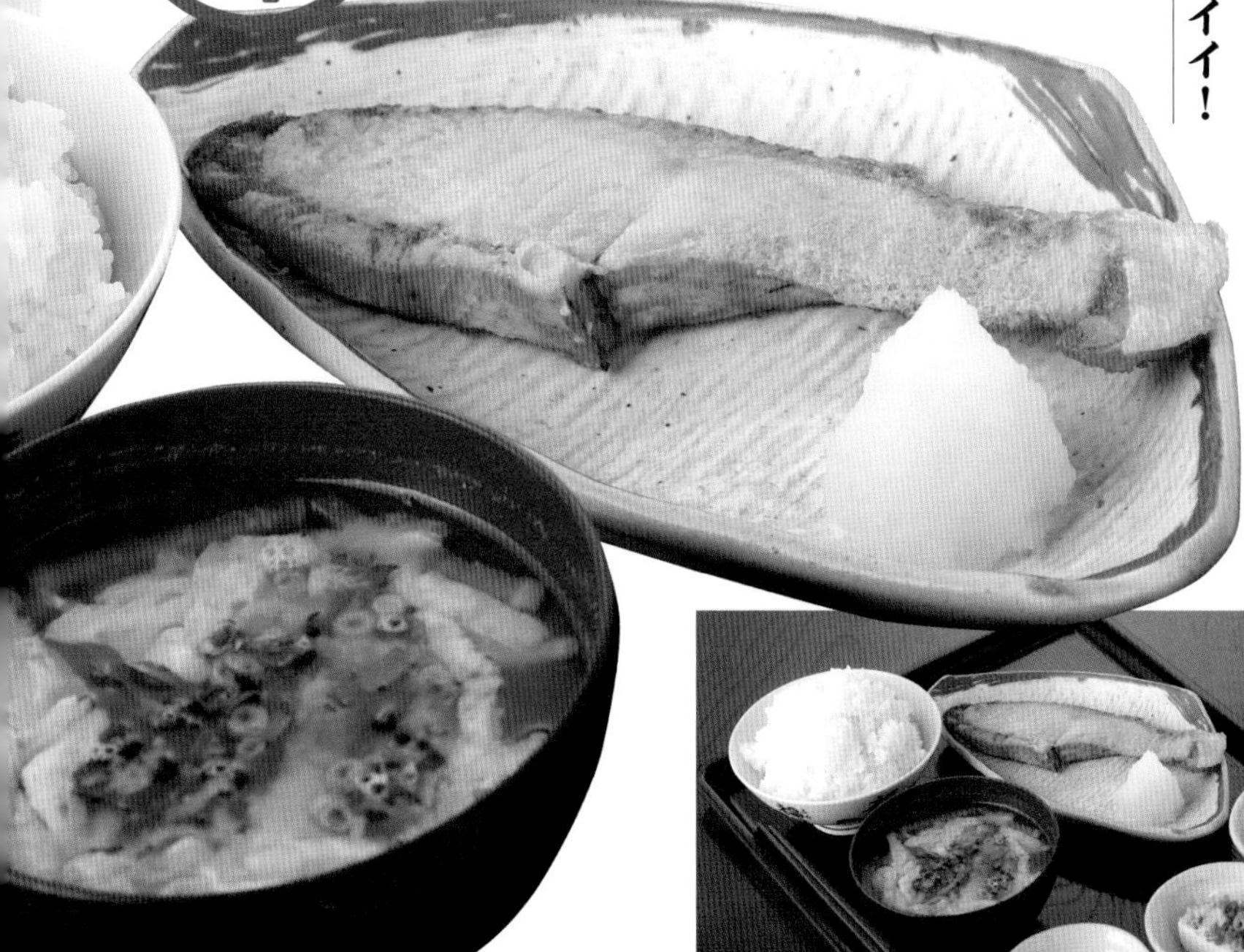

写真はシャケ

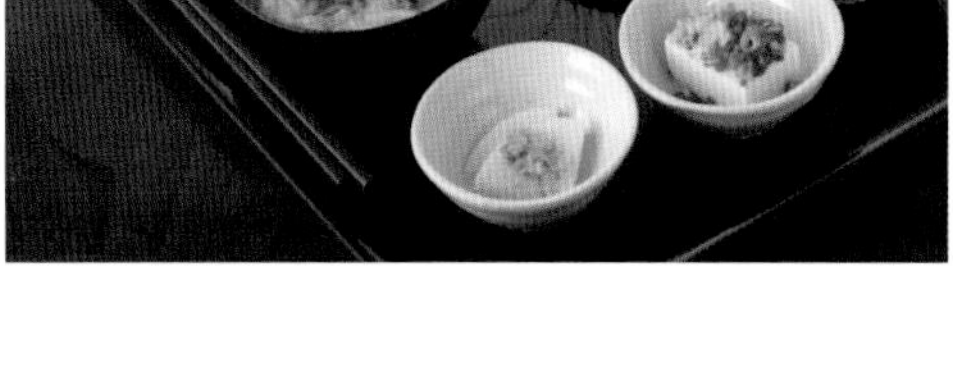

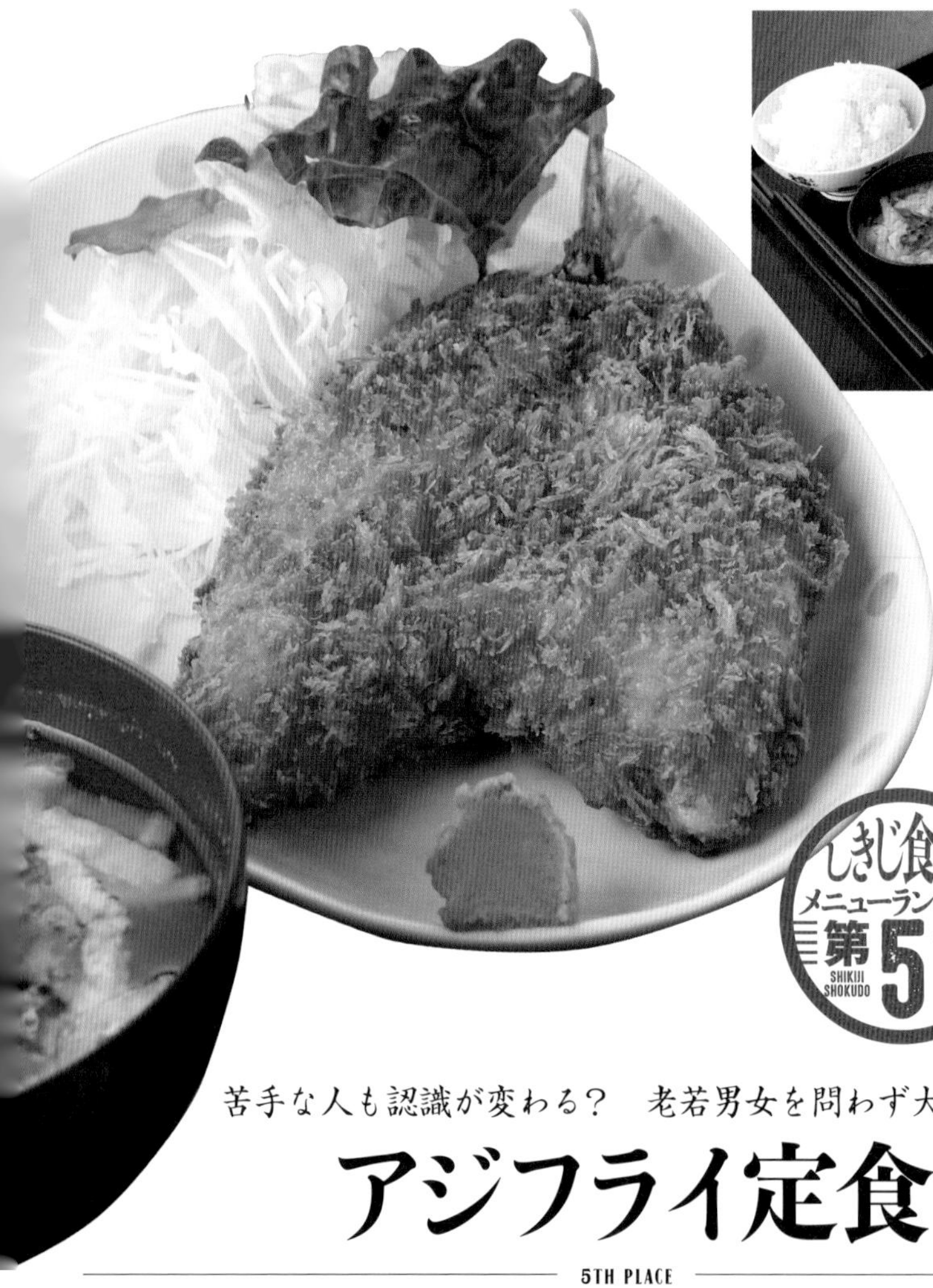

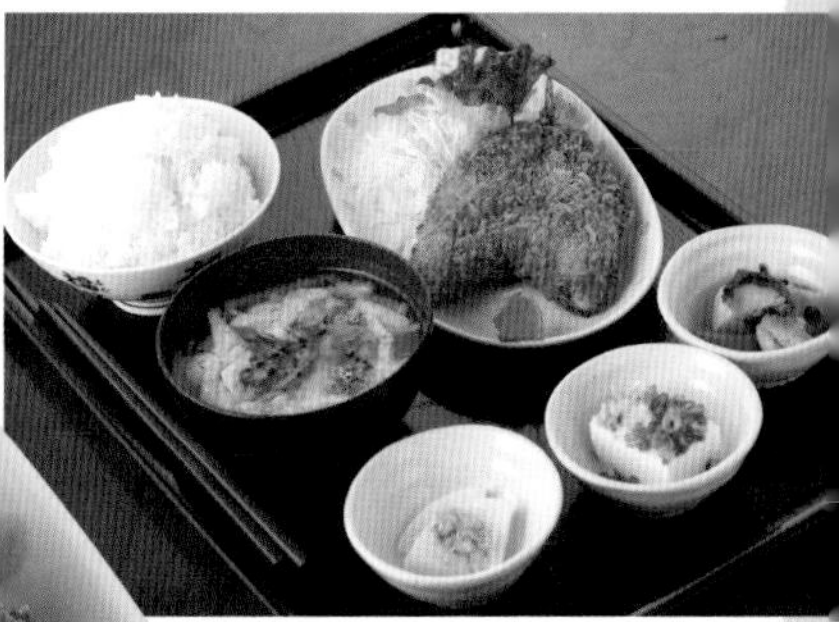

ボリュームある大きな身を
サクッとした揚げ具合で

しきじ食堂
メニューランキング
第5位
SHIKIJI SHOKUDO
MENU RANKING

苦手な人も認識が変わる？　老若男女を問わず大好評！

アジフライ定食

950円

5TH PLACE

臭みのないアジに ウスターソースが合う

老若男女に幅広い人気を得ているアジフライ定食。運ばれてくると、まず身の大きさに目が行く。衣はサクッとしていて歯ごたえがあり、ウスターソースで食べるのがオススメだ。魚の臭みも感じられず、「アジフライは何となく苦手」という人でも安心の一品。

こんな人が食べてます！

・男女の両方に人気のメニュー
・若い人にも年配者にも好評

味のヒミツ

・サクッと揚がるタイミング
・こちらも仕入れは大石商店

単品でも定食でもＯＫ
とりあえずギョーザ！

時間をかけて蒸したギョーザがごま油でカリッと仕上げてられていて、ひとくち目の歯ごたえと噛んでからのジューシーな食感が楽しめる。定食でもビールのおつまみでも、「うーん、何にしようかなあ……」と迷ったら、とりあえずコレいっとけば間違いなし！

こんな人が食べてます！

- みんなやみつき！　リピーター多し
- ビールのお供に単品注文も

味のヒミツ

- 時間をかけてしっかり蒸す！
- 仕上げはごま油でカリッと！

5TH PLACE

ビールが進む定番おつまみ。一度食べたらやみつきに！

ギョーザ定食 780円

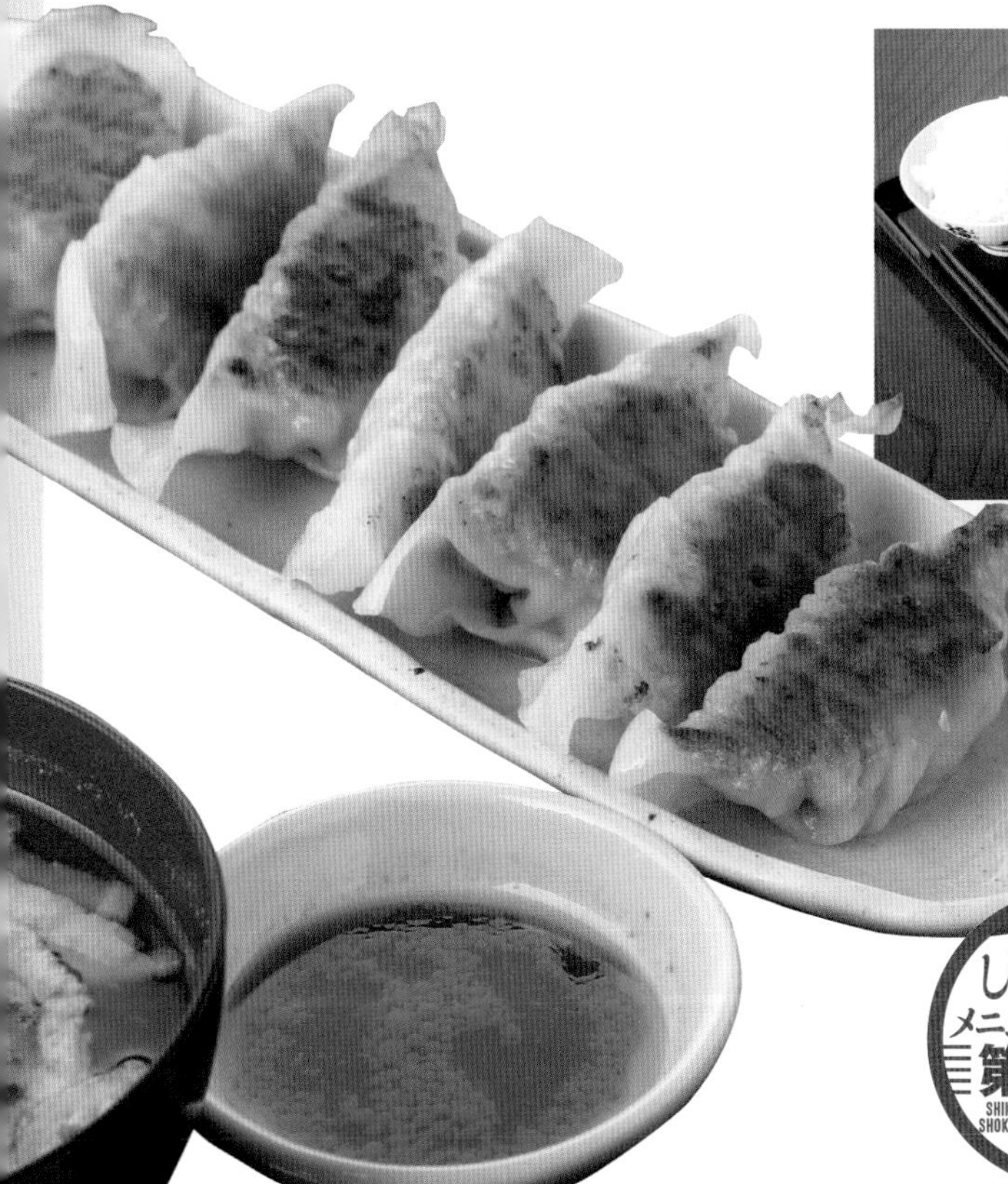

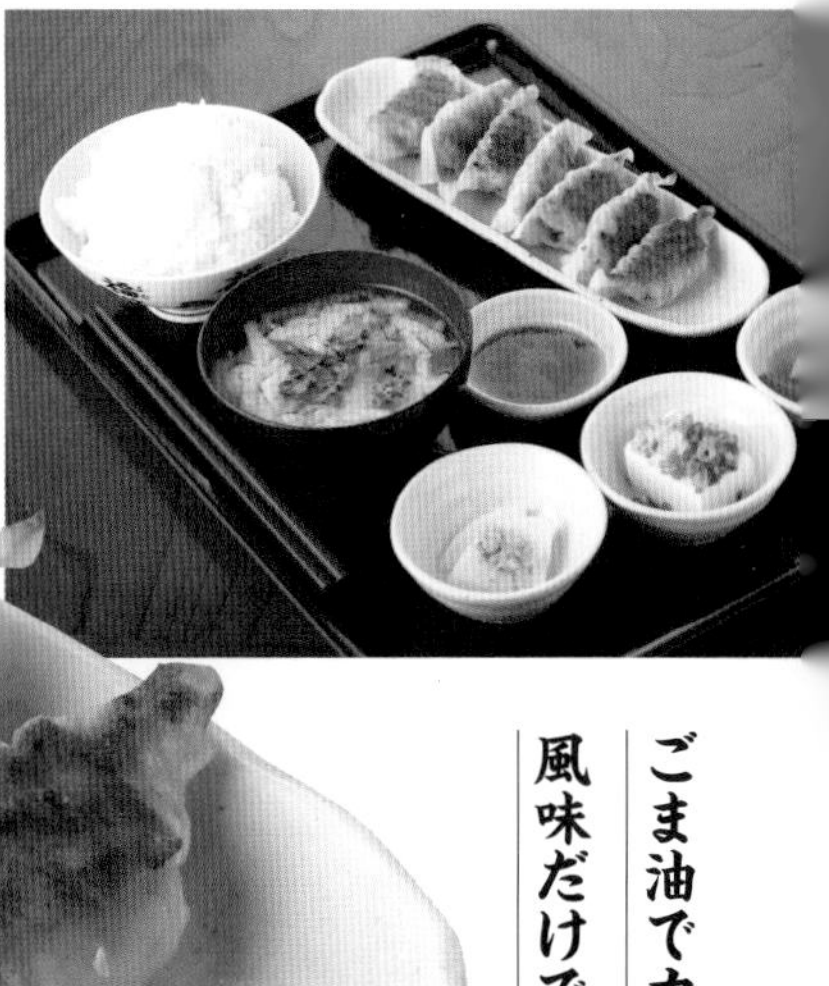

ごま油でカリッと仕上げ
風味だけでもごはんが進む

しきじ食堂 メニューランキング 第5位 同率
SHIKIJI SHOKUDO MENU RANKING

ほかにもまだある人気メニュー！

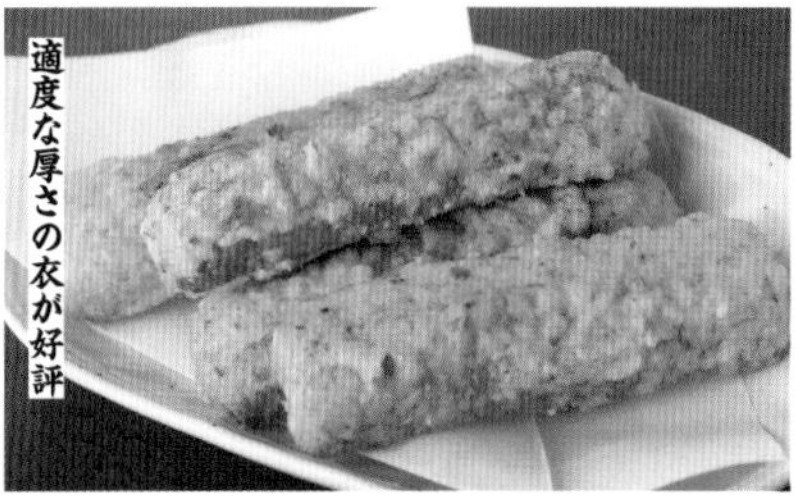
適度な厚さの衣が好評

ちくわの味を堪能！

ちくわ揚げ

380円

お酒が欲しくなる一品

ほどよい厚さでサクサクに仕上げられた衣は、やや濃いめの味付け。しかし噛むほどに中のちくわの味が染みて、思わずお酒を注文したくなるという魔性のメニューだ。

こんな人が食べてます！

・ビールのおつまみとして好評

味のヒミツ

・サクサクに仕上げる揚げ具合！

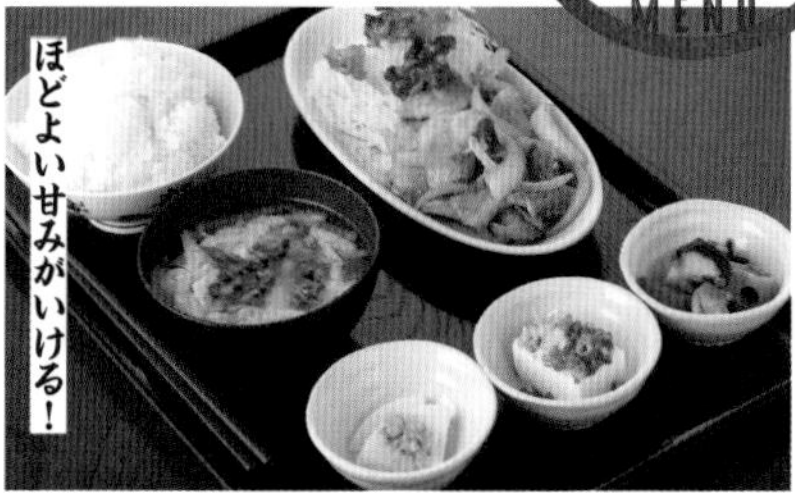
ほどよい甘みがいける！

秘伝のタレが生きる！

焼肉定食

780円

絶妙な味付けに舌鼓！

定番メニューであっても、ひと味違うのがしきじの強み。ひとくち食べるとほどよく感じられる独特の甘みは、系列で焼肉店を経営していた頃からの秘伝のタレがその秘密だ。

こんな人が食べてます！

・男女年齢を問わず人気！

味のヒミツ

・焼肉店経営時からの秘伝のタレ！

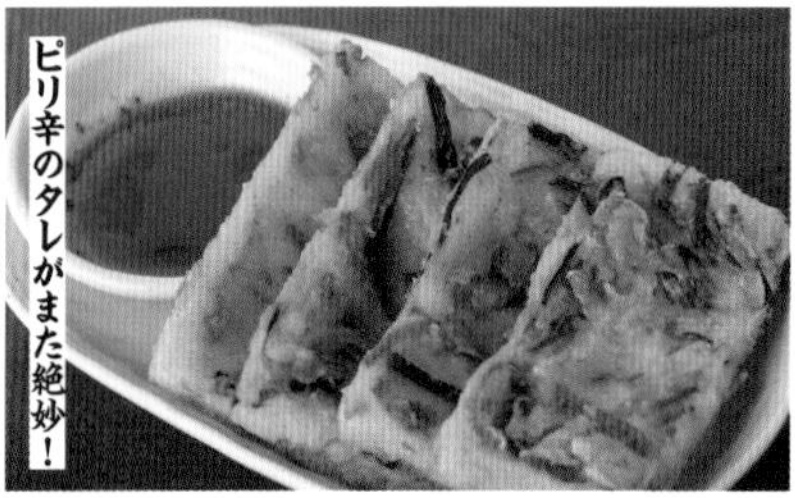
ピリ辛のタレがまた絶妙！

カリカリ＆サクサク！

ニラチヂミ

380円

ニラの香りも楽しめる

ピリ辛のタレをつけて口に運ぶと、ニラの香りが鼻をくすぐる。表面は揚げてカリカリに仕上げてあり、中身はサクサク。風味も噛み応えも楽しめて冷麺との相性もピッタリ。

こんな人が食べてます！

・冷麺とのコンビが人気！

味のヒミツ

・揚げて表面をカリカリに！

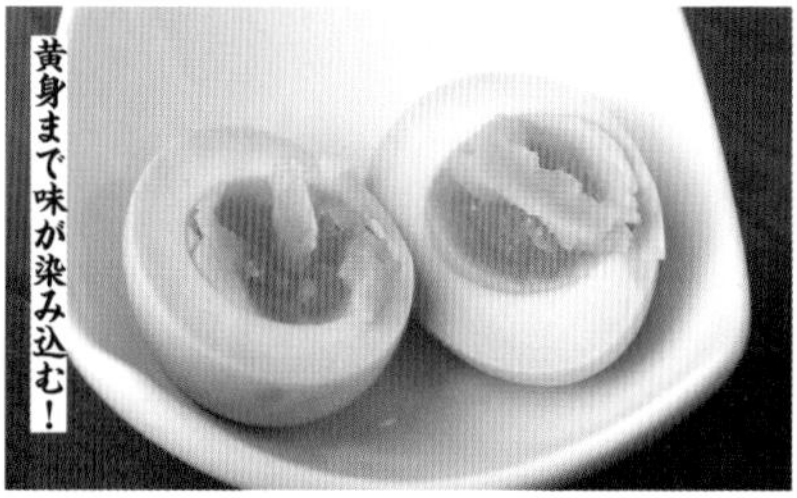
黄身まで味が染み込む！

定食のプラス一品に！

煮玉子

80円

おつまみにもどうぞ！

何気なく口にすると、黄身までしっかりと味が染み込んでいることに驚かされる。定食にプラスするにも最適だし、おつまみとしてはビールにも日本酒にも焼酎にも万能だ。

こんな人が食べてます！

・定食の「プラス一品」に最適

味のヒミツ

・煮る時間をしっかり調整

ごはん&味噌汁も うまい理由はココにあり

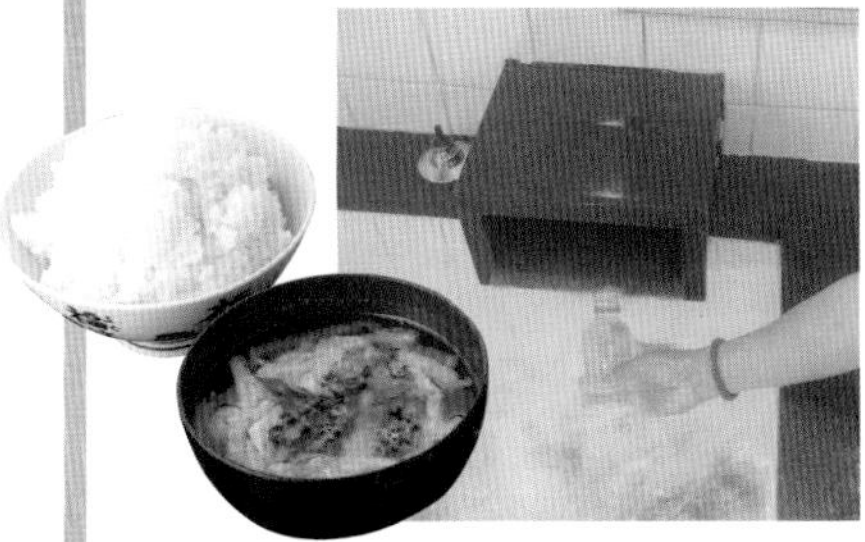

ポイントはしきじの水！

ごはんは、お米を洗うのにも、炊くのにもしきじの水を使用。炊きたては粒が立ってキラキラしている。味噌汁にもしきじの水が使われ、まろやか味の味噌と毎日変わる3種類の具でいつ来ても楽しめる。どんな料理にも合うコンビだ。

EXCELLENT MENU

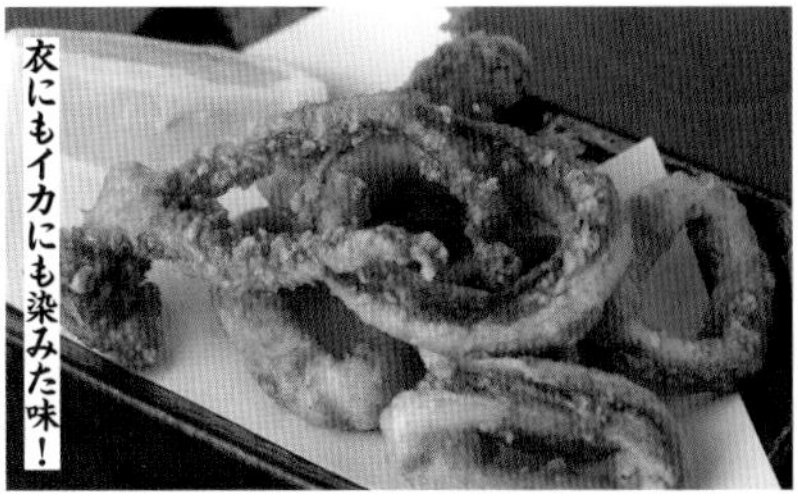

イカの柔らかさが◎！

イカげそ唐揚げ 380円

ごはんよりお酒？

まず感じられるのはイカの柔らかさ。衣とのバランスはバツグンだ。濃いめの味は衣にもイカにも染み込んでいて、ごはんよりも思わずお酒が欲しくなってしまうほど。

こんな人が食べてます！

・お酒、特にビールのお供に最適

味のヒミツ

・長すぎず短すぎずの揚げ時間！

サウナしきじ食事&ドリンク定番メニュー

◆定食
焼肉定食　780円
しょうが焼定食　780円
餃子定食　780円
鳥唐揚げ定食　780円
焼魚食 さば・シャケ　780円
アジフライ定食　780円

◆丼もの
白もつガーリック丼　780円
牛丼　650円
チキン南蛮丼　780円
焼鳥丼　780円
カキフライ丼　980円
イカのかき揚げ丼　780円
親子丼　780円

◆洋食
カレーライス　780円
カツカレー　サラダ付　950円
ナポリタン　780円
トースト　2枚卵付　400円

◆麺類
韓国本場冷麺　950円
焼きそば　550円
焼うどん　650円
かき揚げうどん・そば　680円
たぬきうどん・そば　650円
肉うどん・そば　680円
カレーうどん・そば　680円

◆一品料理
ハムカツ　380円
サーモンフライ　450円
イカげそ唐揚げ　380円
鳥唐揚げ　380円
アジフライ　380円
フライドポテト　380円
ちくわ揚げ　380円
山芋揚げ　380円
ウィンナー炒め　380円
砂肝　380円
餃子　350円
油あげ焼き　350円
バターコーン　300円
ところてん　300円
板わさ　350円
とり皮　350円
野菜サラダ　450円
オニオンリング　380円
ジャコ天　380円
ニラチジミ　380円
串かつ　380円
ごぼう唐揚げ　380円
目玉焼き　300円
冷奴　200円
枝豆　300円
もろきゅう　300円
納豆　100円
味噌汁　100円
煮玉子　80円
のり　100円
玉子　50円
おにぎり2個
（うめ・こぶ・シャケ・おかか）350円
ライス　小150円・中200円・大250円
その他、一品料理あり

◆飲み物
瓶ビール　600円
生ビール中　600円
生ビール小　400円
ハイボール　400円
淡麗　350円
氷結　レモン・グレープフルーツ　350円
ノンアルコールビール　350円
トマトジュース　250円
コカ・コーラ　200円
その他各種アルコール、ジュース等、多数あり

◆かき氷
マンゴー　350円
オレンジ　350円
イチゴ　350円
レモン　350円
メロン　350円
ミルク　400円
イチゴミルク　400円
氷あづき　400円
宇治金時　400円

しきじとセットで楽しみたい！

静岡市観光スポット

静岡市を訪れたなら、サウナしきじにいくだけで帰るのはもったいない。
静岡市には他にも楽しめるスポットがたくさんある。
ここではぜひ訪れたい施設や、おすすめのお土産をご紹介しよう。

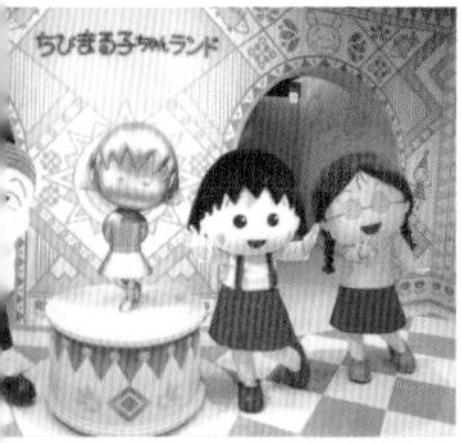

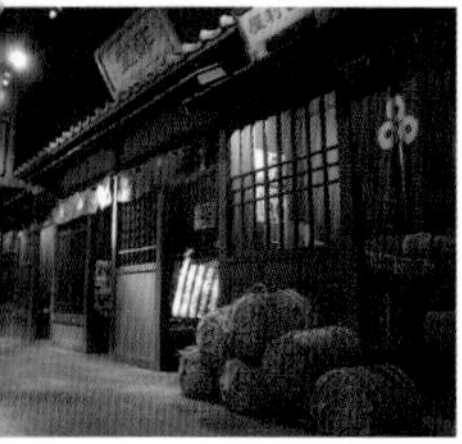

▲清水区を舞台にしたアニメ『ちびまる子ちゃん』の世界が楽しめる。「清水すしミュージアム」では、寿司の歴史や文化を学ぶことができる。

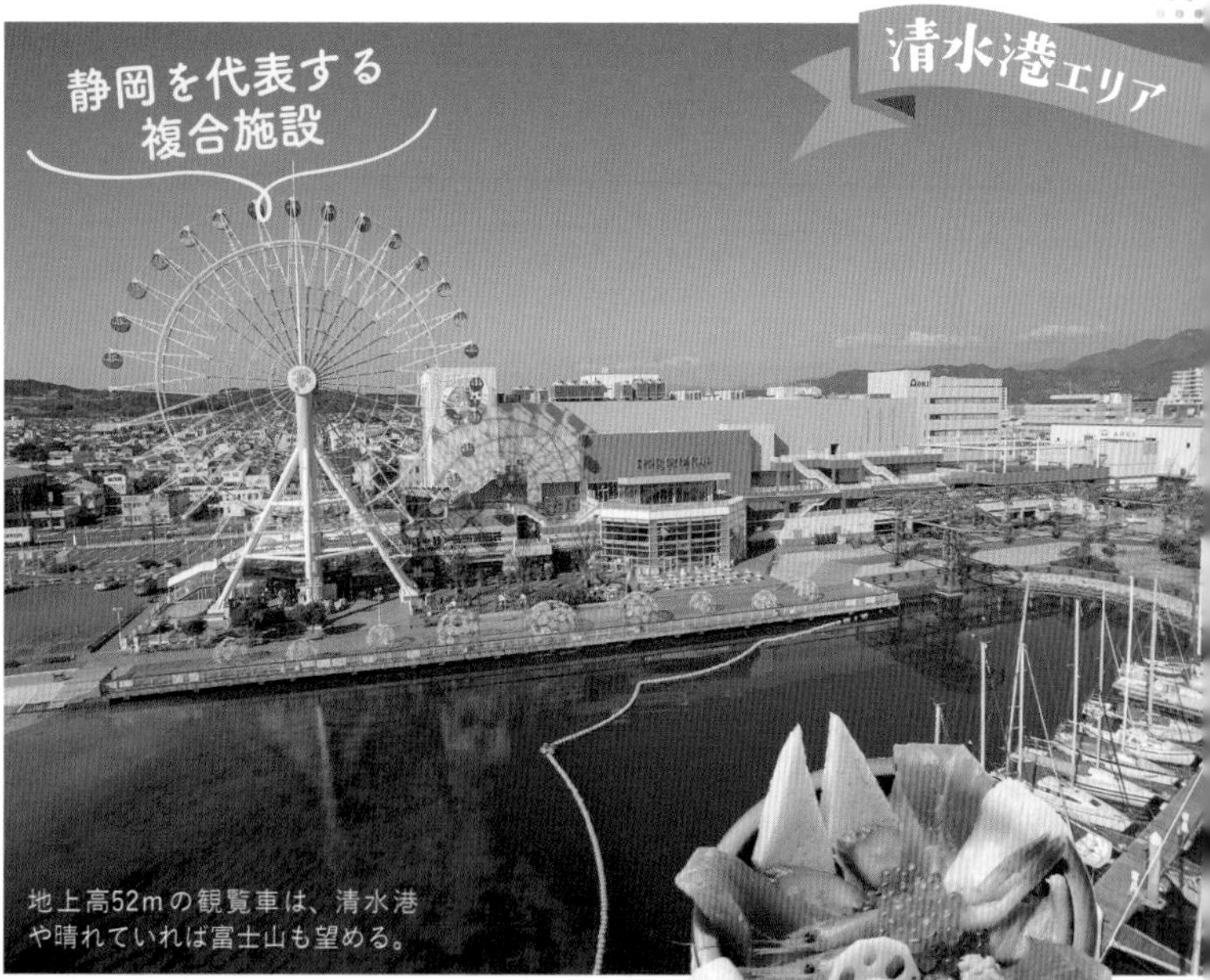

地上高52mの観覧車は、清水港や晴れていれば富士山も望める。

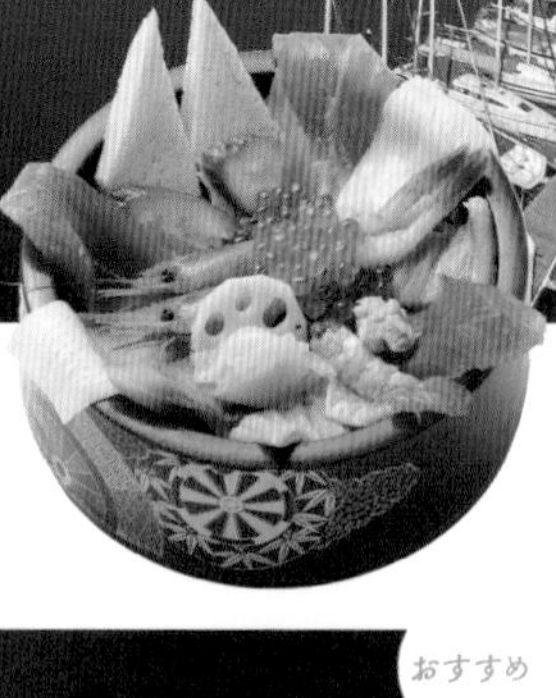

▶清水港で水揚げされたネタを中心とした大ボリュームの漁師丼。

エスパルスドリームプラザ

一カ所に食やエンタメが集合

ショッピング・映画・グルメ・イベントなどが楽しめる大型の複合商業施設。大人気アニメの世界が体感できる『ちびまる子ちゃんランド』や、日本唯一のすし博物館『清水すしミュージアム』など静岡独自の施設も多い。

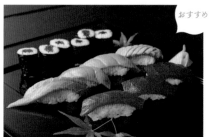

DATA・アクセス

☎ 054-354-3360　住 静岡県静岡市清水区入船町13-15
営 ショップ 10:00〜20:00／レストラン11:00〜21:00
休 無休　交 静鉄バス「波止場」より徒歩１分

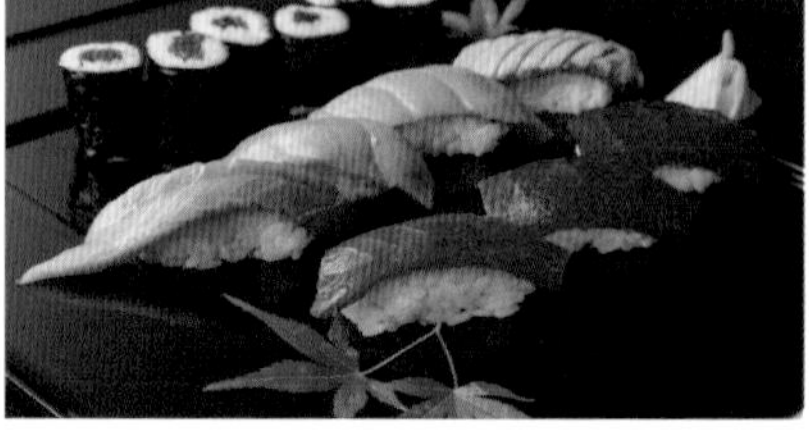

▲様々な寿司店が集まる「清水すし横丁」では本格的な寿司も堪能できる。

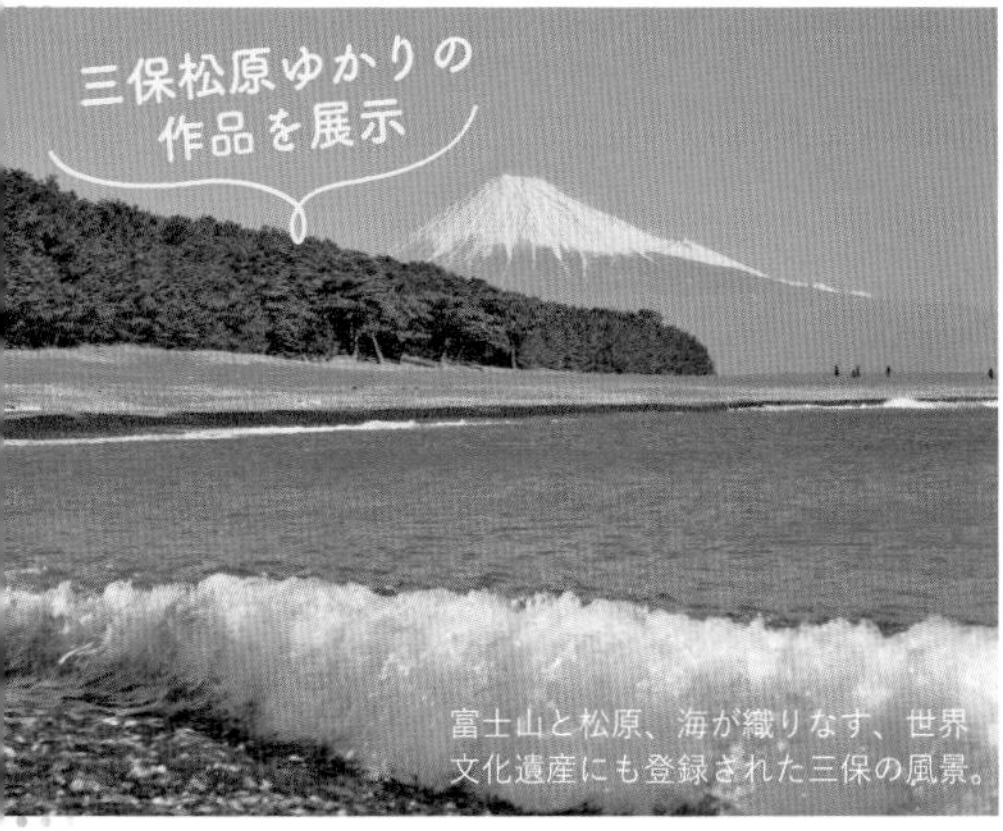
三保松原ゆかりの
作品を展示
富士山と松原、海が織りなす、世界文化遺産にも登録された三保の風景。

みほしるべ

三《み》保《ほの》松《まつ》原《ばら》の新しい観光施設

三保半島沿岸を約5kmに渡り松が生い茂り、富士山と織りなす風景が絵画や和歌で表現されてきた三保松原。2019年3月にオープンしたばかりの静岡市三保松原文化創造センター・みほしるべでは、その魅力や価値、自然の営みを知ることができる。

DATA・アクセス

☎054-340-2100　住 静岡県静岡市清水区三保1338-45　営 9:00〜16:30　休 無休　交 静鉄バス「三保松原入口」より徒歩で約15分

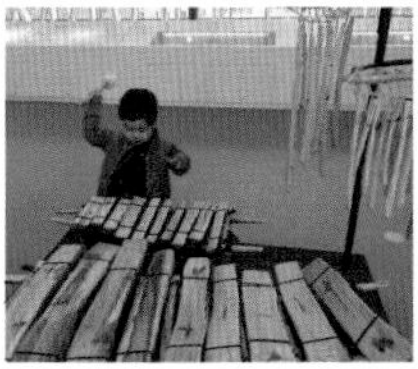
▲三保の松で作った楽器なども体験することができて、五感で楽しめる。

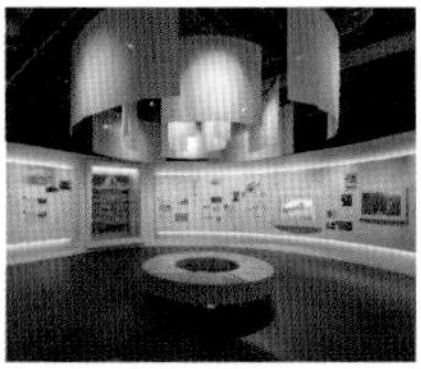
▲展示室では羽衣伝説を始め、三保松原にまつわる芸術作品が並ぶ。

おすすめ

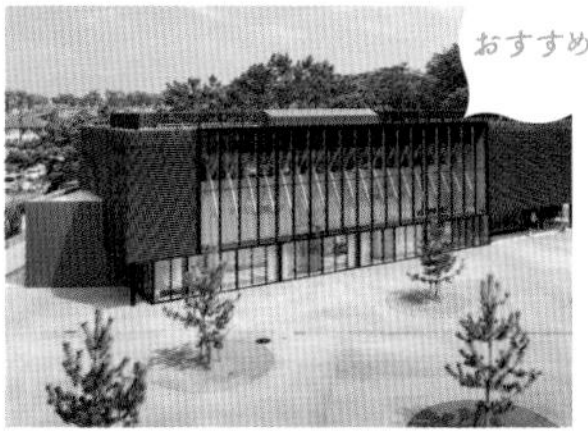
▶みほしるべは三保松原の中心「羽衣の松」の近くに建設された。

河岸の市

選ばれた鮮魚を安価で提供

仲卸業者が直接販売する日本初の魚市場。店内は活気にあふれており、プロの目で選ばれた新鮮な魚介や海産物、野菜が安価で手に入るのはうれしい。食事どころもあるので、獲れたての海の幸を存分に堪能することもできる。

DATA・アクセス

☎054-355-3575　住 静岡県静岡市清水区島崎町149　営 9:30〜17:30　休 いちば館：水曜定休／まぐろ館：店舗により異なる　交 JR清水駅より徒歩4分

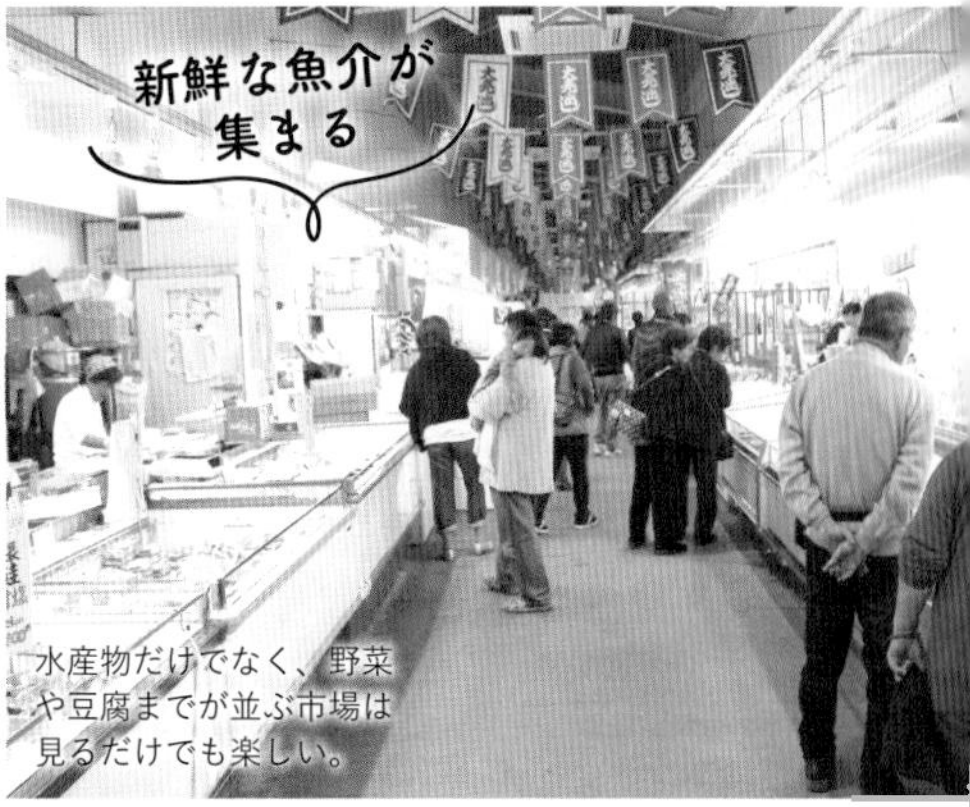
新鮮な魚介が
集まる
水産物だけでなく、野菜や豆腐までが並ぶ市場は見るだけでも楽しい。

おすすめ

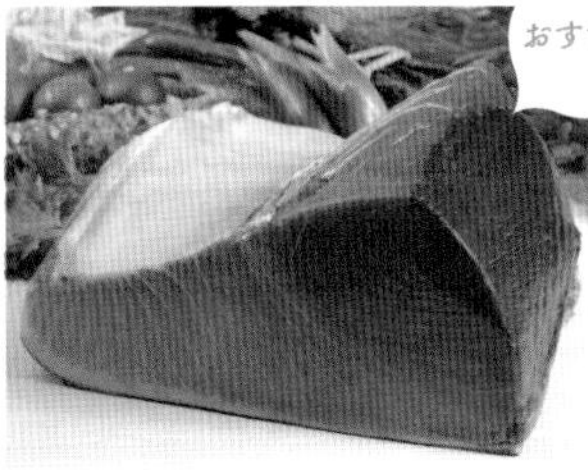
▶清水港はマグロの水揚げ日本一を誇るので、最高の一品に出合える。

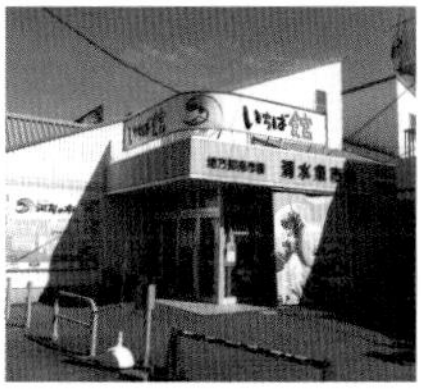

▲年間100万人以上が来場し、「清水港地元の台所」とも呼ばれている。

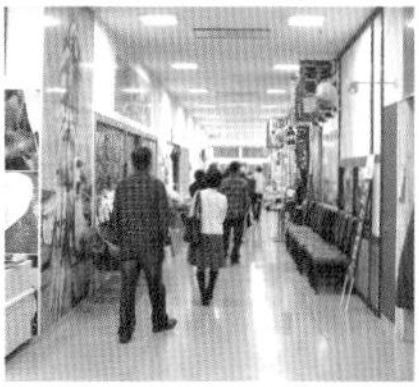
▲「まぐろ館」は鮮度抜群の魚料理を提供する食事処が集まっている。

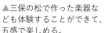

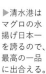

日本平動物園

動物たちを間近で堪能できる

富士山の景勝地・日本平のふもとにある動物園。約150種700点の動物を飼育している。ホッキョクグマなどの猛獣を様々な角度から観察できる「猛獣館299」が人気。国内最大級のフライングケージもあり、見どころたっぷり。

DATA・アクセス

☎ 054-262-3251　住 静岡県静岡市駿河区池田1767-6　営 9:00～16:30（最終入園時間16:00）　休 月曜（※月曜が祝日または振替休日のときは翌平日）　年末年始（12月29日～翌年1月1日）　交 静鉄バス「動物園入口」より徒歩５分

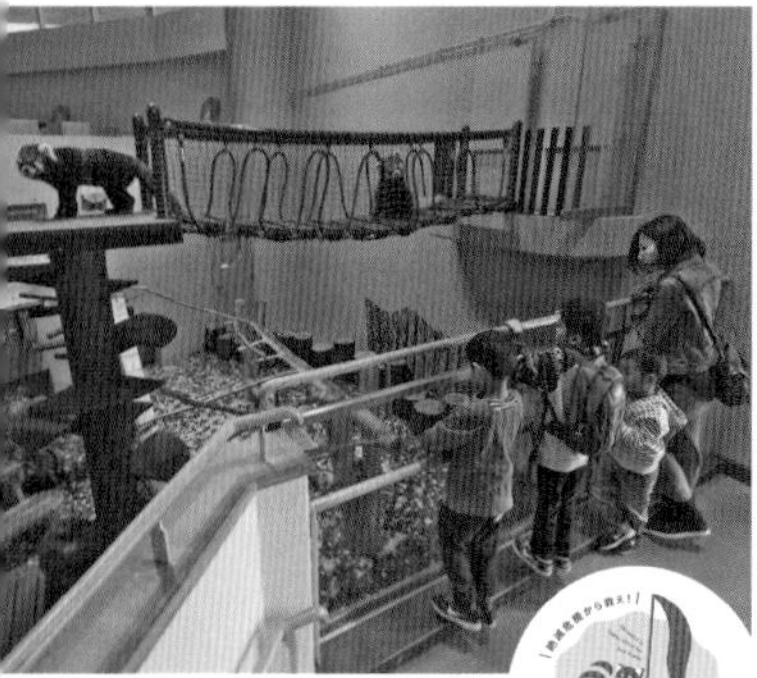

▲レッサーパンダ館では、レッサーパンダの優れた運動能力が垣間見られる。

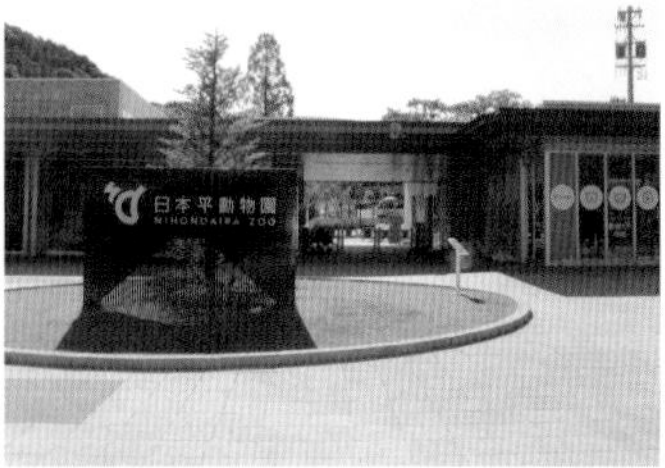

▲富士山を望む日本平の緑に囲まれた豊かな自然の中にある動物園。

おすすめ

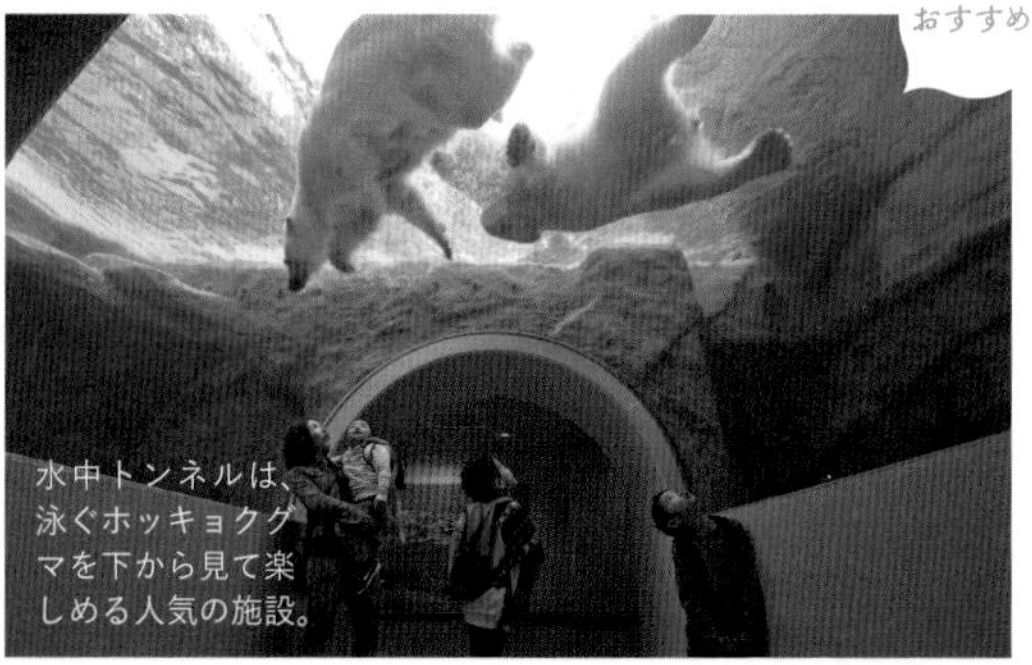

水中トンネルは、泳ぐホッキョクグマを下から見て楽しめる人気の施設。

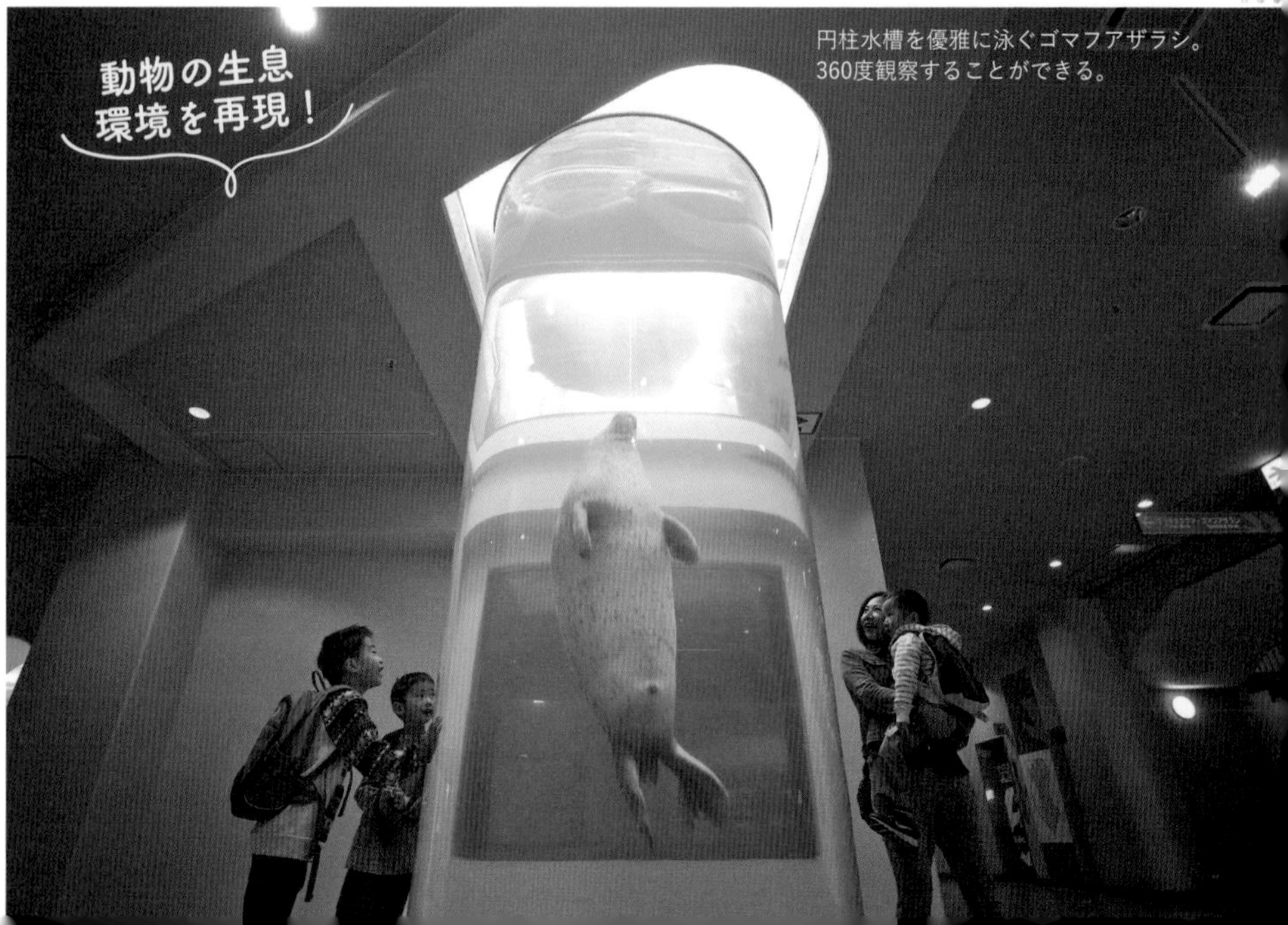

円柱水槽を優雅に泳ぐゴマフアザラシ。360度観察することができる。

静岡を代表する
絶景

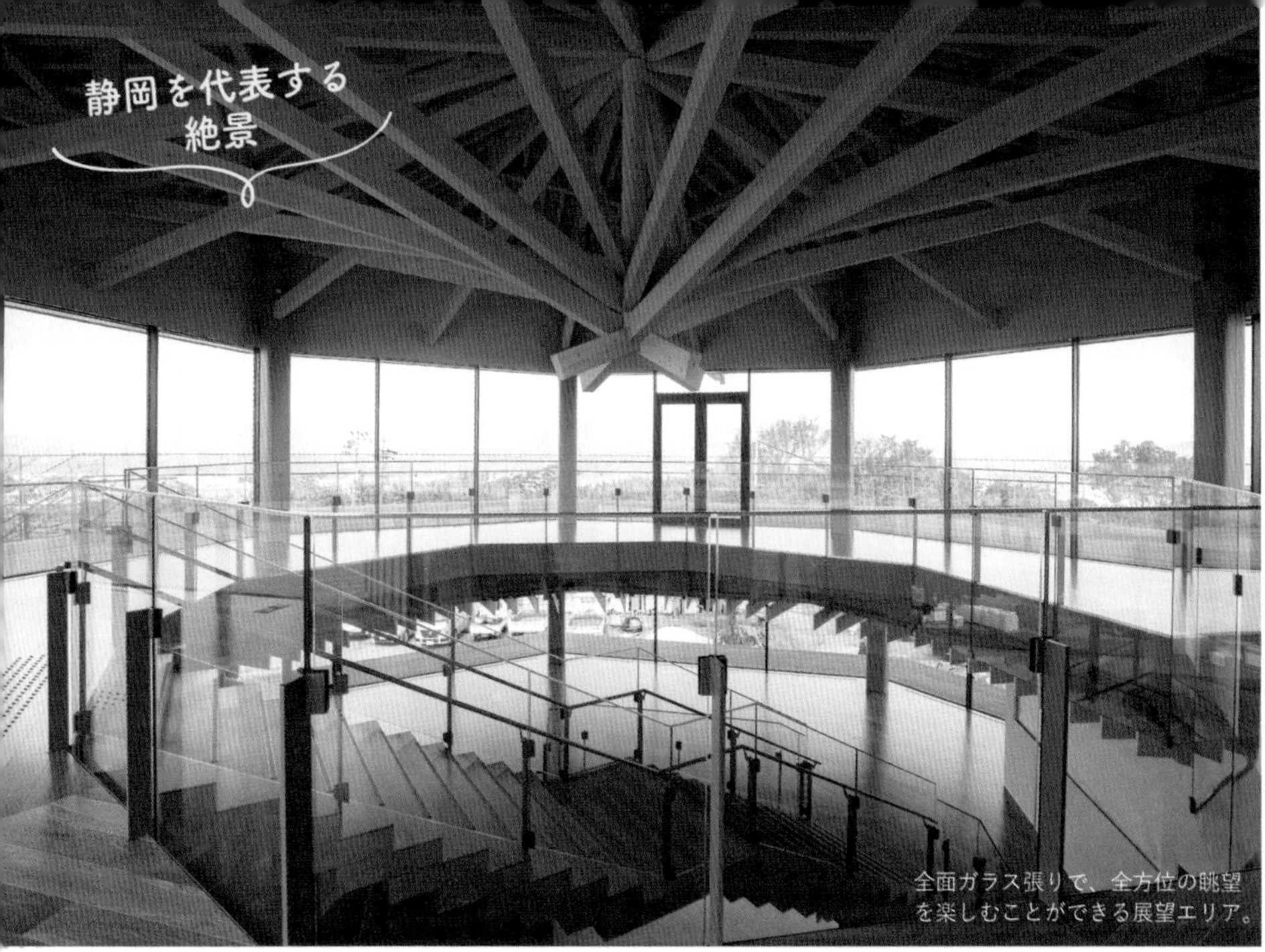
全面ガラス張りで、全方位の眺望を楽しむことができる展望エリア。

日本平夢テラス

360度パノラマで景色を堪能

日本平の標高300mの丘陵地に建つスタイリッシュな展望施設。駿河湾越しに仰ぎ見る富士山、清水港、伊豆半島、南アルプスのパノラマビューの絶景が堪能できる。展示エリアやラウンジスペースでゆったりと過ごすのもいい。

DATA・アクセス
☎ 054-340-1172　住 静岡県静岡市清水区草薙600-1
営 9:00〜17:00　土曜9:00〜21:00
休 毎月第2火曜（第2火曜が休日の場合は翌平日が休館）、年末(12/26〜12/31)　交 JR清水駅よりタクシーで約20分

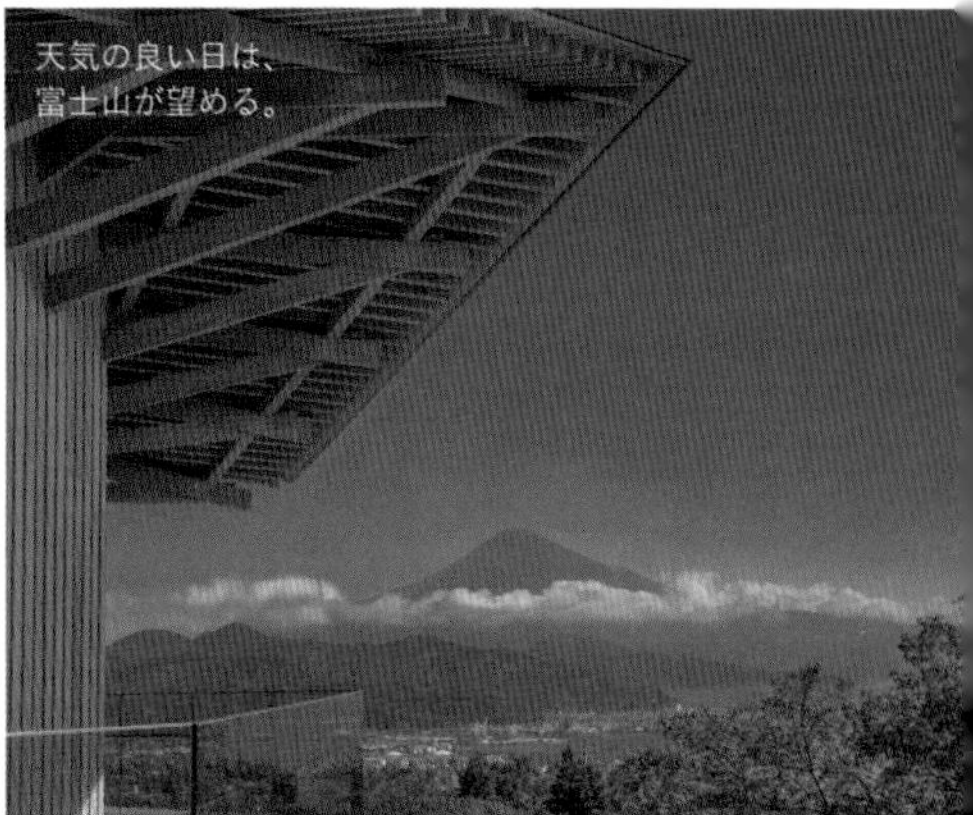
天気の良い日は、富士山が望める。

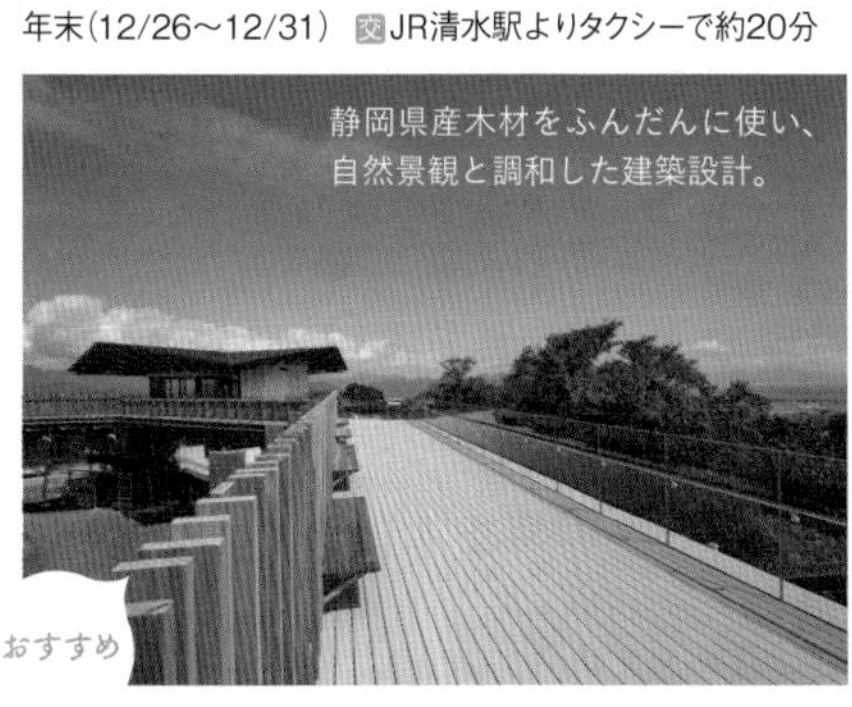
おすすめ
静岡県産木材をふんだんに使い、自然景観と調和した建築設計。

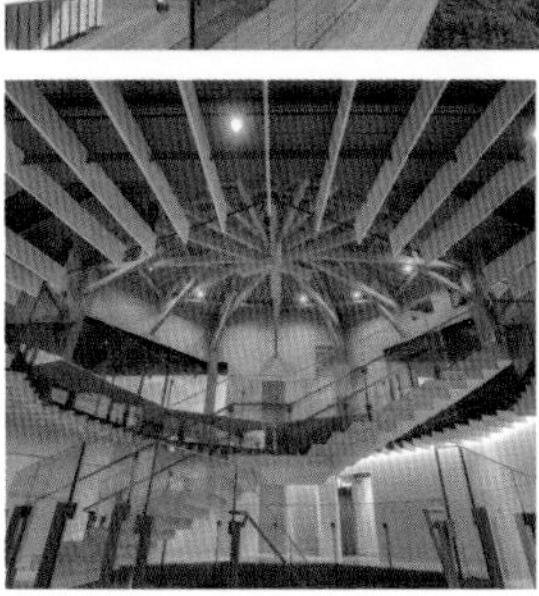
▲1階は展示エリア、2階はラウンジ、3階は展望フロアとなっている。

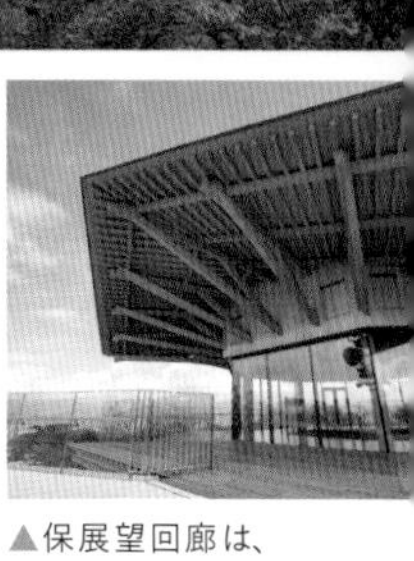
▲保展望回廊は、1周約200mの展望デッキがあり360度の眺望は見事。

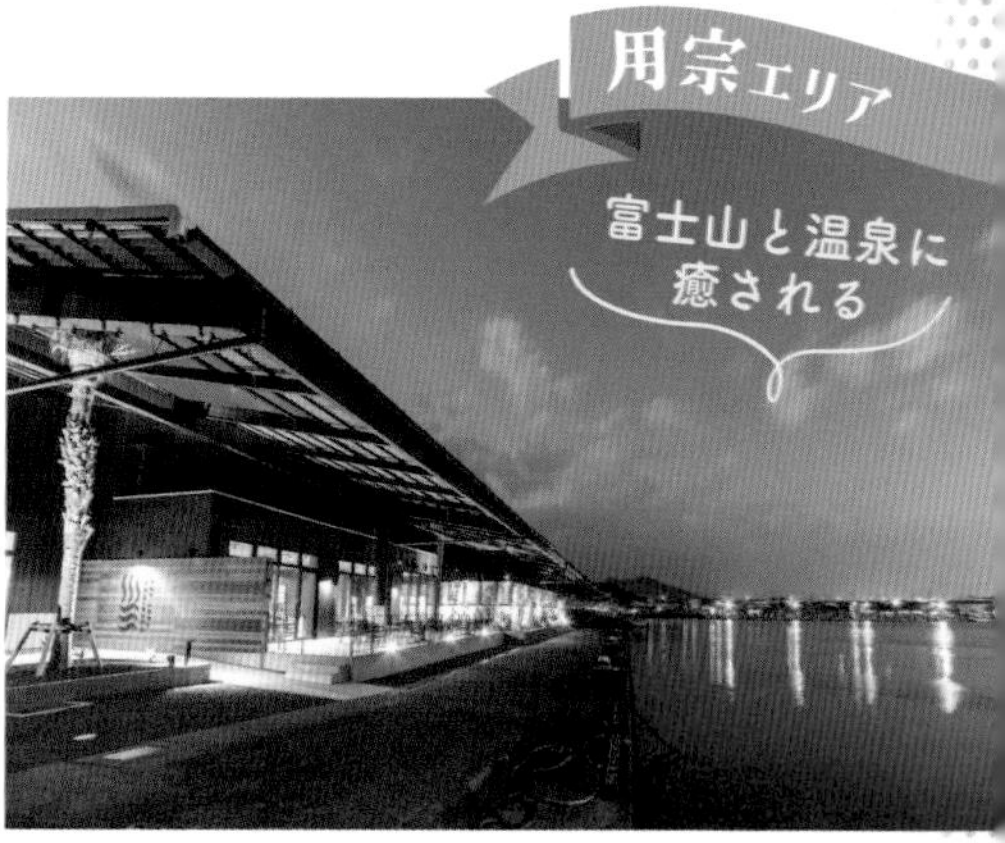

▲10年以上未使用だったマグロ加工場を改修工事して2018年オープン。

用宗みなと温泉

天然温泉で体を芯から温める

用宗《もちむね》港を目前に富士山を望む景色と潮風が楽しめる100%天然温泉露天風呂。敷地内の地下1000mより組み上げられた弱アルカリ性のナトリウム・カルシウム-塩化物泉が、古い角質をきれいにし、体を温めてくれる。

DATA・アクセス

☎ 054-256-4126 住 静岡県静岡市駿河区用宗2-18-1
営 10:00～24:00 土・日・祝日 9:00～24:00
休 無休 交 静鉄バス「用宗港」より徒歩４分

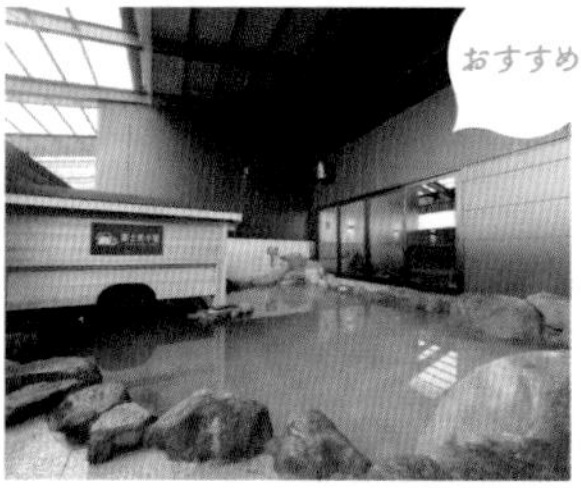

▶覗かれる心配がなく、ゆっくり景色を見ることができる女湯富士見小屋。

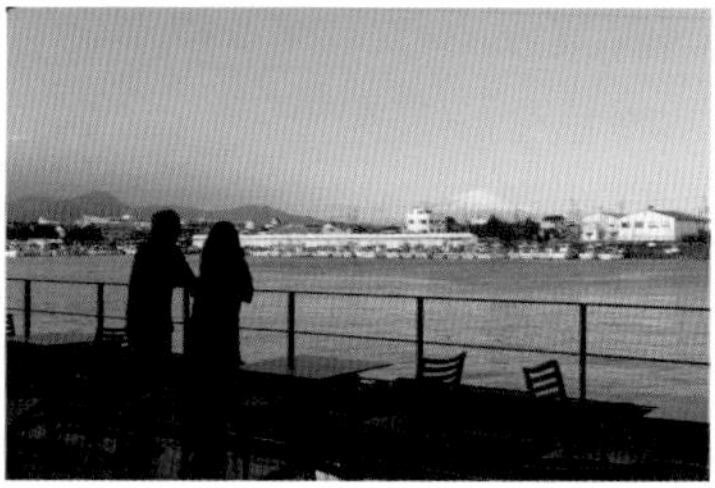

◀用宗漁港に面した富士見テラスでは、潮風を感じながら食事が楽しめる。

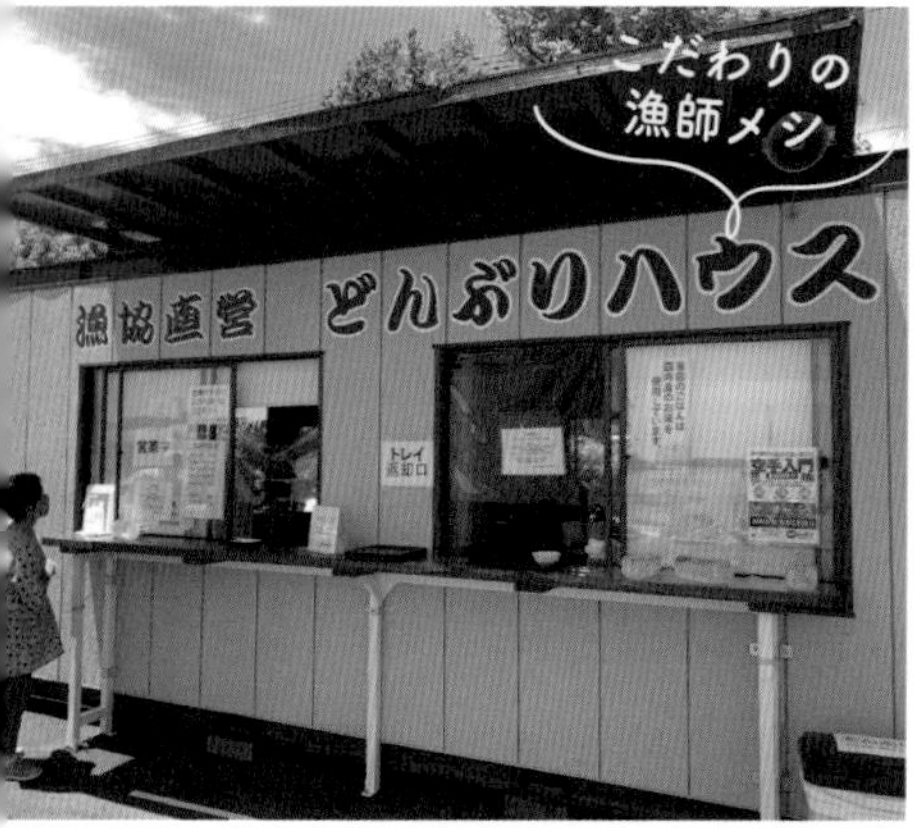

◀青空の下、港の潮風に吹かれながら食べる漁師飯は最高に美味！

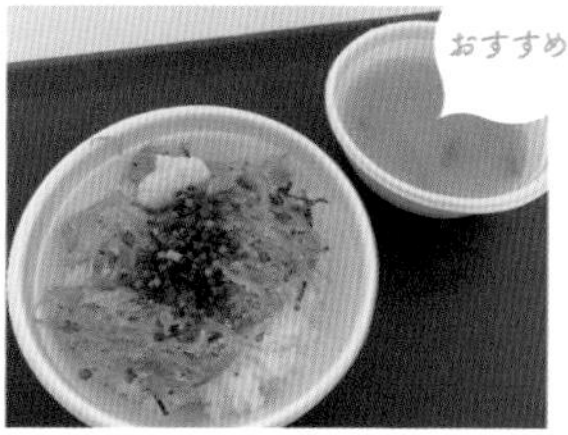

▶漁日限定の獲れたて生しらす丼。これを求めて遠方からの客も多い。

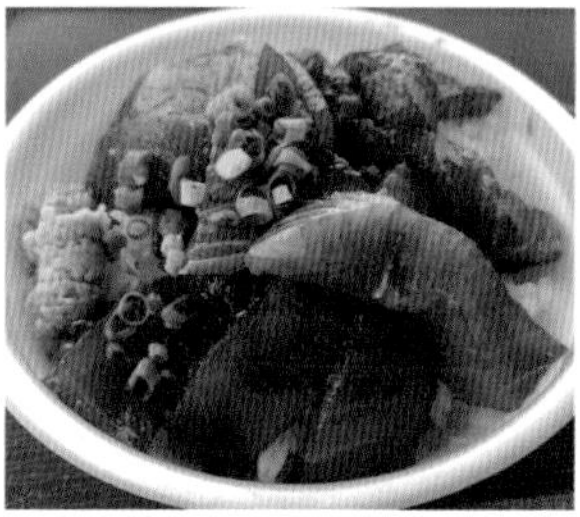

▶しらす丼のほかにも、マグロ漬け丼や、ネギトロ丼などもある。

どんぶりハウス

シンプルかつうまいしらす丼

清水漁協用宗支所が直営するどんぶり屋。しらす漁期の出漁日限定で、その日に水揚げされたしらすをふんだんに使った生しらす丼が販売される。ご飯や薬味も地元産の物を使い、シンプルだがこだわり抜かれた逸品。

DATA・アクセス

☎ 054-256-6077 住 静岡県静岡市駿河区用宗2-18-1
営 11:00～14:00 休 禁漁時の木曜、および雨天時 交 JR用宗駅より徒歩約10分

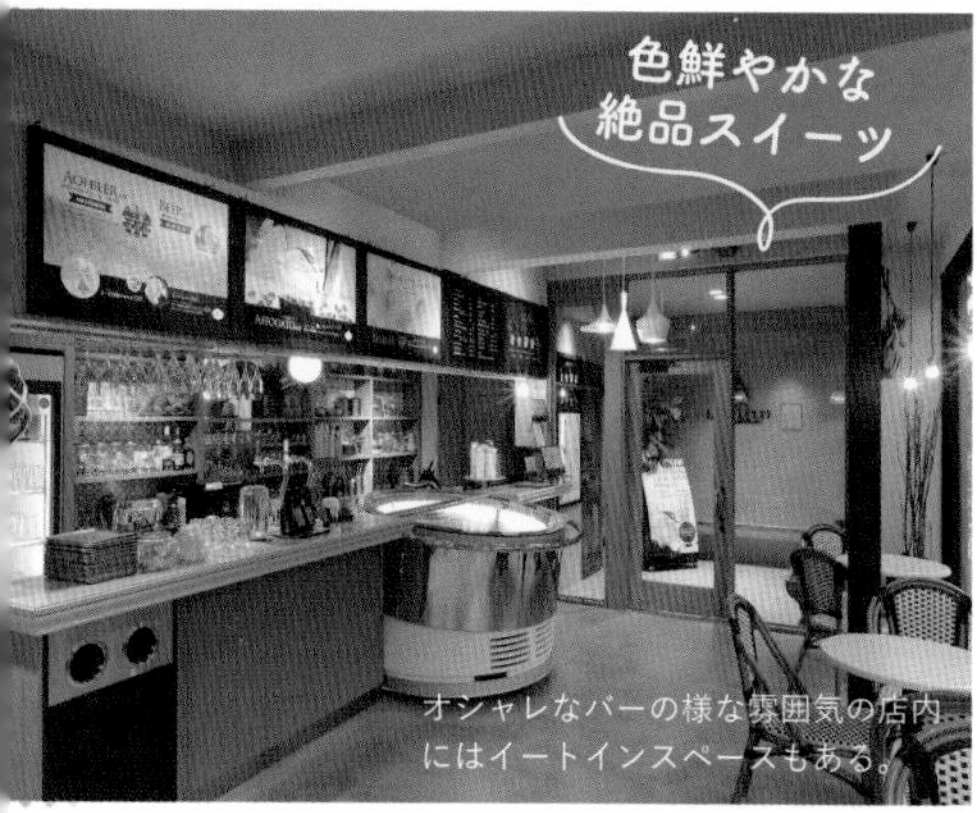
色鮮やかな
絶品スイーツ
オシャレなバーの様な雰囲気の店内にはイートインスペースもある。

La Pallet

地元ならではの食材が嬉しい

用宗海水浴場前に2017年にオープンしたジェラードショップ。お茶、みかん、いちご、わさび、長田の桃などの地元の食材を用い、無着色無香料というこだわりぶり。12種類が日替わりで並び、季節の味覚が堪能できる。

DATA・アクセス
☎ 054-204-6911　住 静岡県静岡市駿河区用宗4-21-12
営 11:00〜18:00　休 無休　交 JR用宗駅より徒歩8分

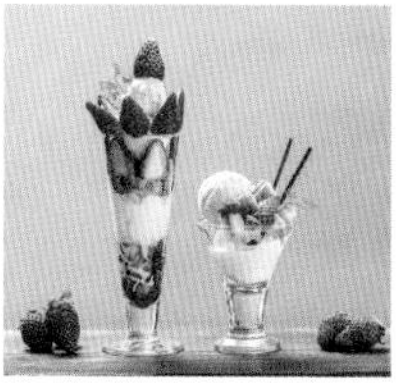
▲季節のフルーツを使ったジェラートパフェなども期間限定で登場。

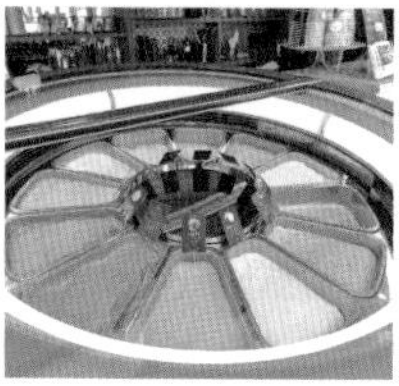
▲カラフルなジェラートは種類が豊富なので、迷ってしまいそう。

おすすめ
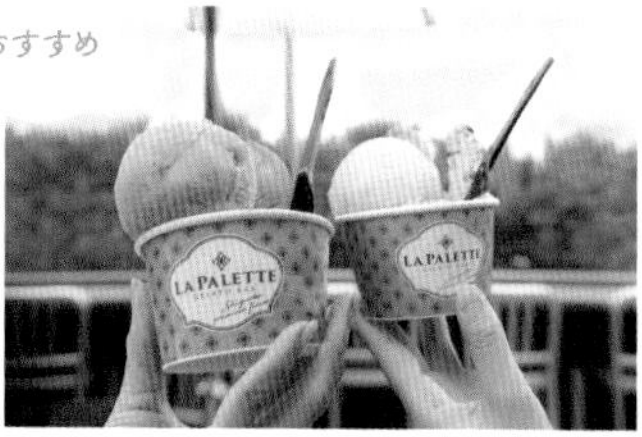

◀海が見える屋上テラス席で、潮風を感じならが食べるのも気持ちいい。

まちなかエリ

おすすめ
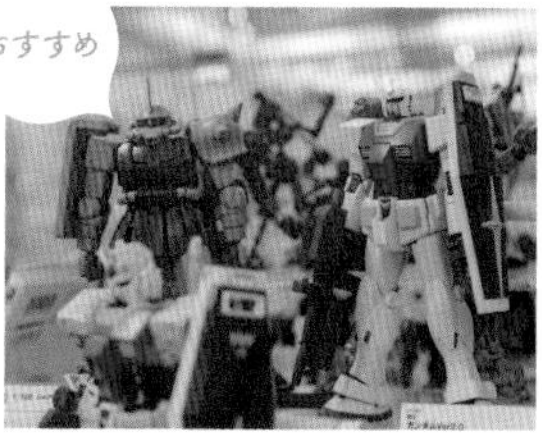
◀人気キャラクターのプラモデルも展示。完成品が見られるのがうれしい。

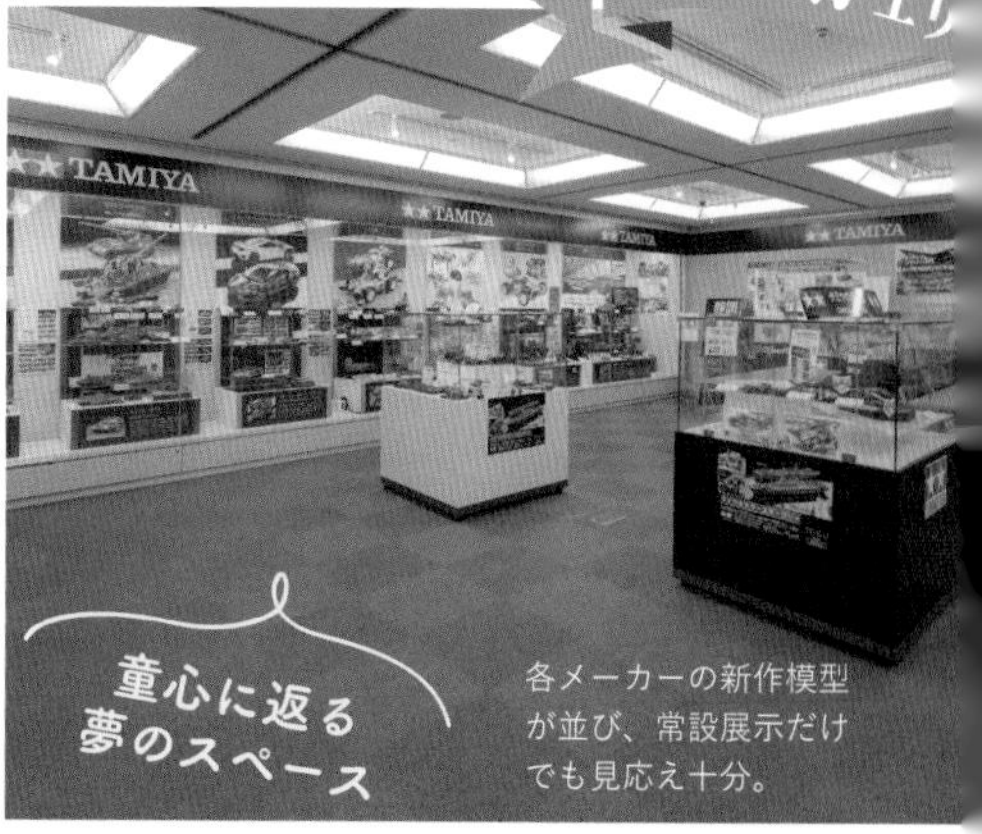
TAMIYA
童心に返る
夢のスペース
各メーカーの新作模型が並び、常設展示だけでも見応え十分。

静岡ホビースクエア

大人から子どもまで夢中になる

「模型の世界首都」として模型ファンが訪れる静岡に2011年にオープン。各メーカーの新製品と中心とした常設展示や買った模型を組み立てられる工作室も完備。ミニ四駆のサーキットもあり、子どもから大人まで楽しめる。

DATA・アクセス
☎ 054-289-3033　住 静岡県静岡市駿河区南町18-1 サウスポット静岡3F　営 11:00〜18:00　土・日・祝日10:00〜18:00　休 月曜　交 JR静岡駅より徒歩１分

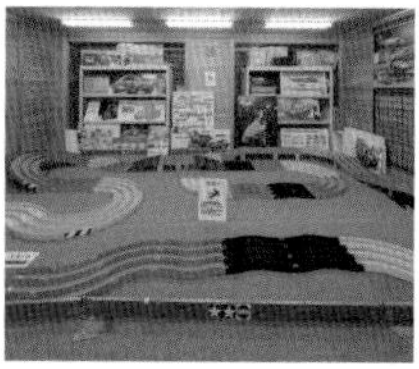
▲ミニ四駆の大型サーキットもあり、作った車を走らせることが可能。

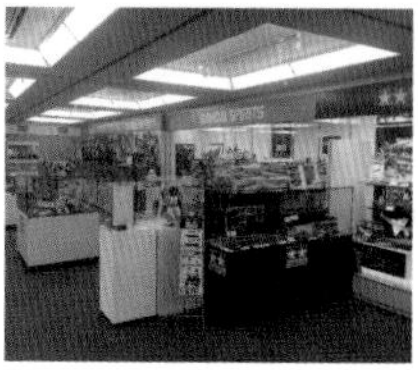
▲様々なイベントや特別展も行われるのでホームページをチェック。

MARUZEN Tea Roastery

老舗製茶問屋が営むカフェ

創業70年を迎える製茶問屋「丸善製茶」が2018年にオープンしたお茶カフェ。5段階の焙煎温度からお茶を選び、急須ではなく一杯ずつハンドドリップを使用している。同時にティージェラートが味わえる世界初の店舗。

DATA・アクセス
☎ 054-204-1737　住 静岡県葵区呉服町2-2-5
営 11:00〜18:00　休 火曜　交 JR静岡駅より徒歩８分

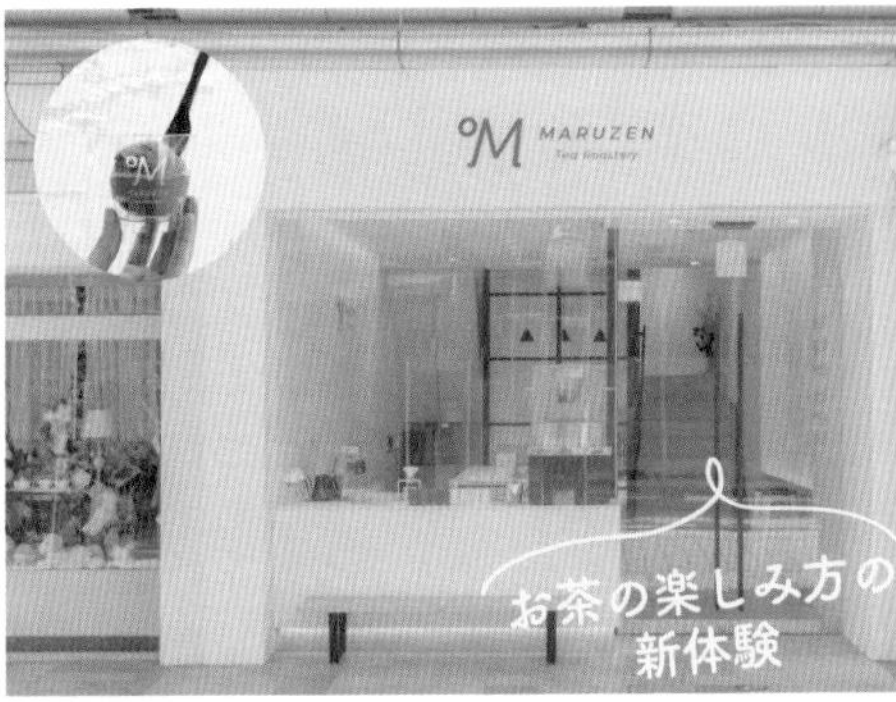
MARUZEN
Tea Roastery
お茶の楽しみ方の
新体験

▲お茶カフェとは思えない、スタイリッシュなデザインの店舗。

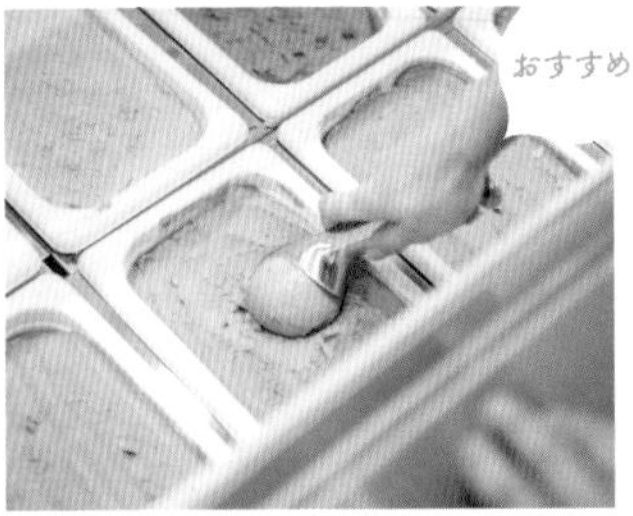

◀色鮮やかグリーンが美しいティージェラード。カップもキュート。

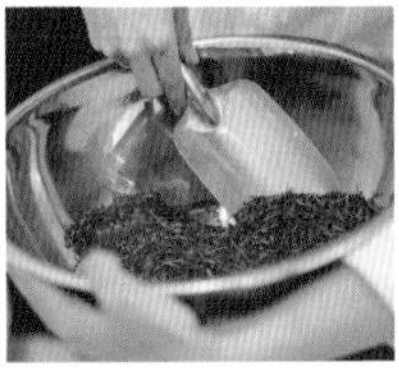

▲静岡県産の一番茶を使用。焙煎工房を併設し、その場で焙煎している。

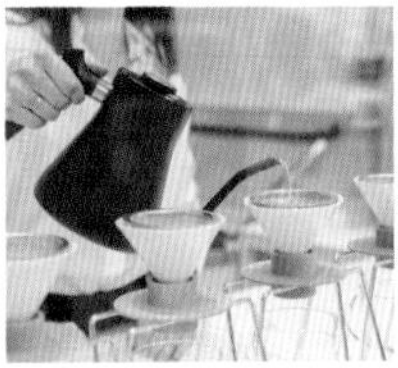

▲焙煎温度により選んだ茶葉は、丁寧なハンドドリップで提供している。

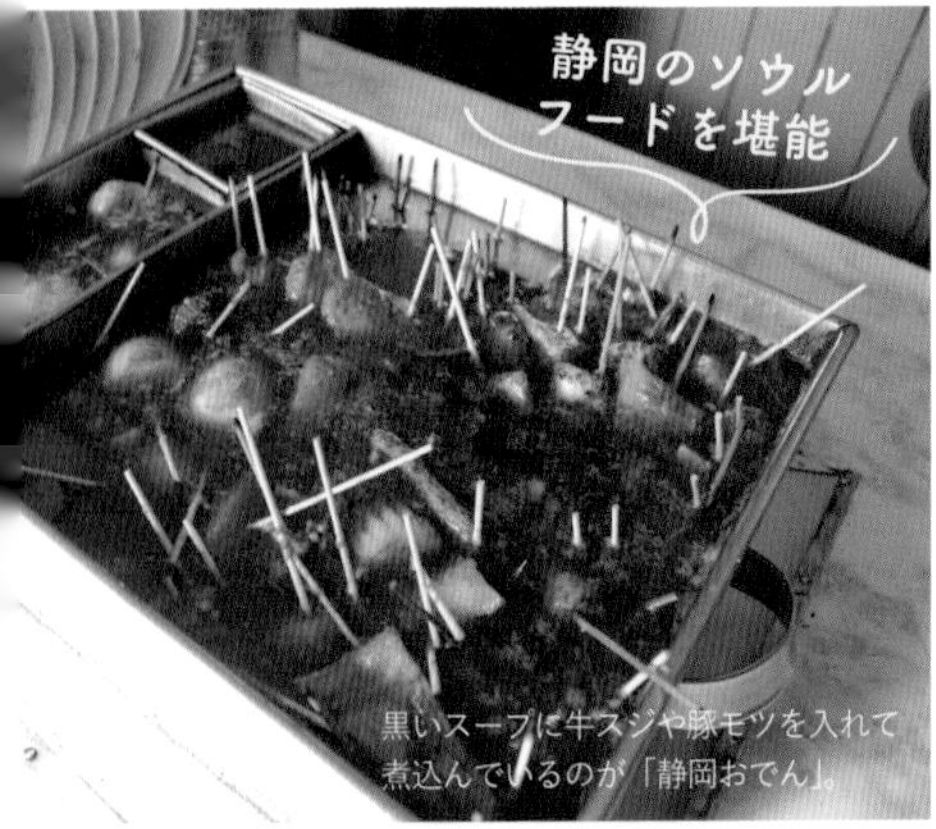
静岡のソウル
フードを堪能

黒いスープに牛スジや豚モツを入れて煮込んでいるのが「静岡おでん」。

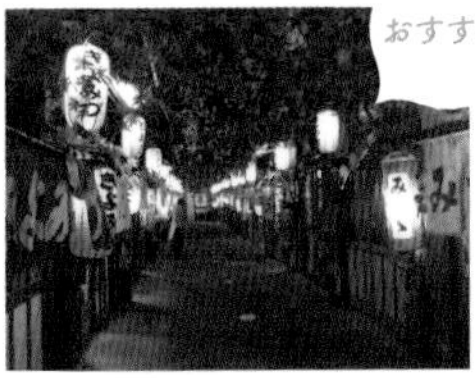
おすすめ

▶昔ながらのレトロな雰囲気の屋台が並ぶ。店をハシゴするのも楽しい。

青葉横丁／青葉おでん街

独特の味わいの静岡おでん

関東や関西のおでんとまったく違う「静岡おでん」が食べられる屋台が並ぶ飲み屋街。静岡おでんは、黒いスープで串に刺した黒はんぺんが入っているなどの特徴がある。静岡を訪れた際は味わっておきたいご当地グルメ。

DATA・アクセス
☎ 各店にお問い合わせください　住 青葉横丁：静岡県静岡市葵区常磐町1-8-7　青葉おでん街：静岡県静岡市葵区常磐町2-3-6　営 青葉横丁：店舗により異なる　青葉おでん街：16：00〜ラスト（店舗により異なる）　休 青葉横丁：店舗により異なる　青葉おでん街：水曜（店舗により異なる）　交 JR静岡駅より徒歩５分

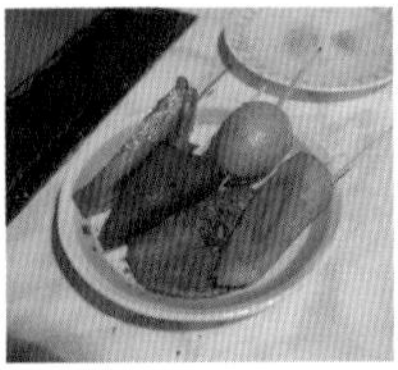

▲お皿に盛った後に、青のりやだし粉をかけるのも「静岡おでん」ならでは。

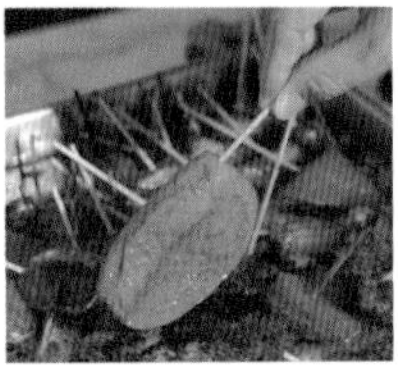

▲焼津市や由比市で作られたイワシなどのすり身が練り込まれた黒はんぺん。

和ピクルス専門店こうのもの

和ピクルス

野菜からフルーツまでを酢漬けに

静岡県産の野菜をカツオだしや昆布だしを加えた調味液で漬けたピクルス。通常のピクルスと比べ、まろやかな優しい味わいで食べやすいのが特徴。いちごやみかんなどフルーツのピクルスもあり、贈答品としても人気。

432円(税込)〜

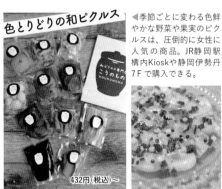

◀季節ごとに変わる色鮮やかな野菜や果実のピクルスは、圧倒的に女性に人気の商品。JR静岡駅構内Kioskや静岡伊勢丹7Fで購入できる。

田丸屋本店

わさビーズ

トッピングわさびで料理を彩る

わさび漬けの老舗メーカーが新開発して話題となっている商品。海藻由来の膜に静岡県産のわさび成分を注入して、まるでキラキラしたビーズのよう。ピンポイントで辛味を感じられ見た目もキレイと、トッピングとして人気。

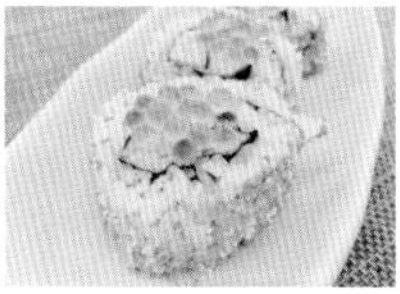

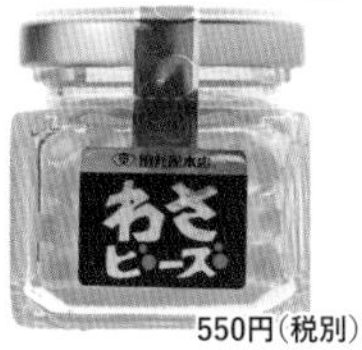

550円(税別)

▲容器もビーズケースのようでかわいらしい。内容量23gで販売中。食べ物にトッピングするとインスタ映えすると、SNSでも話題に。

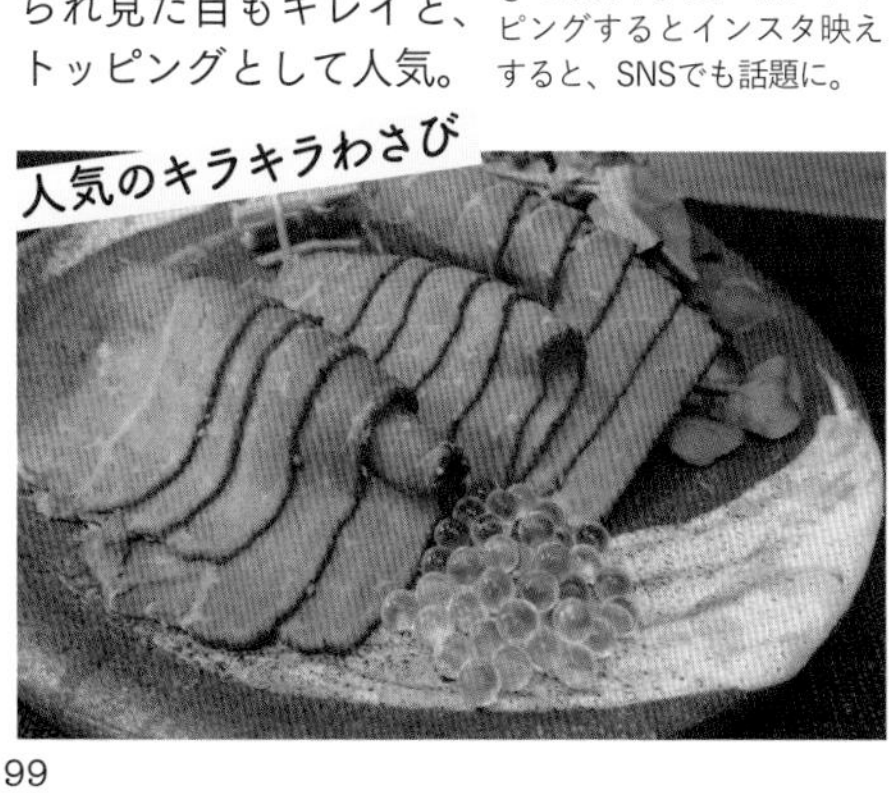

いま注目の

静岡みやげ

静岡みやげは数あれど、いま注目したい商品を編集部が厳選してご紹介。定番の静岡土産とは一味違った選りすぐりの逸品ばかり。プレゼントにしても喜ばれること間違いなし！

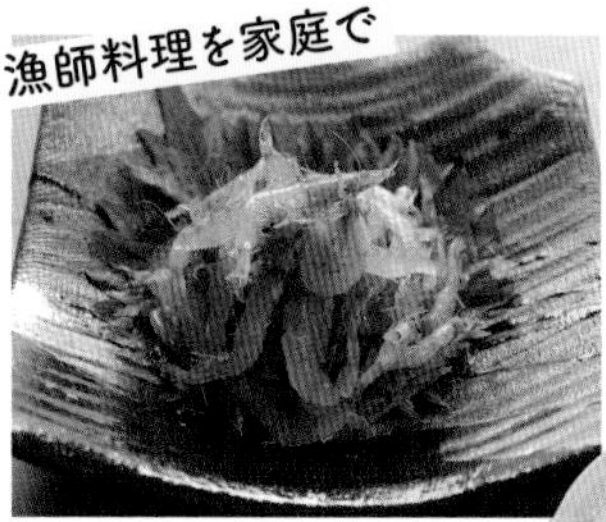

◀特殊製法で桜えびは彩り鮮やか。冷凍保存で、内容量は一つ40g。食べやすくするためにひげを丁寧に処理するなど細部までこだわっている。

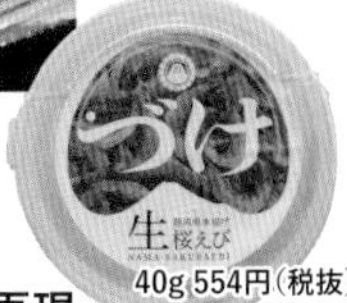

40g 554円(税抜)

おいしい産業株式会社

生桜えびのづけ

最新製法で本格的な味を再現

日本では駿河湾でしか水揚げされない静岡県の特産・桜えびを特製の醤油ベースのタレに漬け込んで作った「づけ」。浦原・由比地区では古くから親しまれている漁師料理の本格的な味わいを家庭でも楽しむことができる。

▶ほのかなオリーブの香りが、ツナの本来の味を一層引き立ててくれる。緑の缶はツナの身がほぐしてあるフレークタイプで、様々な料理に使える。白い缶はブロック状のファンシータイプ。肉厚なので食べごたえがある。

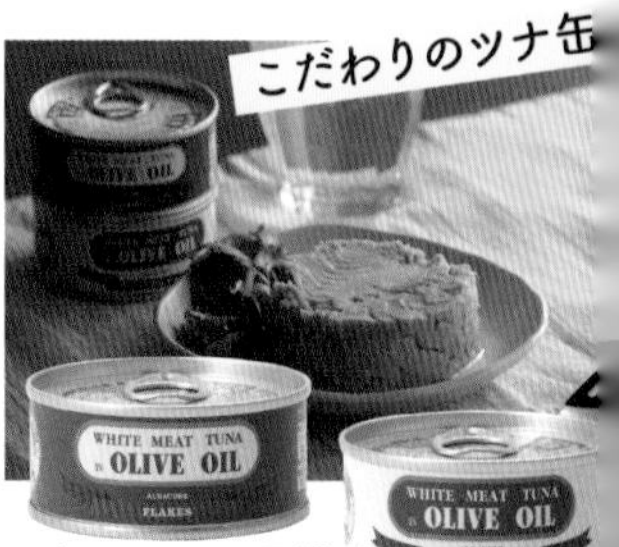

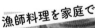

3缶 フレーク 842円(税込)
3缶 ファンシー 907円(税

由比缶詰所

特撰まぐろオリーブ油漬け

びん長まぐろの美味しさをお届け

旬の夏びん長まぐろを100%ナチュラルなピュアオリーブオイルに付けて熟成させたツナ缶。製造は手作業が中心で、製造から半年間熟成して油をなじませてから出荷するというこだわりぶり。地元の人にも愛されている一品。

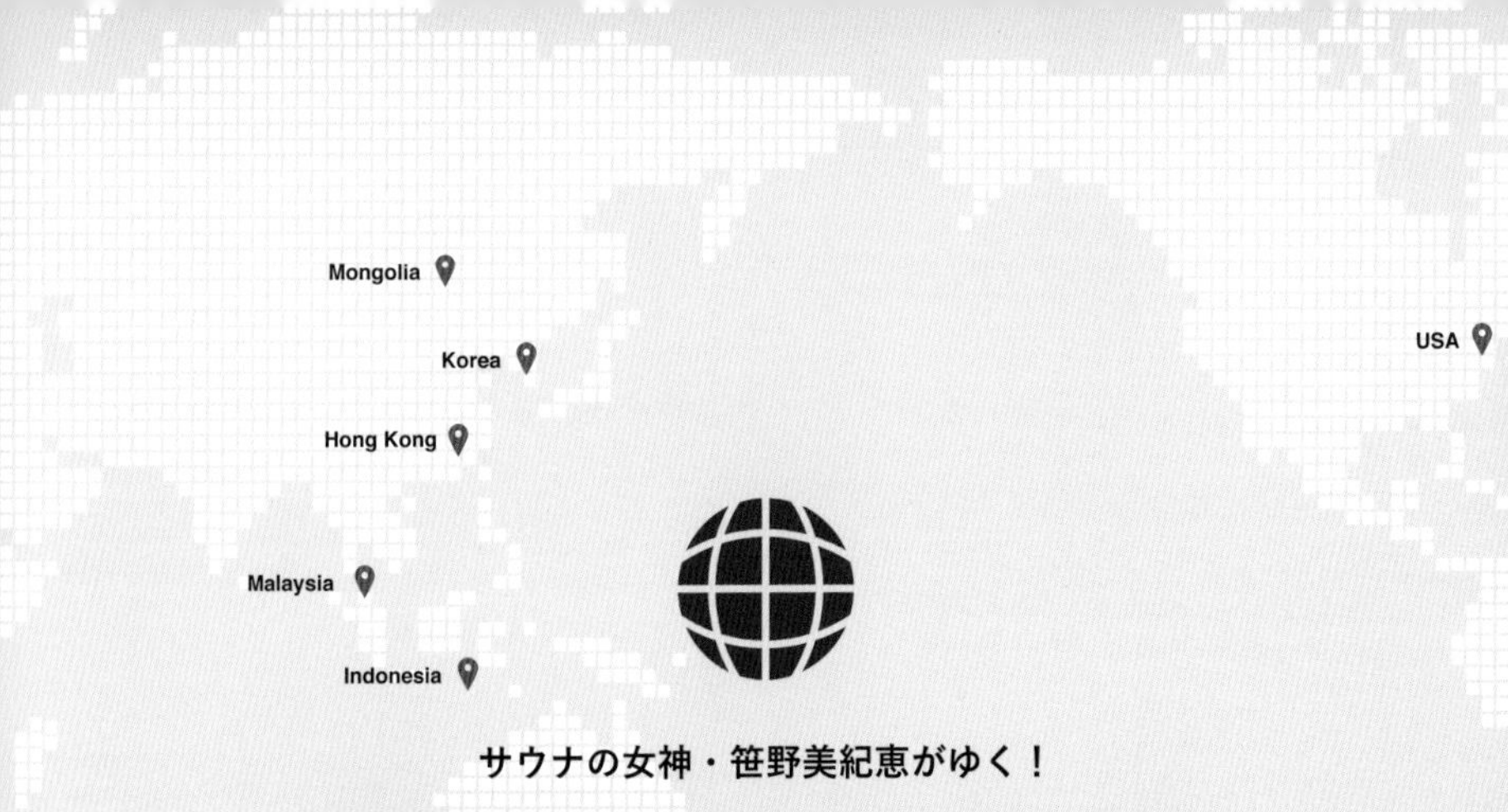

サウナの女神・笹野美紀恵がゆく！

世界のサウナ

"しきじの娘" こと笹野美紀恵です！
学生時代を海外で過ごし、現在も海外でお仕事をしているのですが、時間を見つけては、
行った国々で、サウナに入っています。
そんな私が世界の様々なサウナを皆さんに
ご紹介していきます！

文・写真／笹野美紀恵

ヨーロッパ ―

ドイツ、スペイン、イギリス……国によってスタイルも様々！

ヨーロッパのサウナと一言でいっても種類は様々ですが、まずは、サウナ大国・フィンランドから。サウナを愛する文化が根付いているフィンランドでは老舗から公共サウナまで、色々な種類のサウナがあちらこちらにあります。その中でも代表的と言われているのが、元祖スモークサウナです。その特徴は薪でサウナ室を温めること。煙突がないため、部屋を温めてから入るまでにかかる時間はなんと8時間！ まさに究極の時間配合のサウナなのです。なぜこんなに時間がかかるのか？ それは薪で部屋を温めると煙にむせるだけでなく、一酸化炭素中毒で倒れる危険があるからです。それが落ち着くまで8時間もかかるのです。

スペインのサウナは、ホテルと一緒になっているスタイルが主流です。ネットで「サウナ　スペイン」と検索しても

EUROPE

Spain
Barcelona & Madrid

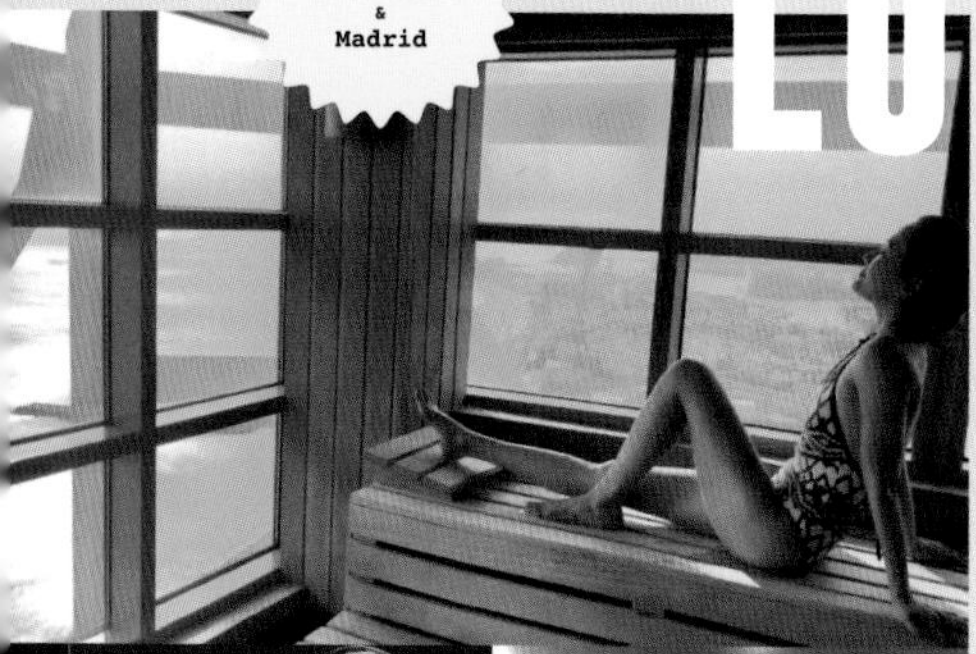
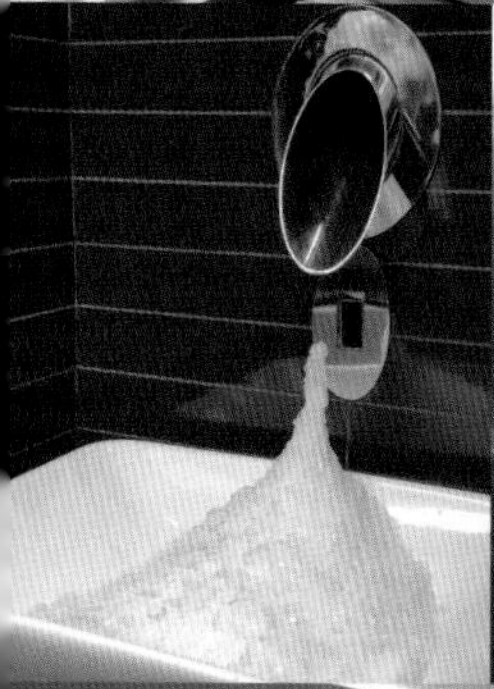
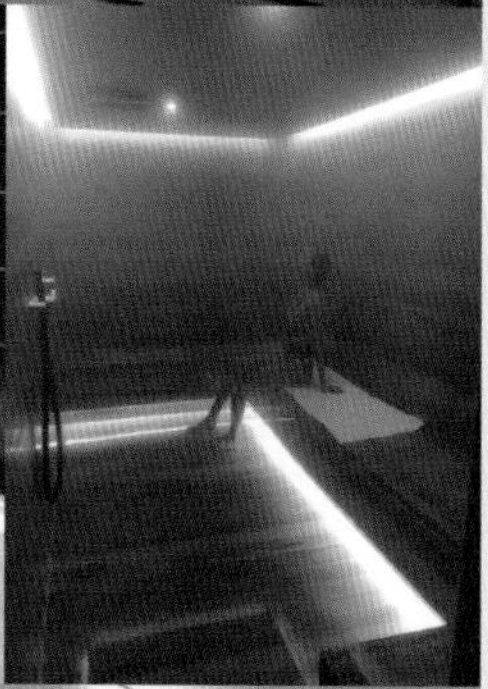
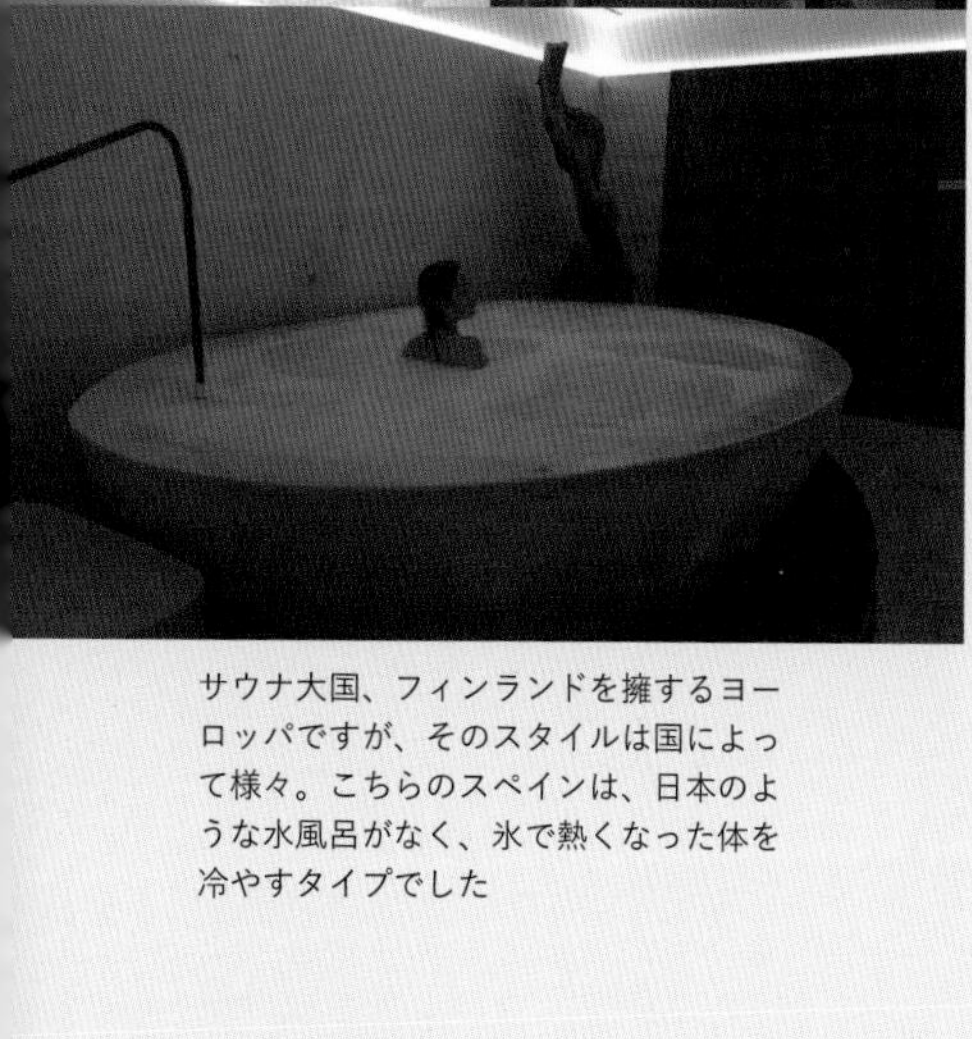

サウナ大国、フィンランドを擁するヨーロッパですが、そのスタイルは国によって様々。こちらのスペインは、日本のような水風呂がなく、氷で熱くなった体を冷やすタイプでした

施設があまり出てきませんが、「ホテルスパ」と打てば出てくるので、スペインへ行った際はそこにご注意を！

スペインは水風呂がないかわり、細かい氷が出てくるスタイルです。サウナ自体はスチームもドライもどちらもあり、デザイン性もばっちり。マドリードなどでは、海岸を眺めながら入れるサウナもあります。お風呂のデザイン性も高く、日本では考えられない円型などでした。水はけがかなりよく、とても気にいってしまいました！

イギリス・ロンドンのサウナでは、プールもあり、水風呂が充実していました。また、水シャワーも数種類あります。シャワー好きの人にはたまらないわね〜。霧タイプ、モンスータイプ、バケツシャワーなどなど。水風呂はいたって普通のプールみたいな感じですが、シャワーでかなり楽しめるのがロンドンの特徴かな。

サウナ施設がまだ数少ないロンドンですが、最近はリラクゼーション推しのようです。入場料は、日本円で約4000円。入ると、飲み物やオレンジなど、飲み放題&食べ放題でした！

私はまだ行ったことないですが、ドイツには「ヨルダンバード」というサウナ・エンターテイメント施設があり、例えるならまさにサウナの武道館といった感じだとか。ドイツ・サウナ協会主催のアウフグース大会があるのですが（スカイスパの社長も行っている）、そこでは、タオルの振り方、水の掛け方など、色々な切り口でサウナを楽しませてくれるのです。まさにサウナの〝さしすせそ〟から色々教えてくれる異次元のようです！

NORTH AMERICA

北アメリカ ―
ニューヨークはお洒落ビル型
カルフォニアの自然派サウナ

まずは、東海岸の大都市、ニューヨークです。マンハッタンにあるためか、サウナの種類の見せ方がお上手！ 色々なサウナをうまく組み合わせて、容積マックスに活かしたコンテンツ型サウナで、男女一緒に入れます。

水風呂のかわりにぬるめのお湯が張ってあるのですが、レモンの皮やオレンジなども浮かばせている、これぞまさにお洒落ニューヨーカーのサウナ・スタイル！サウナの後のガウン・ライト、キャンドルも印象的です！

一方、西海岸のカルフォニアのサウナは、大自然と絶景が楽しめる自然型サウナで、水風呂の代わりに川に飛び込むスタイル。流れる天然の川水風呂にダイブ・インし、大自然の森林浴をめいっぱい楽しめますよ。

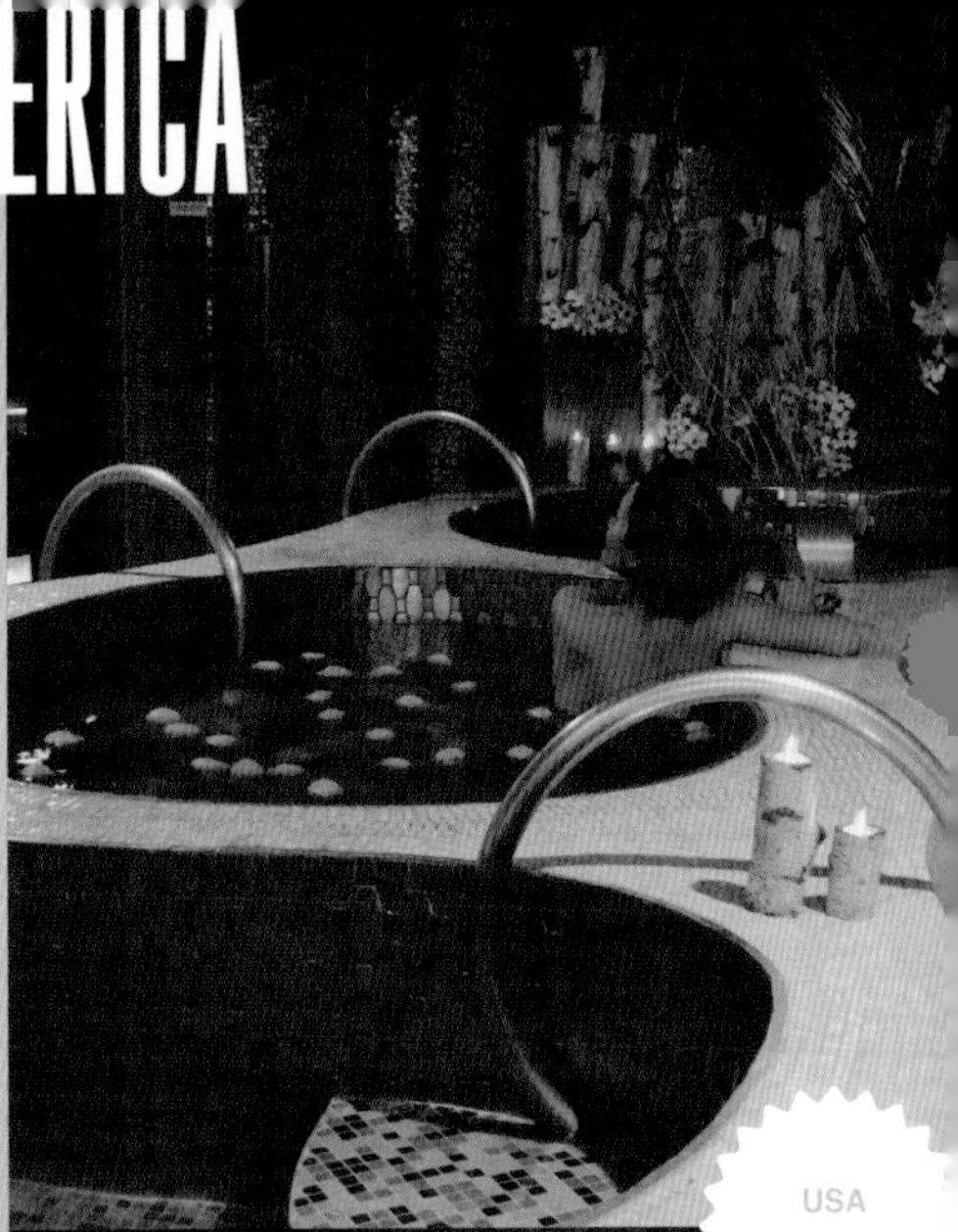

SOUTHEAST ASIA

東南アジア ―
お洒落とスパ三昧ができるバリ
マレーシアはサウナが珍しい!?

スパがリーズナブルな金額で楽しめるバリ島。スパだけではなく、サウナも色々な種類がありますが、私が衝撃を受けたのは、サウナ室の動線の前にネイル、ヘアカット、まつげエクステ、デトックスエステ、ドリンクコーナー、運動コーナーなどがすべてくっついた、まさにキ

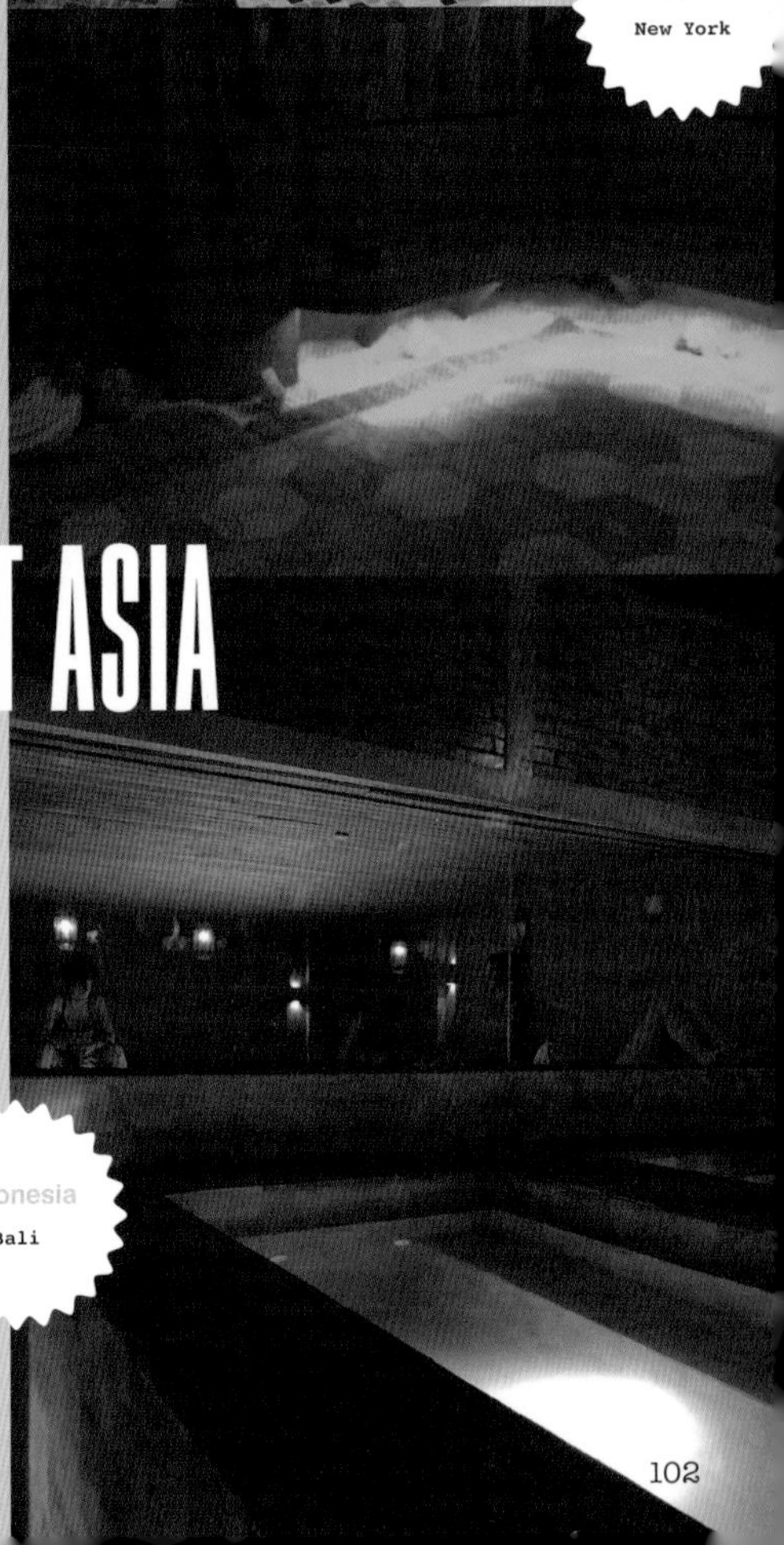

SOUTHEAST ASIA

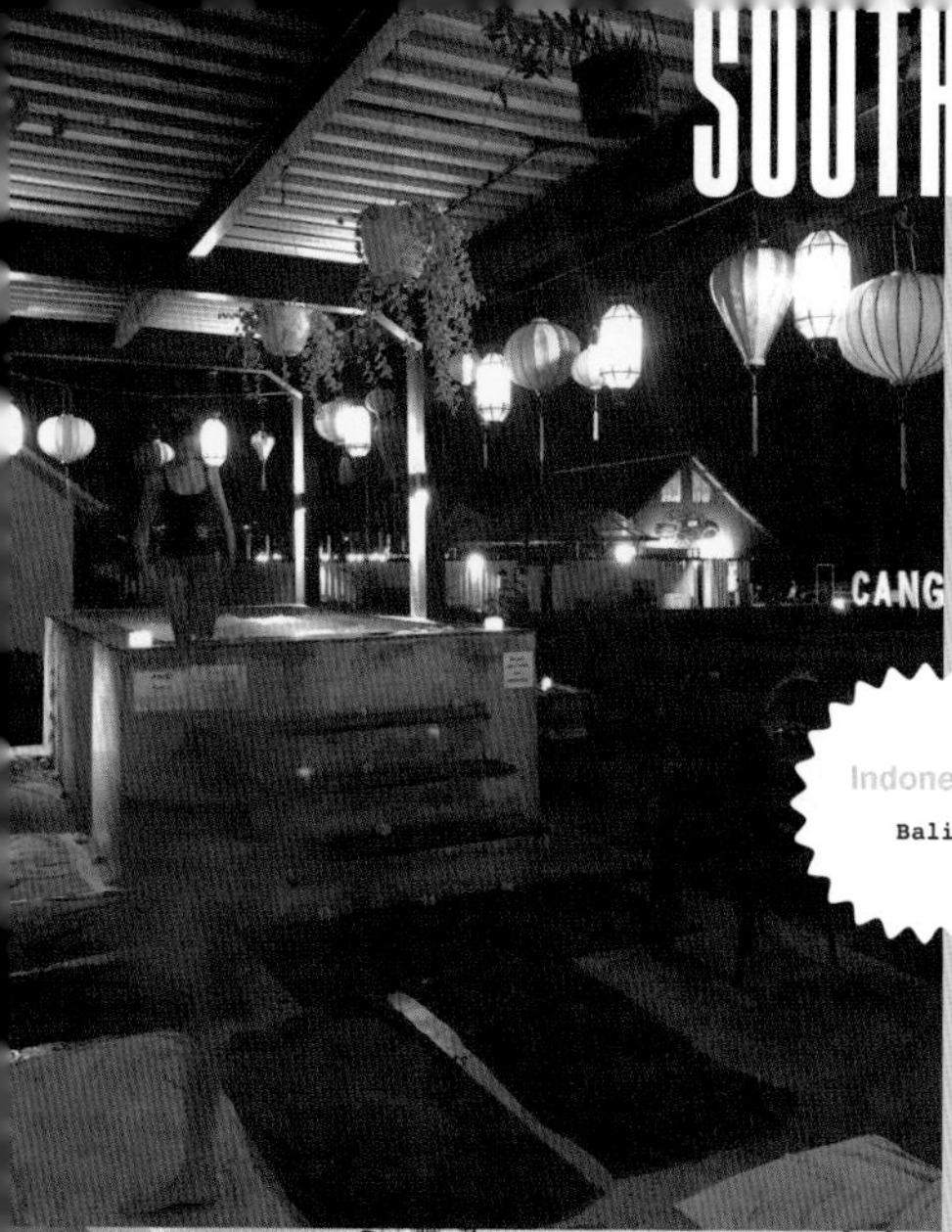

レイを全部叶えてくれる複合型サウナ施設！　ハマムなど、エステ前にサウナに入る文化があるためか、スチームサウナが進化していました。

　マレーシアは、お風呂にお湯を浸かる文化がなく、シャワーがメイン。汗をかきたい私は、サウナをかなり探しましたね～。ようやく辿り着いたサウナですが、客は私ひとりでした……（苦笑）。中に入り、紙ショーツとブラをもらいます。シャワーと浴びて、いざサウナ室に！

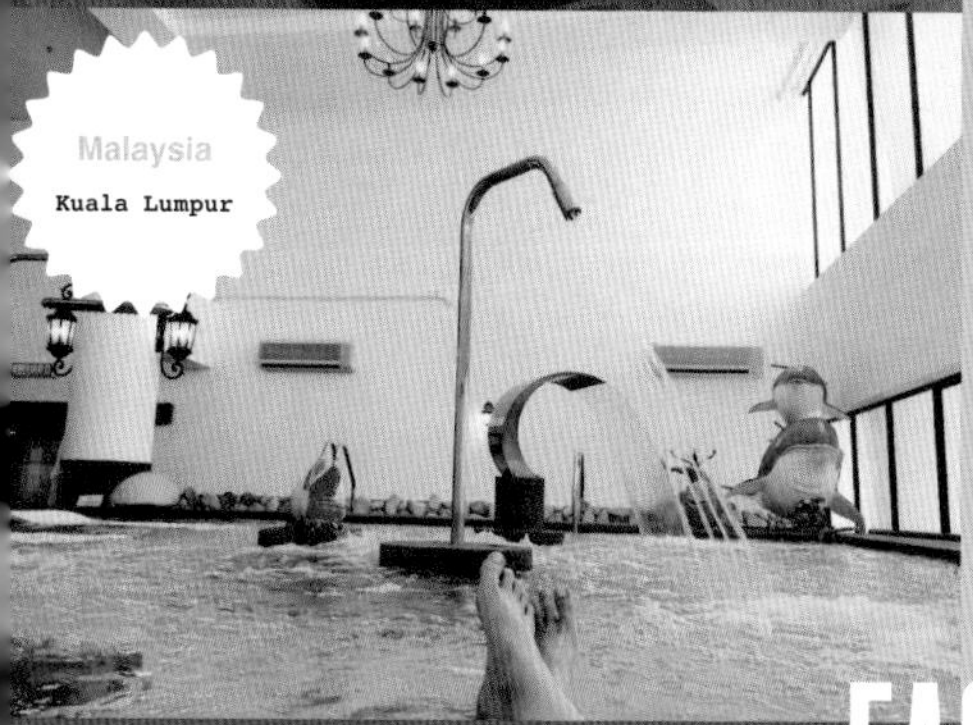

スチームボタンを押すのにひとり担当がついてくれるのですが、これが微妙に恥ずかしかった。

　その後は水風呂だ～！　と思ってみたものの、目の前にあるのは、大きなプール……。そう、マレーシアでは多分、サウナは家族で楽しむ用に造られているのでしょう。シャチなど海獣の大きな彫刻が沢山あったし……。残念ながらマレーシアのサウナ文化はまだまだでした。

EAST ASIA

東アジア ―

韓国薬草の本場サウナ ラグジュアリースタイルの香港

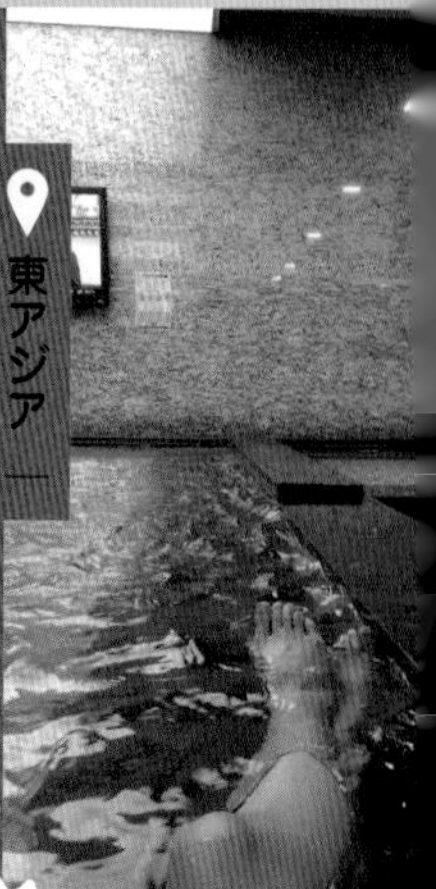

　韓国のサウナは、日本でいうところのスーパー銭湯や大型施設型が多いですね。もちろん本場韓国で楽しむ薬草サウナの特徴は、よもぎが強めなので、薬草サウナを楽しみたいという人にはオススメです！

　辛い、暑いなどの結果をすぐ求める韓国ならではの〝汗蒸幕〟というドーム型サウナの温度は、100度超え！　館内服を着用して入るスタイルなのですが、あまりにも暑いため、入る時は、藁をかぶって、顔に直接暑さがいきわたらないようにします。ですが、これがもう猛烈に暑く、5分もいられない……。

　最近は、韓国でも水風呂が増えており、ホテルライクなサウナでは、上から

EAST ASIA

氷が落ちてくるところも！　また、家族、カップル、友達たちと一日中いても飽きないように、日本でいう岩盤浴的な温度の暑さでゴロゴロできる場所があったりします。

香港ではまだサウナが少なく、サウナ施設自体がホテルに併設しているのが一般的。そんななか、最近ではお風呂のライティングを配慮したお洒落サウナも登場！　香港らしく、お洒落なマダムが好むお洒落ヘアドライヤー、全身鏡作り、ガウンなどすべてが、ハイクオリティーかつハイプライス！

モンゴルは、サウナ施設自体が珍しいようで、まだ発展途上。紙パンツ&ブラをもらってサウナに入るのですが……ぬるい。排水管などもまだまだで、水は循環式でした。

水風呂を重視する日本に対して世界各国のサウナは……

サウナしきじが、全国からお越しいただく理由は、天然水だと思いますが、このように「サウナ」と「水風呂」をセットで考えるのは、案外まだ日本独自のカルチャーなのかもしれません。ご覧いただいて、感じたかと思いますが、日本以外の世界のサウナは水風呂重視というより、エンターテイメント性であったり、景色だったり、別のベクトルに重みを置いているような気がするのです。

逆をいうと日本のサウナで愛好家の方々がよく口にする〝ととのう〟感覚は、まだ世界的には、稀なのかもしれません。だとしたら、今後、〝ととのう〟の魅力が、世界の人々に浸透すれば、色々な国の人たちが日本のサウナを目指す日も来るかもしれないですね！

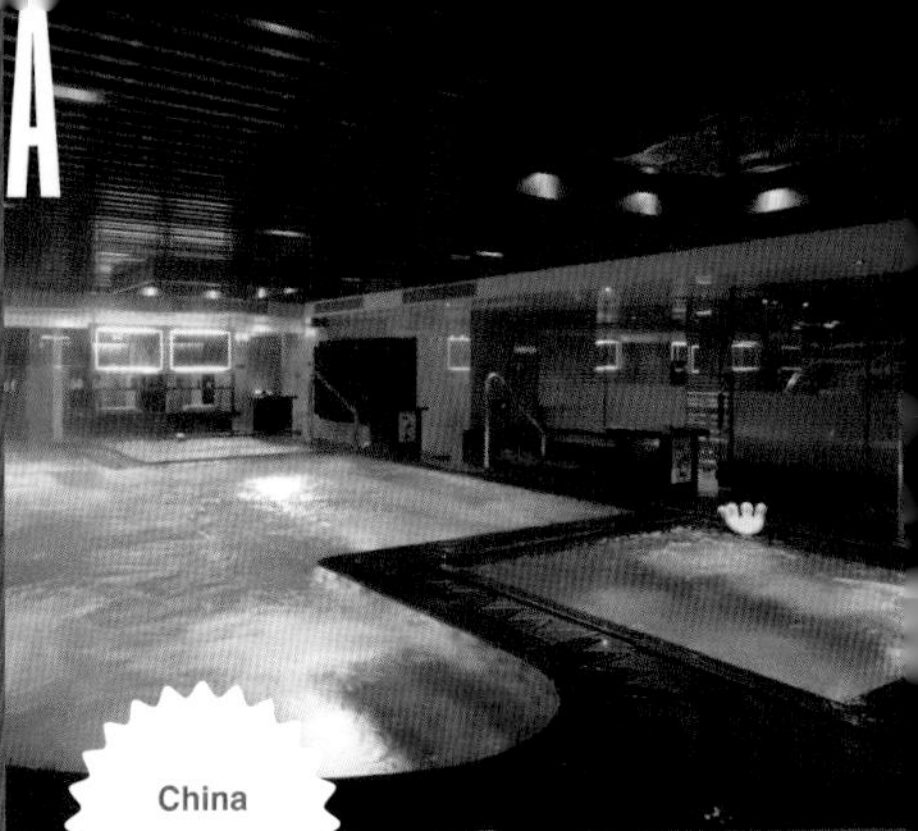

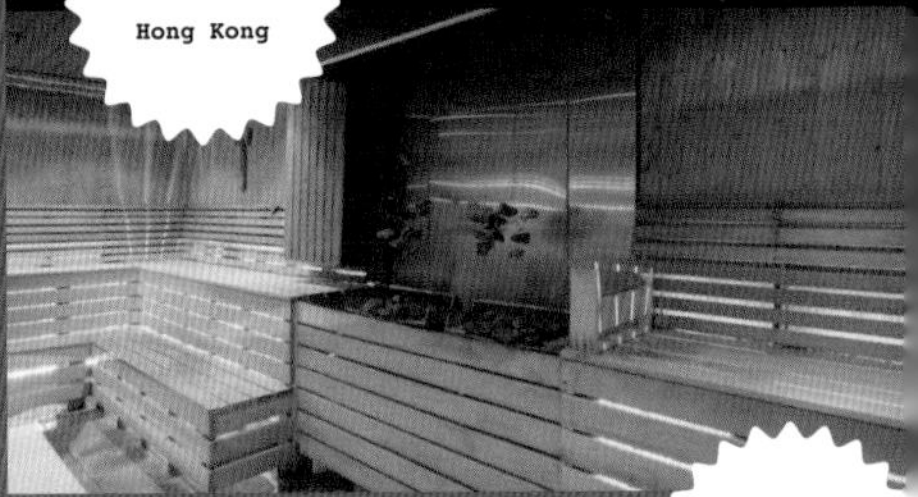

China
Hong Kong

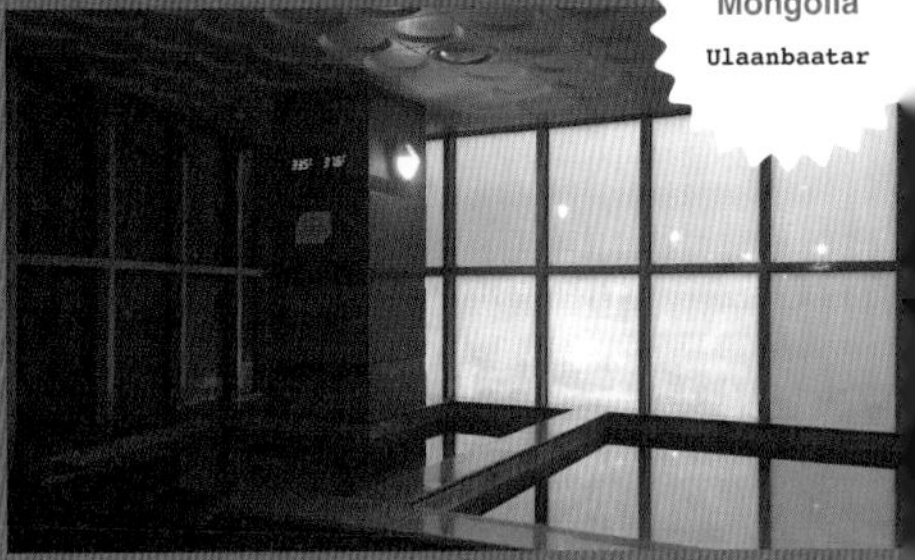

Mongolia
Ulaanbaatar

世界のサウナ・マッピング

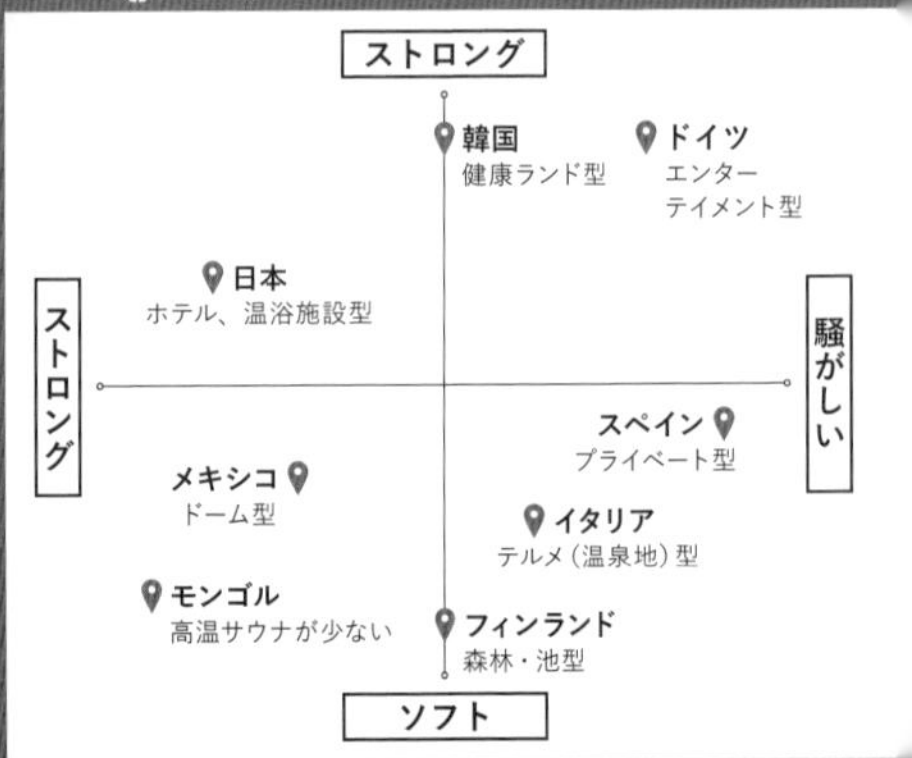

Part.2

We Love しきじ

プロサッカー選手

鄭 大世

Chon Tese

♨**プロフィール**

プロサッカー選手。北朝鮮代表FW。フィジカルに優れ、高い得点力とポストプレー能力を兼備する。２０１５年より清水エスパルスに所属。

あなたにとってしきじとは?

清水エスパルスから移籍をしたら恋しくなるランキングナンバーワンです。

お風呂が大好きすぎて、子ども二人もまだ小さいのですが、週に2、3回は銭湯に行きます。家族で行くので残念ながらしきじには行けないのですが、それでも隙あらば子どもを寝かしてひとりでしきじに行くほど執着しています。

オフの日は絶対行くようにしています。しきじでサウナと交代浴を5セットすると、不思議なほど次の日体軽くなり、走ることが気持ちよくなり、パフォーマンスもぶち上がります。

気持ちいいのは、サウナで自分とギリギリまで格闘して、水風呂で頭から飛び込んで滝を浴び、意識が朦朧とするあの陶酔感、その後湯船での天国にいるようなフワーッとした感覚の時に「あー、これが幸せというものなのか」といつも感じます。僕にとってしきじは「幸せのありか」です。

挙げたらキリがないのですが、食事が美味しく、おすすめはサバ定食です。

そして何よりも特筆すべきものは「昭和の名残」です。「人と人との思いやり」は大切ですが、現代では行き過ぎたマナーの押し売りが世間の常識になっていて、お互い監視しているようで息苦しく感じる人が多いと思います。そんな現代の束縛から解放される「人と人の許し合い」が存在する、昭和の本当の人の温もりを感じられる空間がしきじにはあります。

そんなしきじを愛している多くの人の中の一人です。

Chon Tese

マンガ家

森下裕美

Morishita Hiromi

♨プロフィール

マンガ家。代表作に『少年アシベ』『ここだけのふたり!』など。中でも『少年アシベ』はアニメ化され、登場キャラクターのゴマちゃんは、幅広い世代に人気のキャラクターに。

あなたにとってしきじとは?

万人のオアシス、サウナのしきじさんで初めて体験した、薬草サウナ→天然水風呂×3の気持ち良さ!!

NEW STANDERD 代表取締役役

久志尚太郎

Kushi Shotaro

♨プロフィール

NEW STANDARD株式会社代表取締役。Business Design&Brand Studioをはじめとする組織開発を牽引してきたほか、クリエイティブディレクターとしても事業開発・クライアントワークに従事する。↘

Kushi Shotaro

しきじの好きなところ

味噌汁とマッサージ。サウナ? もちろん大好き。水風呂? もちろんアイシテル。

あなたにとってしきじとは?

もっとも思い出があるサウナ。3泊4日でしきじに宿泊して経営合宿をしたり、1月1日元旦しきじ参りなど。忘れられない思い出しかない。

実業家

松尾大

Matsuo Dai

♨プロフィール

実業家。福祉施設やフィットネスクラブを経営する。愛称は「ととのえ親方」。2017年にプロサウナーの専門ブランド「TTNE PRO SAUNNER」を立ち上げ、19年2月には友人の医師らとサウナの最適な入り方を提唱する「日本サウナ学会」を設立した。

しきじの好きなところ

施設内なのに大自然を感じさせる母なる大地的水風呂、↖

Matsuo Dai

笹野美紀恵の明るさ。

あなたにとってしきじとは?

しきじって男か女か?　だと女性的な感じがする。母性を感じるサウナ界の母親的施設。

Sawa Madoka

圓窓　代表取締役

澤円

♨**プロフィール**

株式会社圓窓代表取締役。プレゼンテーションやコミュニケーションの講師、ベンチャー企業の顧問も数多くつとめる。２０２０年８月まで日本マイクロソフトにてマイクロソフトテクノロジーセンターのセンター長。幅広いテクノロジー領域のトピックをあらゆるセグメントの顧客に啓蒙する役割を担ってきた。プレゼンの神様とも呼ばれている。

しきじの好きなところ

床から天井まで温度と湿度の妥協のない薬草サウナに圧倒されました。↘

Sawa Madoka

あなたにとってしきじとは?

まさに聖地。なんちゃってサウナに二度と行けない体になった予感……。

Kuroda Natsuki

アナウンサー

黒田菜月

♨**プロフィール**

静岡放送アナウンサー。２０１５年静岡放送（ＳＢＳ）に入社。スポーツ番組や朝の情報番組などに出演中。趣味はゴルフと音楽フェス参戦。

しきじの好きなところ

薬草サウナの強力スチームは、3分でお肌がもちもちになります！　キンキンに冷えた〝おいしい地下水〟も極上です。

あなたにとってしきじとは?

刺激的な癒し空間！　疲れた時に仕事帰りに立ち寄ると、次の日は元気に出勤できます！（笑）

俳優

磯村勇斗

Isomura Hayato

♨プロフィール

俳優。2015年テレビ朝日『仮面ライダーゴースト』の仮面ライダーネクロム／アラン役を演じ注目を浴びる。2017年NHK連続テレビ小説『ひよっこ』では前田秀俊役を務めたほか、映画『今日から俺は‼ 劇場版』に出演するなど、映画やドラマを中心に活躍中。

しきじの好きなところ

2種類の高温サウナと富士山の恵みを受けた水風呂。そのローテンションで生まれる天国への道。

あなたにとってしきじとは？

心身共に浄化してくれる最高峰の神聖なサウナ。静岡出身の僕にとってしきじの水風呂は点滴のようなもの。

スカイスパYOKOHAMA社長

金 憲碩

Kin Kenseki

♨プロフィール

横浜の人気サウナ、スカイスパYOKOHAMA社長。国際サウナ協会（ISA）理事。2017年に日本初のコワーキングサウナをつくるなど、サウナーから常に注目を浴びる。

あなたにとってしきじとは？

日本トップレベルの水風呂は薬草サウナでしっかり蒸された心身を天国へと導いてくれる。

ロハスコミュニケーションズ代表取締役

中俣拓哉

Nakamata Takuya

♨プロフィール

株式会社ロハスコミュニケーションズ代表取締役。傍ら、神田カレー街活性化委員会の委員長として自ら企画する「神田カレーグランプリ」は毎年数万人の規模にも及ぶ大人気企画イベント。

↖

Nakamata Takuya

あなたにとってしきじとは?

サウナしきじは、僕にとって革命でした。特に水風呂！　サウナでガンガンに汗をかき、まろやかな天然水の水風呂に飛び込む。そう、それはスパイスの効いた辛いカレーの後にラッシーを流し込む快感と同様、もうやめられません！　あぁ早く行きたい！

静岡市長

田辺信宏

Tanabe Nobuhiro

♨プロフィール

静岡市長。静岡市議、静岡県議を務め、２００３年には衆院選出馬のため県議を辞職。大学講師などを経て２０１１年より市長を務める。

あなたにとってしきじとは?

サウナしきじは静岡市の誇りです！　しきじとセットでぜひ静岡市を楽しんでください！

プロサウナー

濡れ頭巾ちゃん

Nurezukin-chan

♨プロフィール

「ととのったー！」の生みの親。全国のスパ・サウナ施設をめぐり、酒場に繰り出す日々を綴ったブログ「湯守日記」主宰。実は最初にしきじを「サウナの聖地」と称し、また「サウナー」「サウナめし」「あまみ」など、サウナ愛好家間では当たり前のように使用されている言葉の名付け親でもある。

しきじの好きなところ

しきじスタッフの溢れるサウナ愛。

あなたにとってしきじとは?

サウナ・水風呂・休憩を繰り返すことにより、得られる多幸感、恍惚感を「ととのう」と称していますが、（サウナに入らずとも）もはや「しきじ」と唱えるだけでととのうことができる、サウナの聖地。

アナウンサー

松下翔太郎

Matsushita Shotaro

プロフィール

テレビ静岡アナウンサー。「ただいま！ テレビ」（月曜～水曜）ニュースキャスターやJリーグ、春高バレーなどの実況を担当する。趣味は野球やエレキギター。

しきじの好きなところ

肌と心が潤う「水」！ 水風呂で包まれ、天然水を飲む癒しの瞬間。疲れはとれ、肌も潤い……いいことしかないです！

あなたにとってしきじとは？

勝負の前、疲れた時、悩みがあるときなどいつでも「気持ちも整えてくれる」私にとって究極のリラックス空間です。

小杉湯番頭・イラストレーター

塩谷歩波

Enya Honami

プロフィール

高円寺の銭湯・小杉湯の番頭兼イラストレーター。訪れた銭湯は200軒以上。SNSで公開した銭湯のイラストが話題となり、数々のメディアに出演。イラストは『銭湯図解』（中央公論新社）にまとめられた。

しきじの好きなところ

お風呂上がりにだらだらできる二階ゾーンが大好き。布団をひいてホカホカの体でゴロゴロするのが大好きです。

あなたにとってしきじとは？

新幹線でいける、体も心も剥き出しになり安らげる場所。

ゴマフアザラシ

ゴマちゃん

Goma Chan

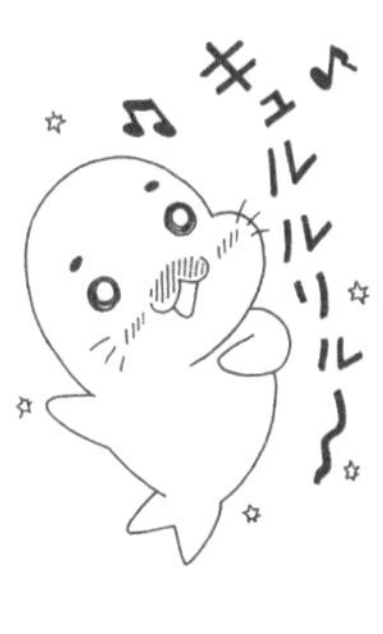

サウナしきじ
スタッフからの手紙

サウナは1000年以上前からフィンランドで伝わってきた健康文化であり、一方、山・川・地下水に恵まれた日本でも風呂文化は脈々と受け継がれています。

近年のこの2つの文化が融合したような日本式サウナが爆発的な人気を得ており、絶好の機にこの本が出版されたことは、とても意義深いものがあります。

マンガ、写真などを多用し、読み始めると一気に完読してしまう、わくわく感がぎゅっと詰まった楽しい一冊になっています。

今後、この本が多くの人の目にとまり、さらにサウナの魅力がより多くの人の心に届くことを願っています。**Team厨房　大井、仁藤、長倉**

コロナウイルス で日本中がたいへんなことになっていますが、サウナしきじも負けずにふんばっています。スタッフ一同、精進して皆様のご来店をお待ちしております。　**フロント係　坂下、阿達、大澤**

この本を読んで、よりサウナを好きになってくれる人が増えたら幸いです。　**清掃　渡辺、加藤（み）、加藤（ち）**

この本を通じてサウナの魅力が多くの人に届き、サウナブームがますます盛り上がることを願っております。　**マネージャー　大村**

敷居は高くない！　無理せず自分のペースで入ろう!!

ブームの今だから知りたい！

初心者向け サウナの入り方講座

なんだかサウナが流行しているらしいけれど、一部のマニアのためのものじゃないの？　と思っている方がいるかもしれない。しかしそんなことはない。だけど尻込みしてしまう気持ちもわからなくない。基本的な知識を身につけて、サウナをまずは楽しんでみよう！

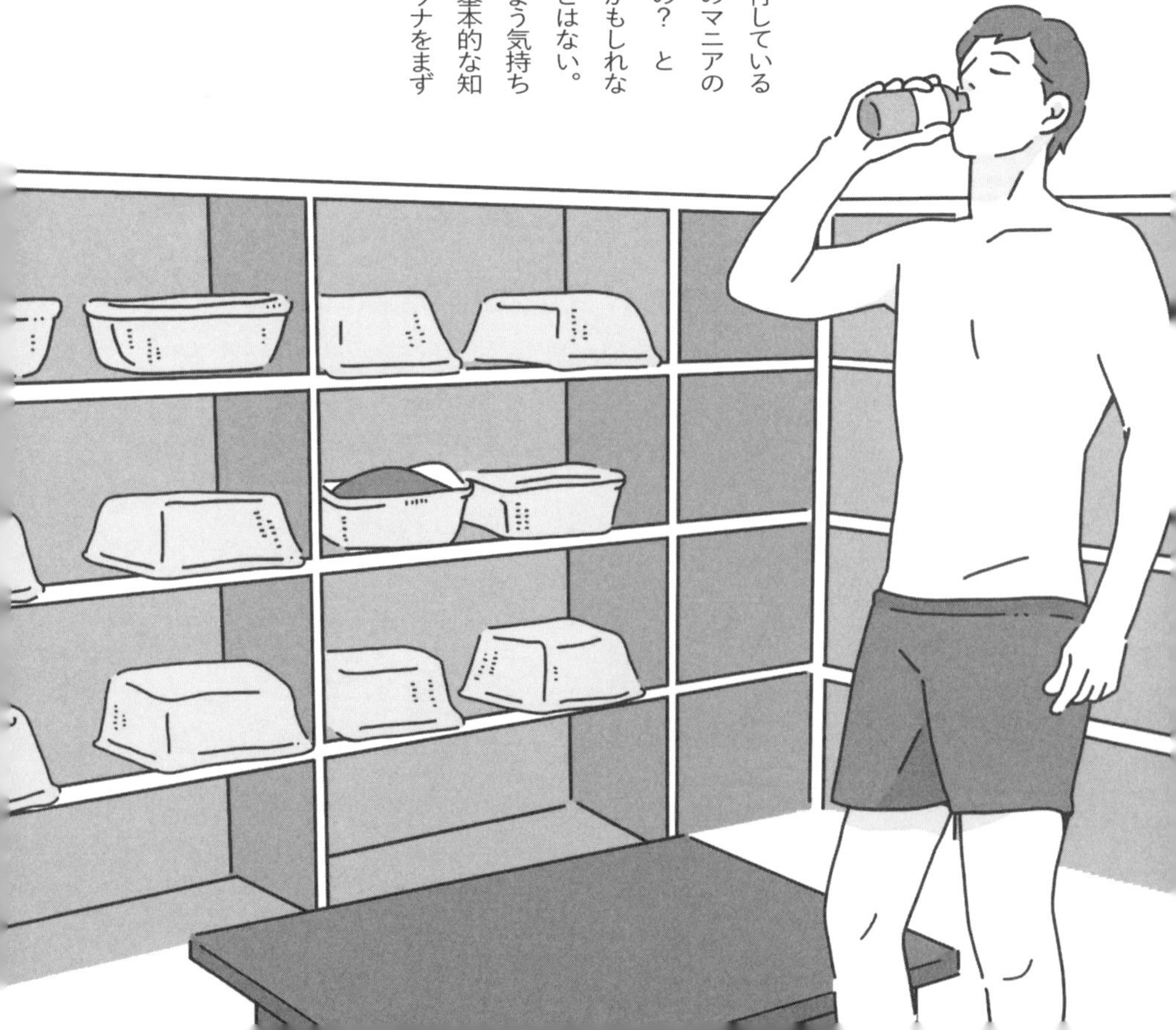

サウナに入る前に

サウナを楽しむためには、きちんとした準備が必要だ。
これを怠るものはサウナに入るべからず。

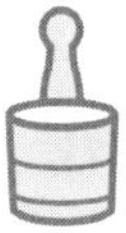

かけ湯をしよう!

浴室に入ったらしっかり髪と体を洗うこと。全身をくまなく洗うことが、最低限のマナーだ。最初に汚れや油分を落とすことによって、汗をかきやすくするという効果もある。

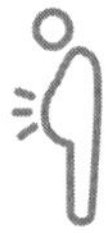

満腹はNG!

風呂と同じようにアルコール摂取したり、食後のサウナは避けるべき。特に満腹状態で入ると、消化に必要な血液が、体全体に分散してしまい消化不良に、気持ち悪くなる恐れがある。

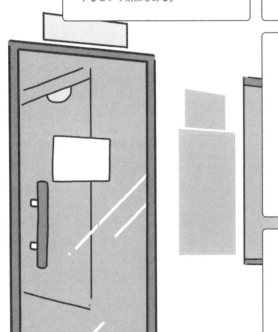

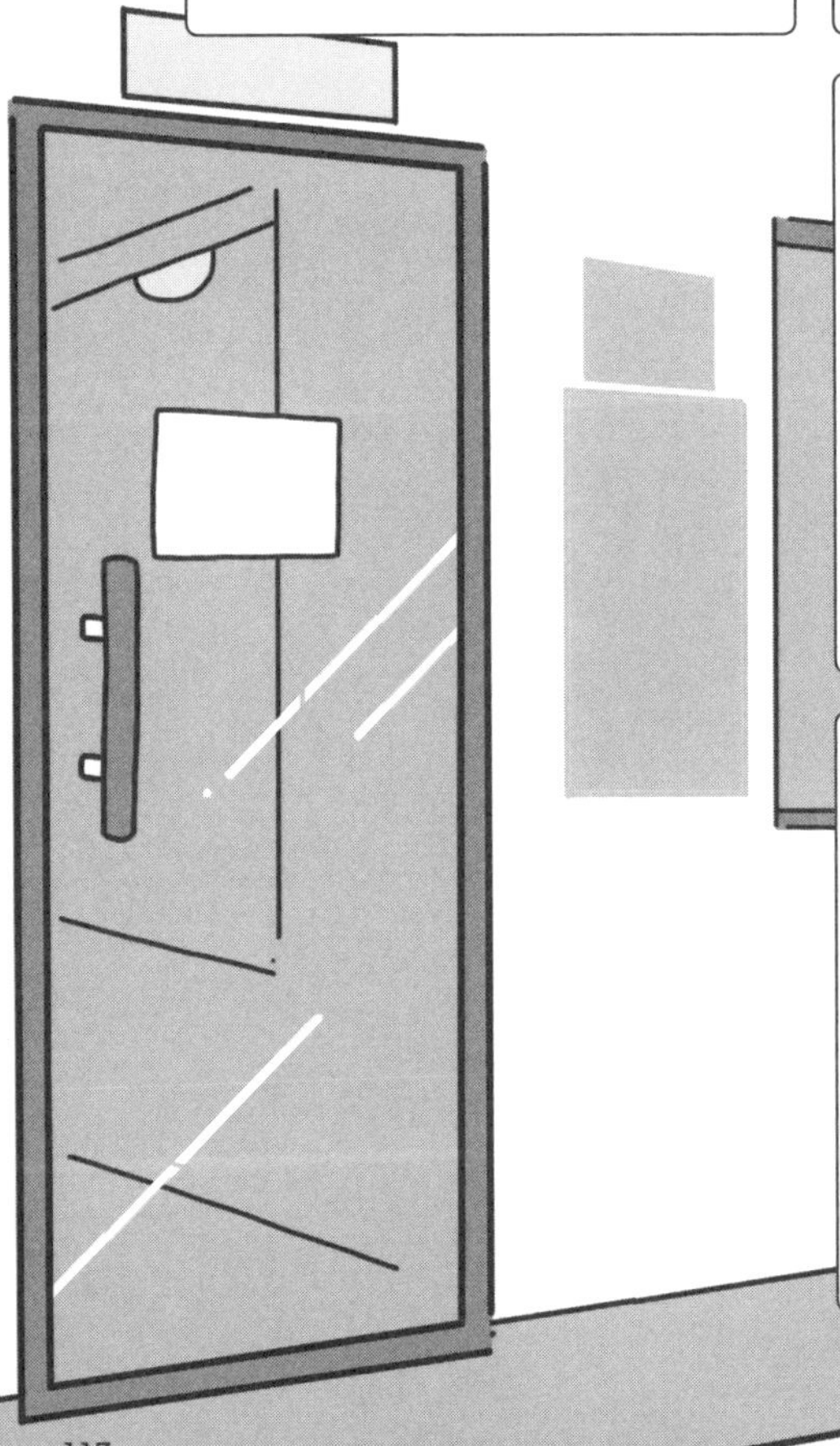

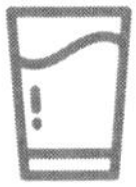

水分補給をしよう!

とにかくサウナでは汗をたくさんかきます。脱衣所には冷水機が置いてあることが多いので、しっかりと水を飲もう。お腹の冷えが気になるときは常温の水か白湯で。

タオルは必須

しっかりと体の水滴を拭く。股間を隠すなどマナーという側面、サウナハットの代用といった実用面的にもタオルは必要。タオルを石鹸で洗って香り付けするのもオススメ。

Good Sauna Manners

サウナに入ったら

きちんと準備したら、いよいよ入室。さぁ、静かに
サウナ室のドアを開けよう！

**最初は5分ぐらい
慣れたら少しずつ延長しても**

初めてはきっと10分も入っていられない。無理をせず、5分程度から始めよう。サウナ室には12分で一周する時計があるので、これを目安に。大事なのは時間で勝負しないこと。

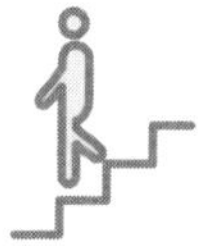

**まずは下段に
さらに熱いのは上段へ**

サウナ室のどこに座るか。階段上になっている室内は、熱は昇っていくので、おおよそ上段は90℃、中段は80℃、下段は70℃と一段ごとに温度が違う。初心者は下段に座ろう。

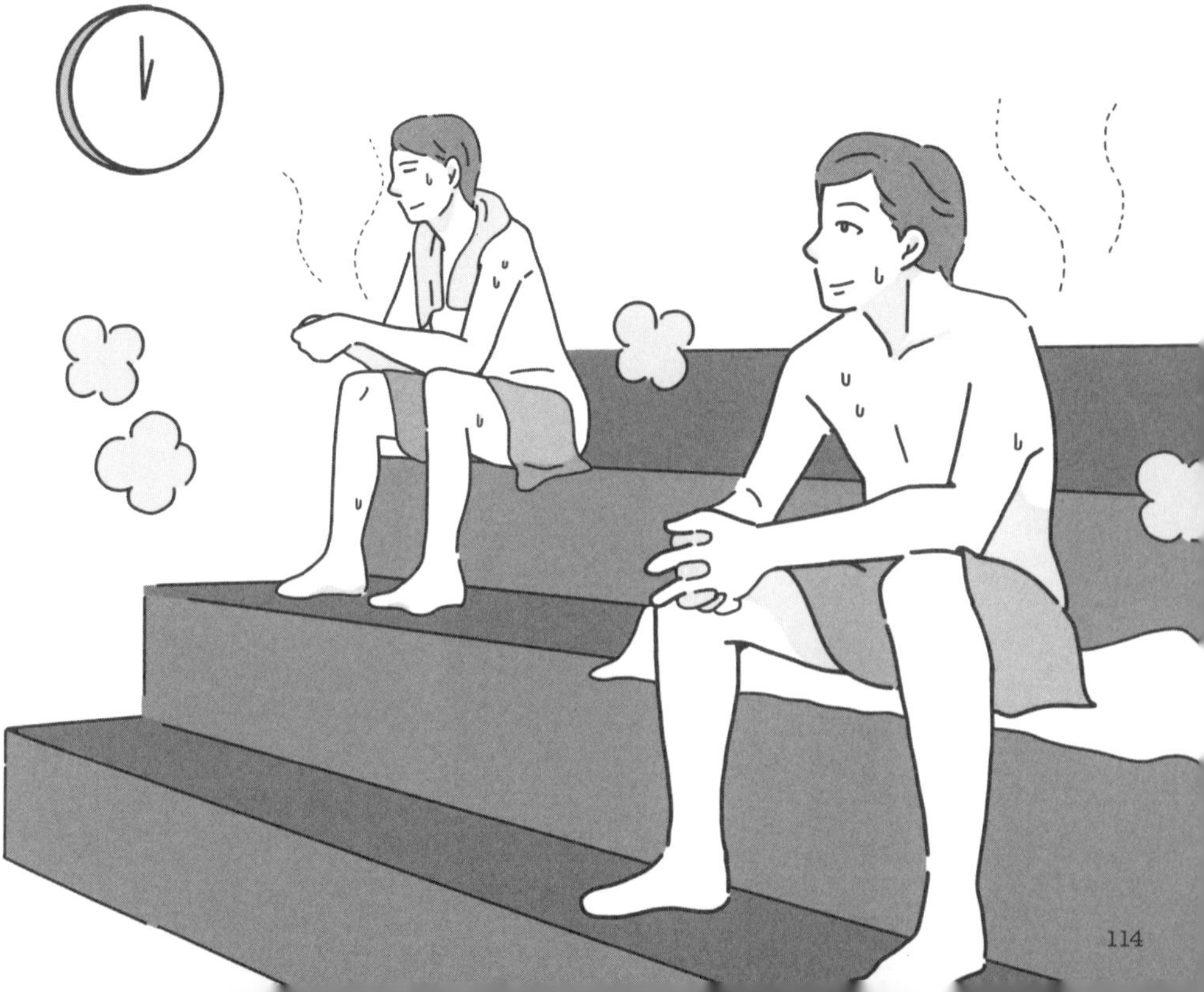

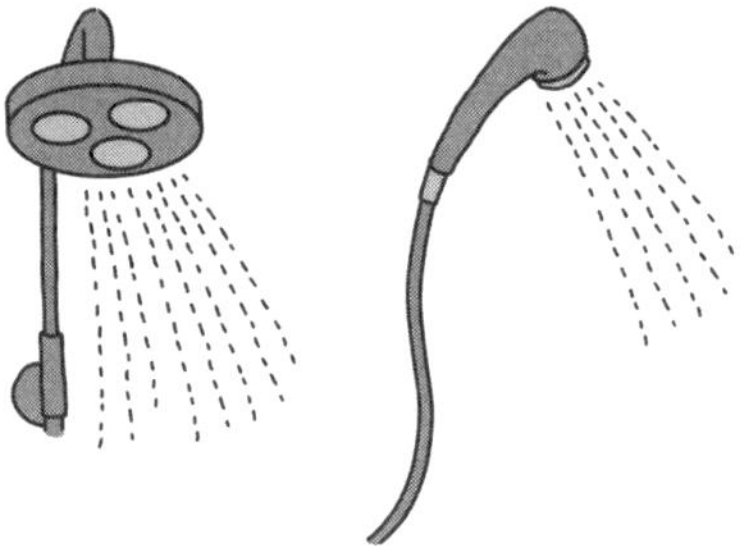

シャワーで汗を流す

汗を流さないのは絶対NG。なぜなら水風呂の衛生面がかなり悪化するからだ。熱いシャワーでの「かけ湯」や水の冷たさに慣らす「かけ水」をして、そっと入水しよう。

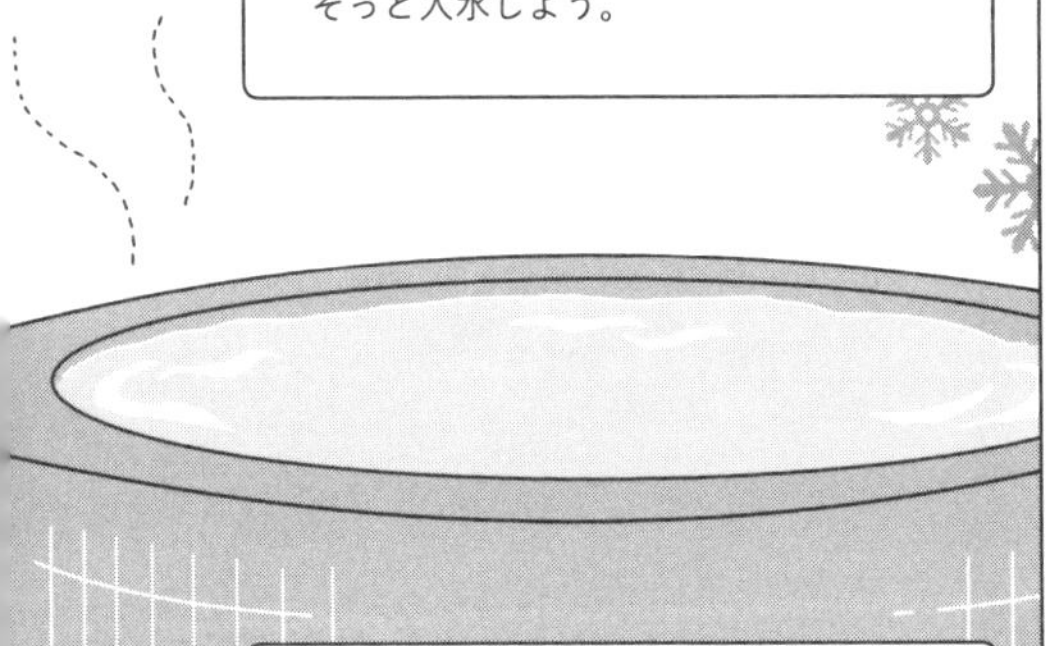

水風呂は30秒から1分

サウナの真髄は水風呂にあり。初心者が大切にすべきなのは、思い切り。時間にして1分も入らなくていいくらい。さっと入って、すぐ出てじんわりとした温かさを体感しよう。

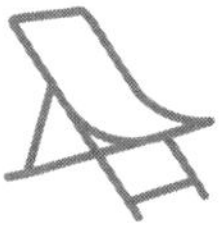

休憩をいれて3〜4セット

水風呂から上がったら休憩スペースへ。イスやリクライニングチェアを利用して、リラックス。使い終わったイスにかけ湯をしておくと、かなりマナー上級者。ここまでの一連の流れを3、4回続けよう。

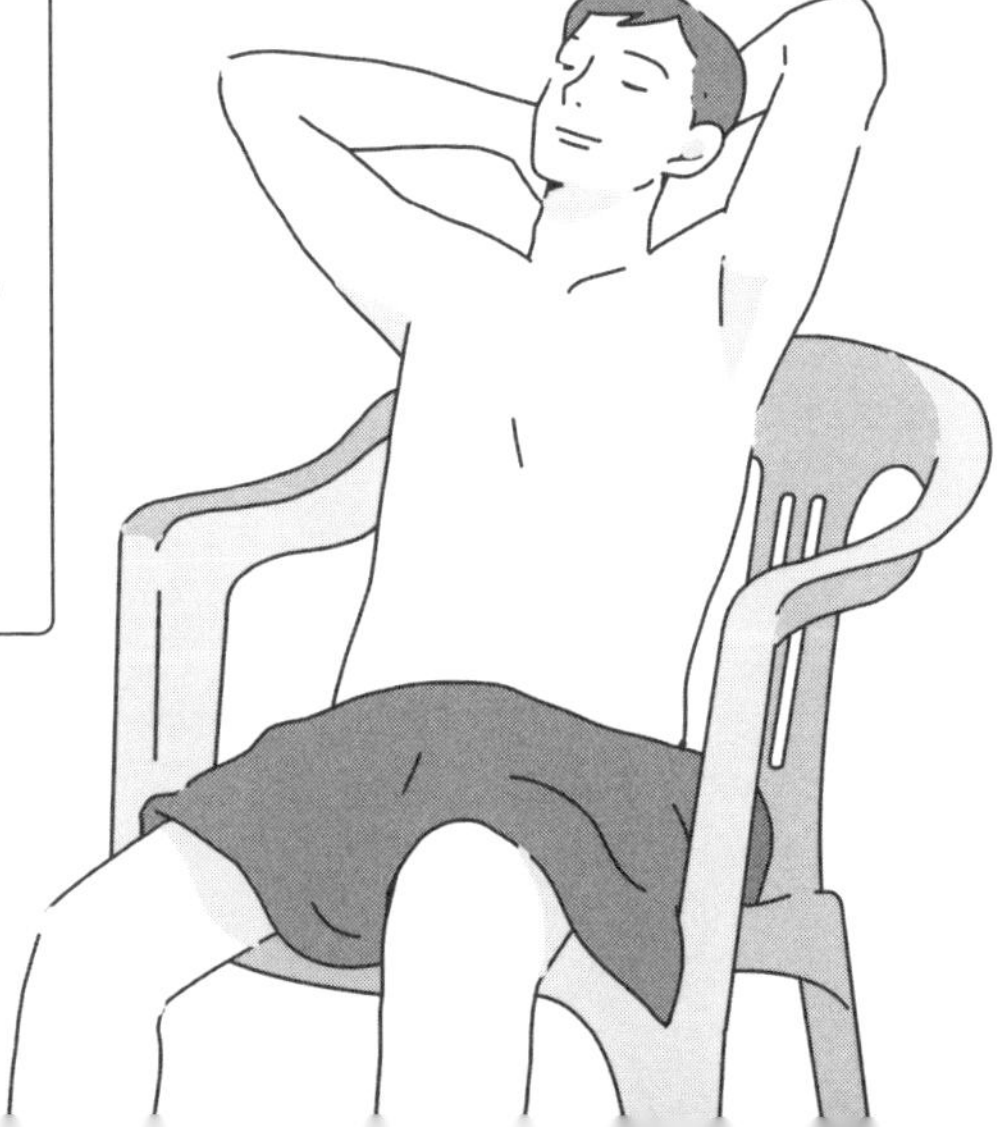

サウナビギナー Q&A

サウナ初心者によくある質問、素朴な疑問を解決します。

Q.もっとサウナを楽しみたい

A.サウナの魅力にハマってきたら、サウナに入る時間や回数を増減してみましょう。また、少し方法を変えてみのもオススメです。サウナ入室前に湯船に入って温まる。温度が高いサウナの上段、暖炉前に座る。下半身が冷える場合は、あぐらや体育座りをするなど、自分の体調と好みに合わせて無理せず変更してみましょう。

Q.水風呂ってなぜ必要なの?

A.サウナで温まるだけでなく、水風呂と休憩を入れることで温浴効果をより高めることができるからです。火照った体を引き締めて、その後、休ませることができればいいので、水風呂が苦手な人は、最初は、30℃くらいのシャワーを浴びるのでもOK。水風呂に膝下くらいまで入る、水風呂の水を足首にかけるだけでもいいのです。

Q.サウナはなぜ健康にいいの?

A.サウナの効能は一言でいうと、血流が良くなることです。これにより、栄養が全身に届けられ、老廃物を排出することで新陳代謝が上がります。すると、疲労回復、免疫力アップされ、安眠、爽快感が得られるのです。また、自律神経が鍛えられるので、メンタルが安定し、イライラしにくくなるという精神的な効能も得られます。

Q."ロウリュウ"ってなに?

A.日本では熱した石に水をかけて、発生した蒸気をあおぐサービスを「ロウリュウ」という場合が多くみられます。ですが厳密には、焼け石に水をかけることをいい、蒸気をあおぐことは「アウフグース」と言います。ロウリュウを行うことで、一気に室内の温度が上がり、あおぐとダイレクトに蒸気が体にあたり発汗を促します。

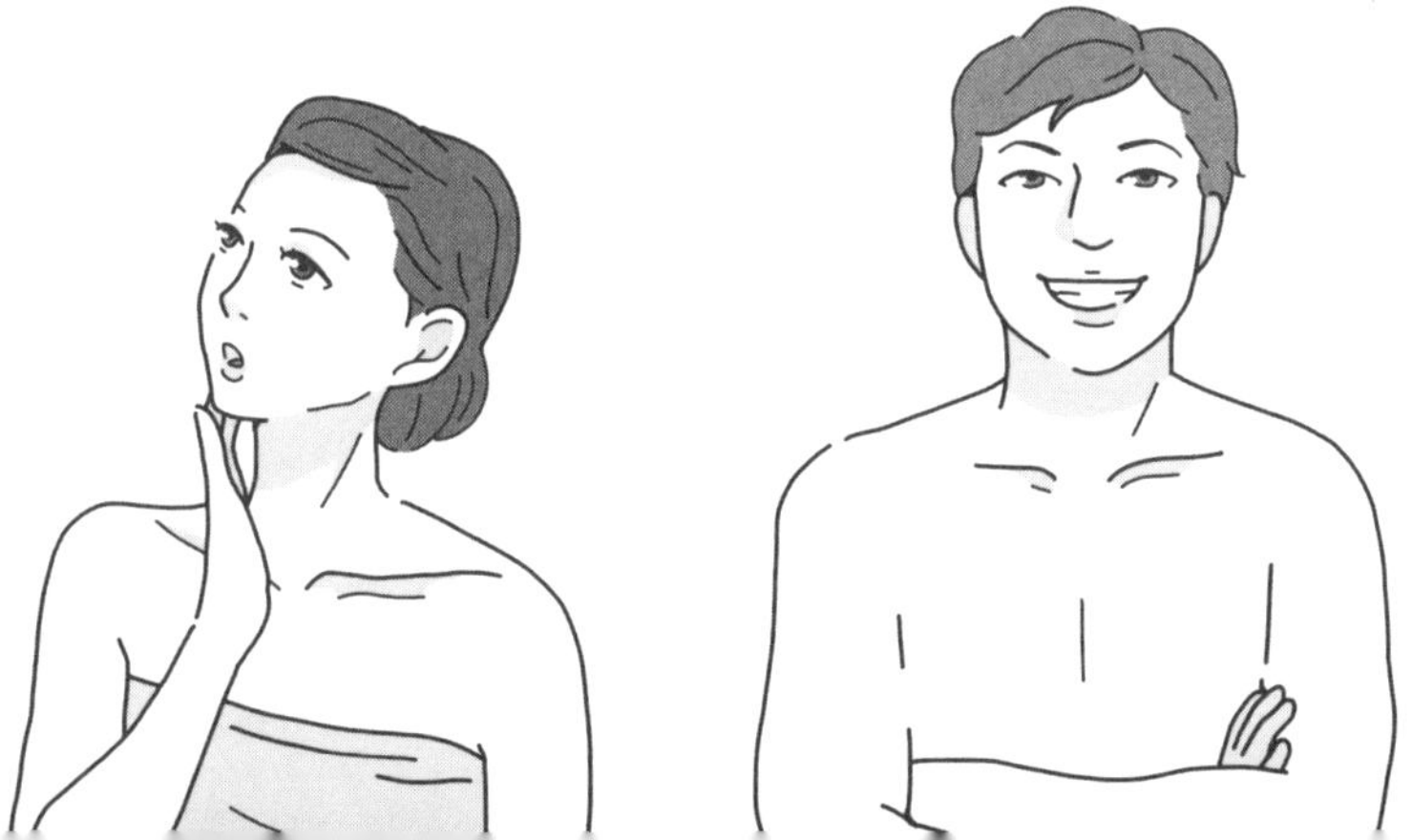

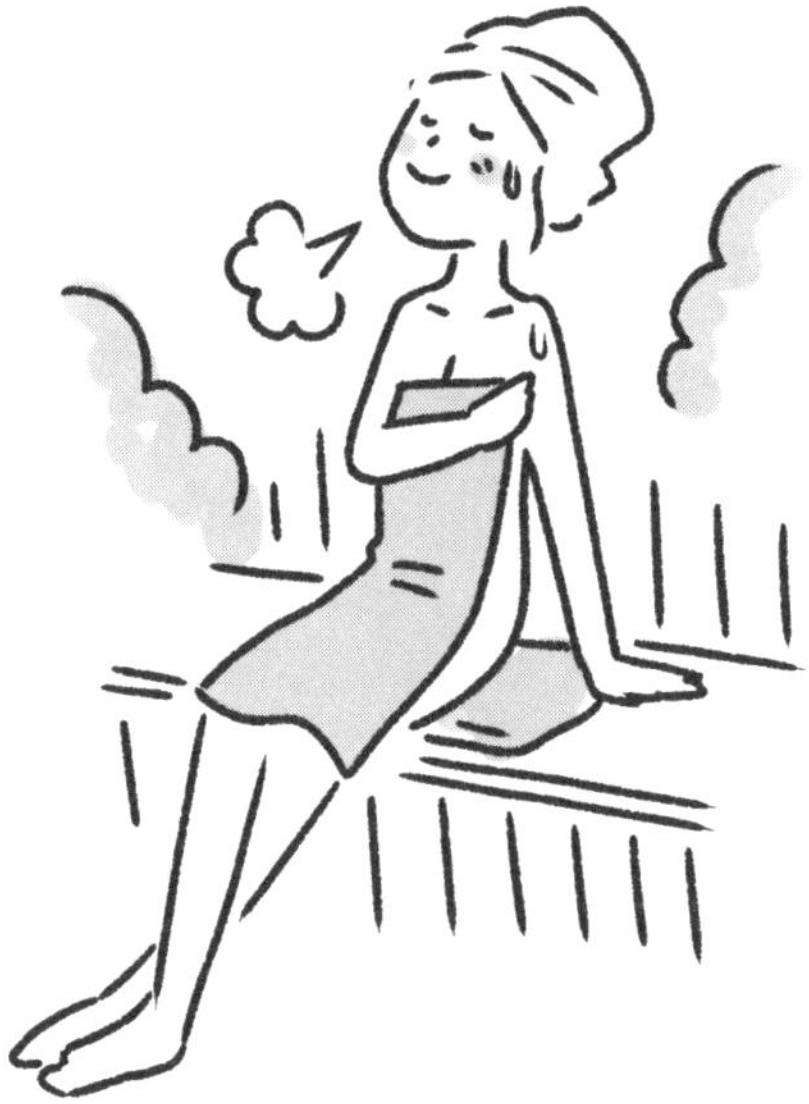

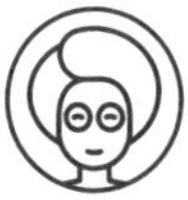

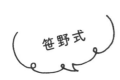

笹野式

女性にもススメたい！

新しいサウナの楽しみ方

汗には2種類あり、サウナで流すサラサラの汗には
体臭予防や美肌効果などいいことがいっぱい！
ここでは、サウナの効能やよりいい汗を流すための
エクササイズなどをレクチャーします。

サウナが女性の味方!

女性にとってこんなに**いいところ**がある

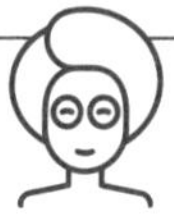

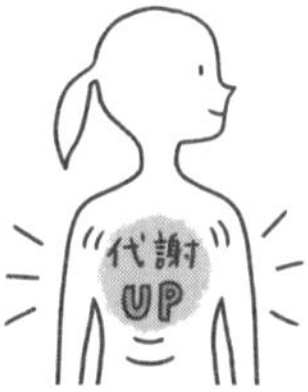

代謝が上がって痩せやすい体質になる!

サウナには直接的なダイエット効果はないものの、血行が促進されることで基礎代謝が上がり、体脂肪が燃えやすい体質に変化。エクササイズを合わせることで痩せやすい体が手に入る!

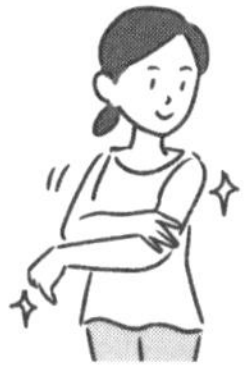

汗がサラサラになって体臭が消える

汗には「ベタベタでニオイのキツイ悪い汗」と「サラサラで無臭のいい汗」の2種類がある。サウナに通うと汗腺が鍛えられていい汗がかけるようになり、汗をかいても体臭が気にならない!

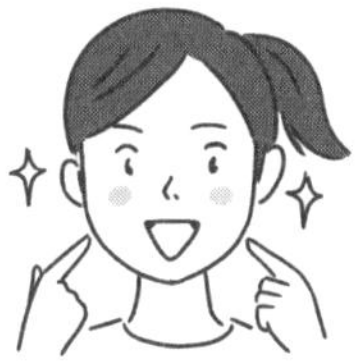

肌がキレイになる!

サウナも入ると汗がドッとふきだし、毛穴に詰まっていた余分な皮脂や老廃物を排出。くすみの元の角質も流れ落ちてツルンとした透明感のある美肌が叶い、肌荒れ予防にも効果テキメン!

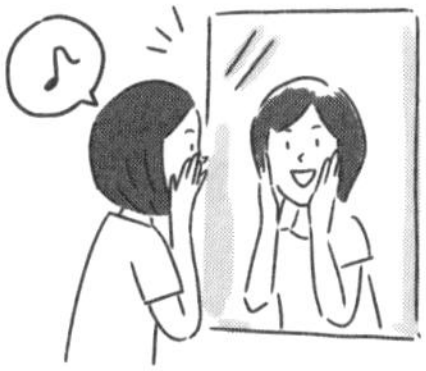

肌のターンオーバーが正常になる

サウナに入ると血流が改善されて新陳代謝がアップし、肌のターンオーバーが正常化。肌荒れや吹き出物、くすみなどの肌トラブルが解消され、キメの整ったすっぴん美人になれる!

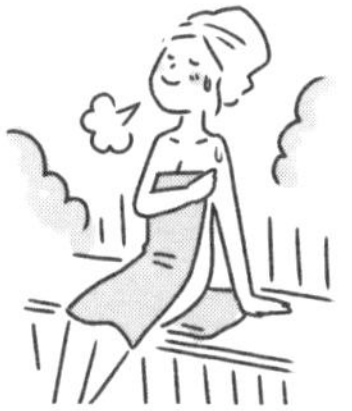

リラックス効果がある

サウナに入るだけでもリラックスできるが、水風呂と交互に入る温冷交代浴と休憩をセットにすると自律神経のバランスが整い、ディープリラックス状態を体感できる。肩こりや改善の効果も!

今や有名女優さんやモデルさんの間でも流行するほど、美と健康の聖地として注目されているサウナ。大量の汗をかくことで、毛穴に詰まった皮脂や老廃物が流れ出しお肌がスベスベになるだけでなく、肌のターンオーバーも正常化。シミの元になるメラニンも排出されやすくなり、肌がワントーン明るくなったという話も珍しくありません。

さらに、体臭の緩和にも効果的。サウナに通うと汗腺が鍛えられ「エクリン腺」から出るさらさらした無臭の汗に変化し徐々に体臭が減っていきます。

その他、免疫力アップ、肩こりや冷え性の改善など嬉しい効能がたくさんある中、最も注目されているのが〝ととのう〟と呼ばれるディープリラックス体験。サウナ、水風呂、休憩を繰り返し行うことで自律神経が整い、深い多幸感を味わうことができるのです。一度味わったら病みつきになること請け合いです!

こんなにある！

サウナの種類

① スチームサウナ

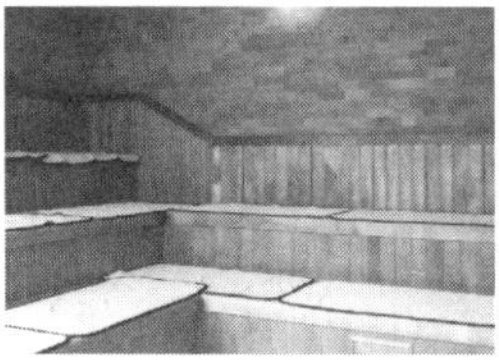

リラックしたい日に
美肌効果も期待できる！

温度は40～50°Cの低温、湿度は80%以上。蒸気ボイラーでスチームを発生させて噴霧するため肌の水分量がアップし乾燥肌を改善に効果的。さらにウイルス性の免疫力のアップも期待できる。

② ドライサウナ

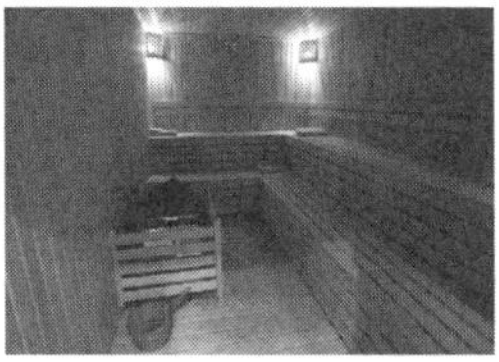

最も一般的なサウナ
90°Cを超える施設も！

室温80～100°C、湿度10%前後の最も一般的なサウナ。室温が90%以上だと「高温サウナ」、60～90%を「中温サウナ」と呼ぶ。ロウリュを行うことで湿度100%まで上昇させることが可能。

③ 遠赤外線サウナ

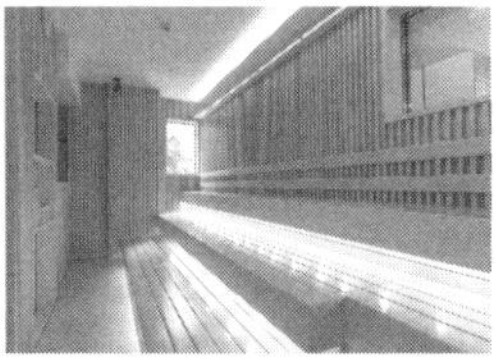

じっくり体の芯から
温まり冷え性も改善！

温度は約70°C、湿度15%ほど。ストーブから放出した遠赤外線の熱で部屋をあたため比較的低温なのが特徴。初心者でも長く入りやすく、カラダの芯からじっくり温めることができる。

④ ミストサウナ

入った後はお肌が
しっとりうるおいます！

70°C前後の温水をミスト状にして室内に噴霧していて、温度は40～50°Cと低温。入った後は肌がしっとり潤うので乾燥肌の改善にもよく、中でも温泉の源泉を使ったミストは女性に人気！

⑤ スモークサウナ

本場フィンランドの
伝統的なサウナです！

大きな薪ストーブで時間をかけて室内を温める伝統的なフィンランド式サウナ。時間と共にゆっくり室温が下がっていくのが特徴で、100°Cから始まり好みの温度で楽しむことができる。

⑥ 低温サウナ

初心者やお年寄りは
ここから始めましょう！

室温は約40~60°C。リハビリ施設や病院などにもある、お年寄りや心臓に障害がある人でもゆっくり楽しめる温度の低いサウナ。サウナ初心者が入門編として利用するのもオススメ！

暑い、苦しいだけがサウナではありません。とにかく大量の汗をかきたい人にオススメのドライサウナをはじめ、繊細なミストが降り注ぎ肌を潤してくれるミストサウナ、低温でじっくり体を温めることができる遠赤外線サウナなど、目的や体調に合わせて様々な形態を選ぶことができます。

また、オプションを組み合わせることで様々なバリエーションが楽しめます。たとえばしきじの名物にもなっている薬草サウナ。漢方薬を蒸発させることでハーブの香りが部屋中に広がりリラクゼーション効果は絶大です。また、塩を全身に塗り込むことで美肌効果を高める塩サウナも女性に人気です。

また、ロウリュウも今、話題のサービスです。サウナ室に置かれたストーンにアロマ水をかけて蒸気と香りを楽しむサウナで、スタッフがタオルで仰いで蒸気をひとりひとりに送り、発汗作用を促進させてくれるサービスを行う施設もあります。ぜひ、気分に合わせて様々なサウナを楽しみましょう！

笹野式

サウナの**入り方**　【サウナに入る前】

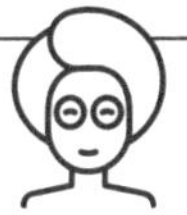

脇を回してリンパを循環させる

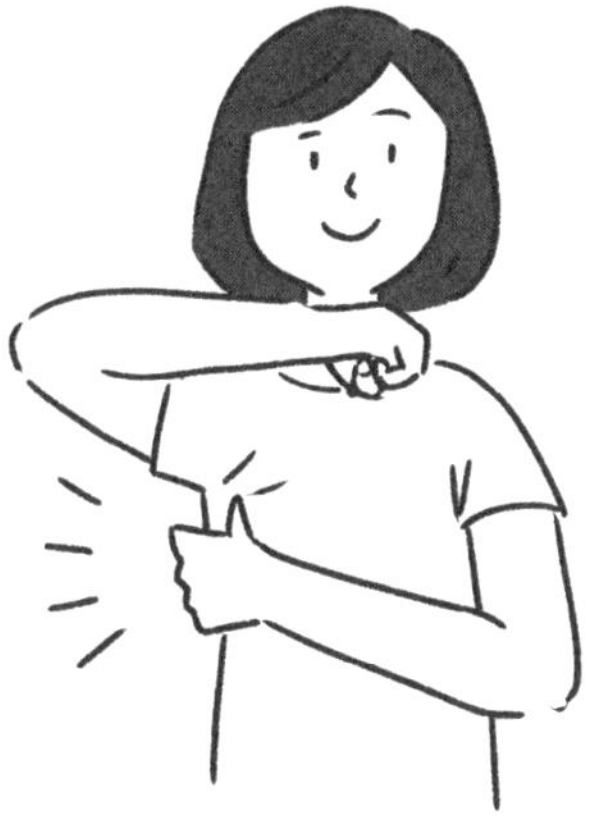

脇の下をつかんでゴリゴリ詰まったリンパを流そう

脇の下が硬くなっている人は、リンパ節が詰まっている証拠。脇の下にくぼみに親指を当てゴリゴリと揉みほぐしておくとリンパの流れが良くなって老廃物が流れ出し、肩こりやむくみを改善。鼠蹊部も手で揉み解すと効果が倍増。

屈伸を15~20回しておく

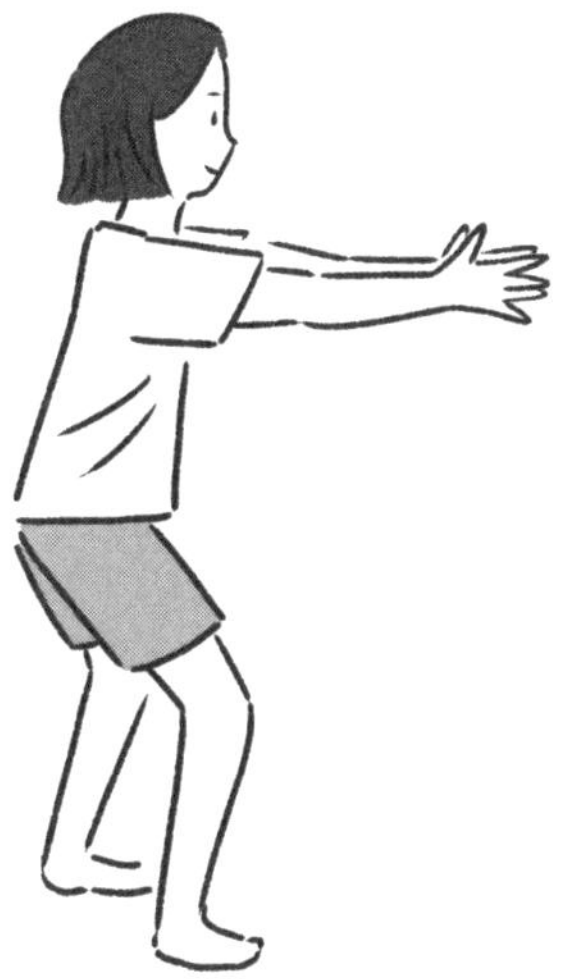

大きな筋肉を動かしておくといい汗がかける！

サウナに入る前に屈伸をして筋肉を動かしておくと、いい汗がかきやすくなり代謝量もアップ。コツは両腕を肋骨に当てて腹筋とお尻に力を入れたまま膝を曲げ、腰を落としきらないところで両手を合わせて立ち上がること。15～20回を目標に！

サウナには健康促進と美容効果がありますが、ちょっとしたエクササイズを取り入れることで、その効果はもっと高くなるんです。

まず試してほしいのが屈伸。サウナには血行を促し代謝が上がる効果があり、サウナに入る直前に屈伸をして太ももやお尻の大きな筋肉を動かしておくと、より汗をかきやすくなりダイエット効果もアップ。定期的に通うことで脂肪が燃えやすい体を手に入れることができます。

また、疲れやすい、冷え性、肩こりに悩んでいる人は脇の下を揉んでから入ると不調の原因になっているリンパの詰まりを解消することができます。脇の下を揉みながら肩をぐるぐる回し、首や足の付け根にある鼠径部も合わせて揉みほぐすと効果がさらに上がり、痛みや辛さとサヨナラできちゃいます。

屈伸も脇の下ほぐしも実践する前には周りに人がいないか注意を払い、他のお客さんの迷惑にならないように行ってください。

笹野式

いい汗のかき方【サウナに入る】

息を吐ききる

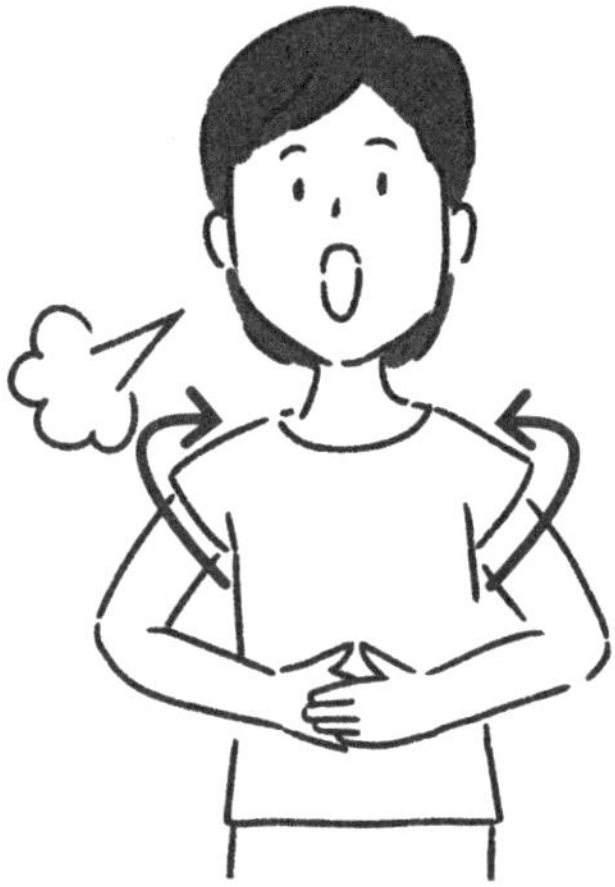

インナーマッスルを効果的に鍛えられる！

あぐらをかいて座り、胸を張って肩を広げ、お腹が膨らむまで大きく息を吸う。次に胃を奥にぐ〜っと入れ込み、おへそを縦にするイメージでゆっくり吐ききる。このとき、お尻に穴もグッと締めると無理なくインナーマッスルを鍛えることができる。

肋骨を締める

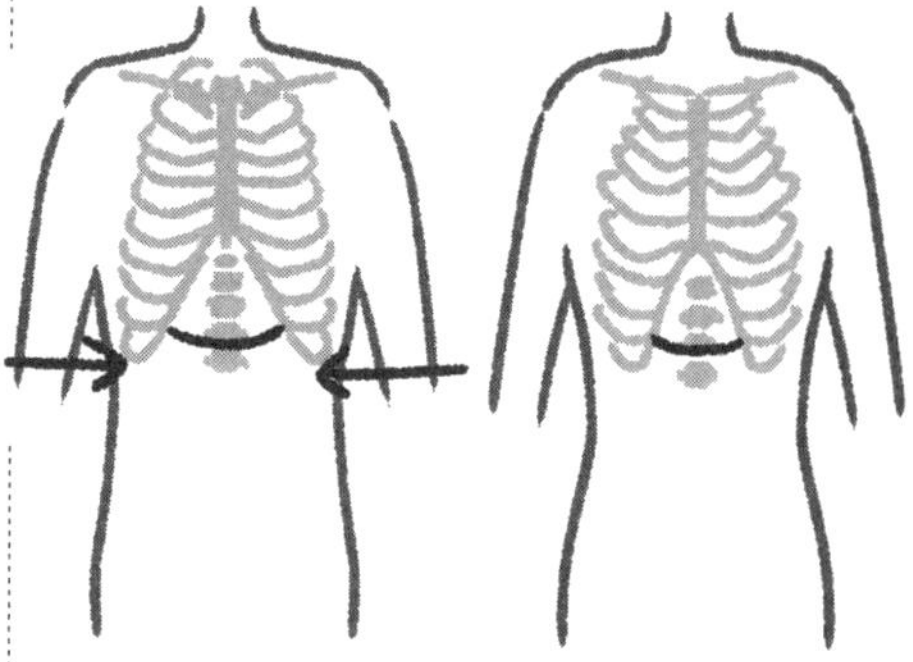

話題の肋骨締めをプラスするとくびれも手に入る

いい汗がかける上に女性らしいくびれが叶う簡単エクササイズ。背筋を伸ばして座り、肋骨に沿って手を当てる。腹筋とお尻の穴もキュッと引き締めつつ、腹式呼吸をしながらゆっくり手で肋骨を締めていく。肘が前に出過ぎないように注意。

せっかくサウナに入るなら、効率よく汗をかきたいもの。そこでオススメなのが肋骨締めと、腹式呼吸をするだけでインナーマッスルを鍛えられる2つのエクササイズです。

肋骨の締め方は簡単。両手を肋骨に添えて脇からゆっくり押し込むだけ。筋トレではないので息が上がってしまう心配もなく、数回繰り返すうちに汗がどっと吹き出してきます。また、この肋骨締めは数カ月続けることで、広がって変形してしまった肋骨がキュッと引き締まり、女性らしいくびれもできるので美容効果は絶大。男性のぽっこりお腹にも効きます。

腹式呼吸も同じく筋トレではないので、体力が落ちているときでも実践できるのが嬉しいポイント。大袈裟なくらい大きく息を吸って吐き切るのがコツで、わずか数分で大量の汗が吹き出してきます。のぼせやすい人や体力が落ちているときはムリをせず、比較的室温が低い一番下の段で行いましょう。

笹野式

休憩中のエクササイズ 【サウナから出る】

椅子に座って休憩する

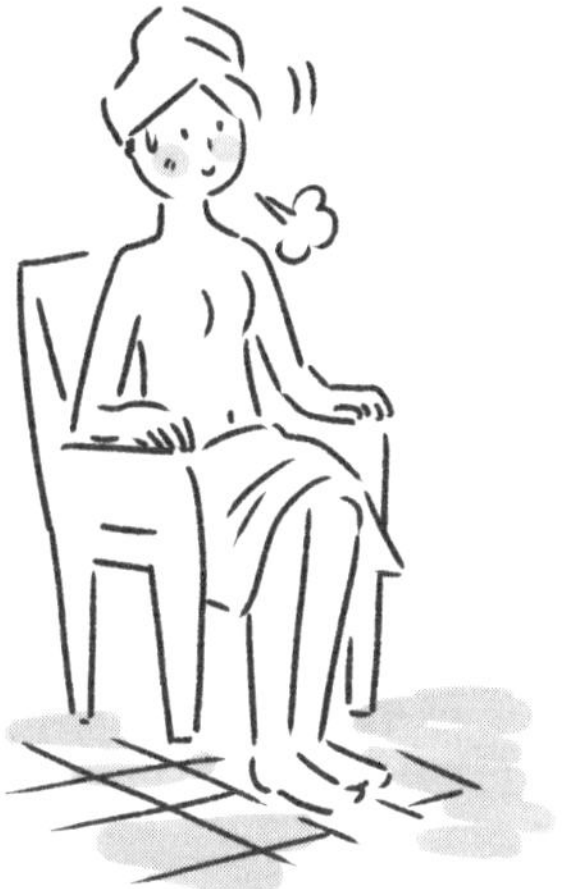

椅子に座って2〜3分
ゆったりリラックス

サウナ、水風呂の後は椅子に座って休憩をしっかりとること。ここまでを１セットで行うことでサウナの効果は最高値までアップするのでぜひ取り入れて。浴室内の椅子に座って２〜３分ほどゆったりしたら再びサウナへ。

汗を流したら水風呂へ

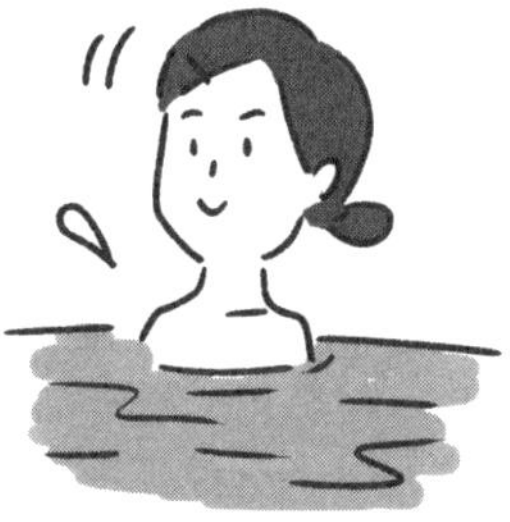

冷たいからと水風呂を
避けるのはもったいない！

サウナの後は水風呂へGO！　温冷交代浴を行うことで血管が収縮して代謝がアップし、自律神経のバランスも整い、いいことづくめ。入る前にはシャワーなどで汗を洗い流すのがマナー。長く入りすぎず１分程度を目安にあがって。

サウナの直後に水風呂に入ったら、せっかく温まった体が冷えてしまいそうですが「水風呂こそサウナの醍醐味」というサウナファンが多く、サウナ→水風呂→休憩を1セットして考えるのが一般的になりつつあります。

セットで楽しむファンが多い理由は、サウナの効果がよりアップするため。サウナと水風呂に交互に入ることは温冷交代浴と呼ばれ、血管が収縮することで血行促進や疲労回復などの効果が期待できます。まずは水シャワー、もしくは水風呂で足を浸すところから始めて徐々に慣れていきましょう。長く浸かると冷えてしまうので、1~2分でサッとあがり、椅子などに腰掛けてゆっくり体を休めます。

この繰り返しを2~3セット繰り返すのがオススメの活用術。休憩を挟むことで副交感神経が優位になり、心身ともに深くリラックスすることができます。混み合っていない時間帯を選んでぜひ取り入れてみましょう！

壁に手をつけてストレッチ

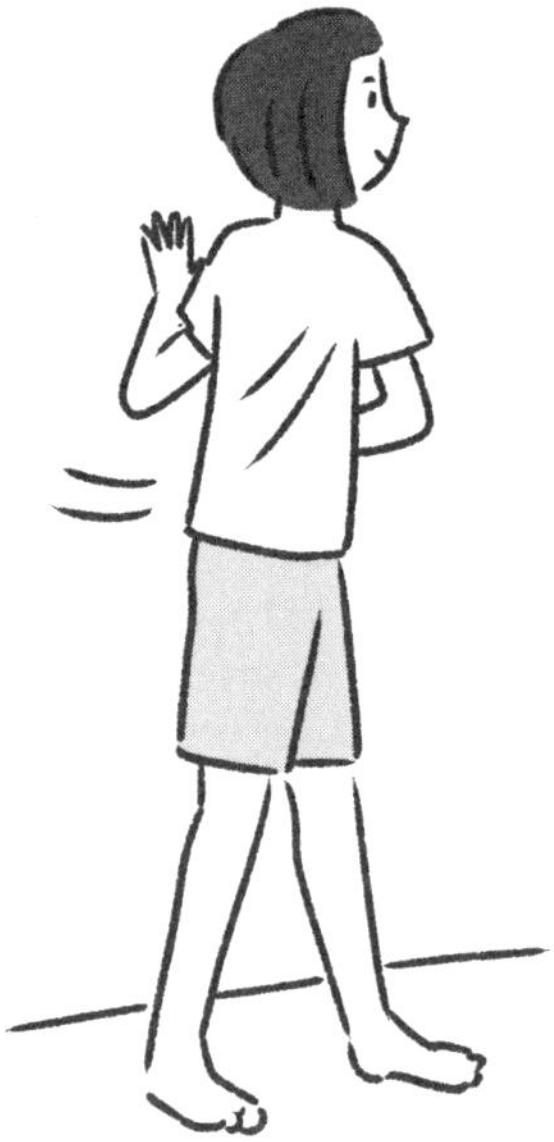

腰を半回転させ息を吐く
とウエスト痩せに効果的！

壁に背中にして肩幅に足を広げて立つ。お腹とお尻にグッと力を入れて息をゆっくり吐きながら、両手が壁にペタッと着くまで腰を半回転させ、そのまま5秒かけて息を吐ききる。同様に腰を逆回転させ、左右30回ずつ繰り返す。

タオルを使ったストレッチ

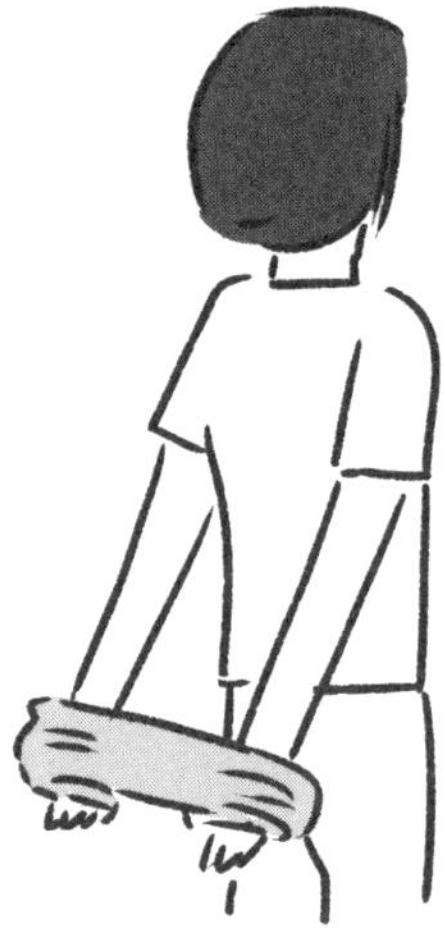

プルプルの二の腕が
キュと引き締まります！

休憩中にオススメなのがタオルを使った二の腕のストレッチ。まずは足を肩幅に広げて立ち、タオルの両端をつかんでバンザイをする。そのまま腕を背中に回して、手首を内外に10回ずつ回転させるだけ。タオルをピンと張ったまま行うと巻き肩の解消も！

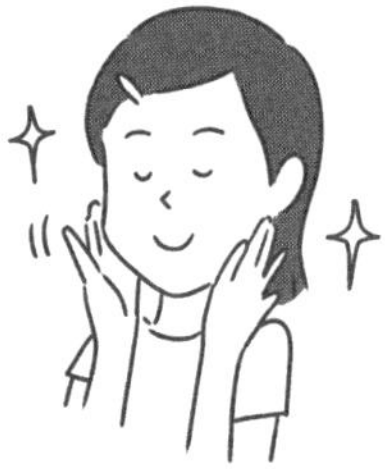

美肌効果の高いサウナですが、洗顔のタイミング次第でもっと美しい肌が手に入ります。絶好のタイミングは、1回目のサウナで汗をたっぷり流した直後。毛穴が十分に開いている状態なので、水風呂に入らず洗顔をすると毛穴の奥に詰まった皮脂や老廃物がスルスルと流れ落ち、ツルスベの美肌が叶います。続けて髪を洗うと頭皮に詰まった皮脂も落ちてスッキリ。ベタつきやニオイも防止できるので、男性は体臭対策としてもオススメです！

笹野式

効率の良い**ととのい方**

椅子に座るより ベンチでだら〜ん

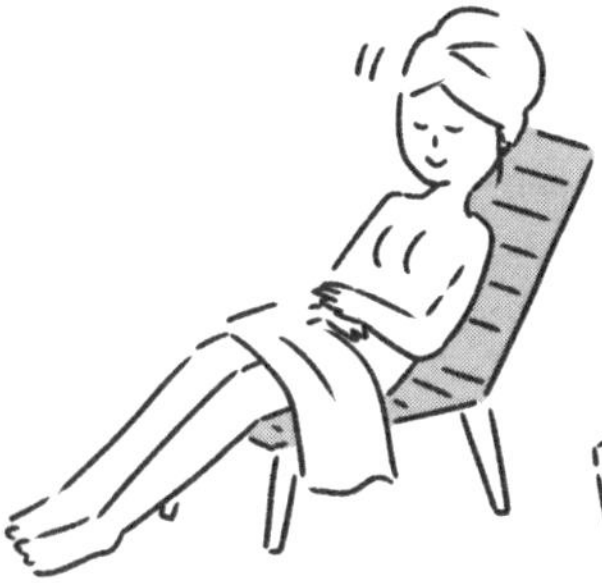

斜め45度に傾けられる ベンチがあると最高！

椅子とベンチが選べる施設なら、積極的にベンチを選んで。リクライニングできるベンチがあったら45度くらいに背もたれを倒して、だら〜んと寝転んでリラックス。この時、何も考えずボ〜ッすると、ととのいやすさがアップ。

体も足も伸ばす

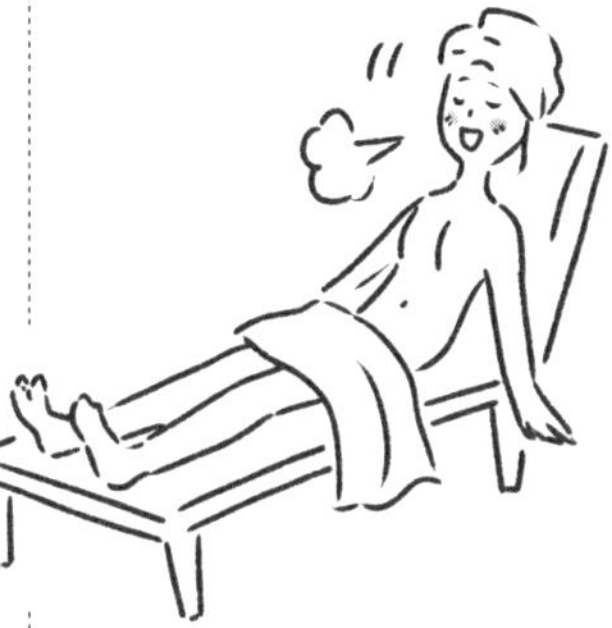

全身を伸ばして リラックスするのが大事

休憩する際はできる限り脚を伸ばして、楽な姿勢をキープするのが、ととのいやすくなるコツ。椅子に座るより寝そべった方がリラックス状態に入りやすいので、サウナ後にスムーズに横になれる施設を探しておくのもいい。

水風呂の後に 暖かいお湯に入る

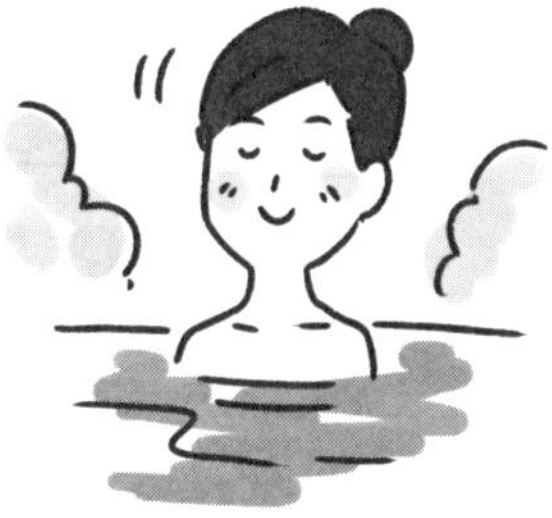

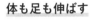

首に冷たいタオルを 当ててお湯に入ると◎

サウナを出て水風呂に30秒〜1分程度入った後、暖かいお湯にゆったり浸かってから休憩タイムに移行すると、深いリラックス状態＝ととのいやすくなる。お湯につかる際はタオルを水で絞って頭に載せる、もしくは首に当てると心地良い。

“ととのう”とは、サウナ後に体感しやすくなるディープリラックス状態の通称。サウナと水風呂によって交感神経が刺激されるのですが、その後、ゆったり休憩すると副交感神経が優位になり、普段はなかなか味わうことのできない深いリラックス状態に入ります。人によってリラックスの度合いはまちまちなのですが、宇宙を漂っているような浮遊感を体感する人もいれば、強い多幸感を味わえる人もいるんです。

よりととのいやすくなる条件は、できる限りリラックスすること。休憩中はなるべく全身をだら〜んと伸ばせる場所に移動。椅子しかない場合でも足を投げ出してゆったり座ることを心がけます。施設によってはバルコニーなどに椅子やベンチが設けられ、外気に触れながら休憩ができます。自然の風を感じるとリラックスできますよ。

何よりのポイントは何も考えず心を穏やかに保つこと。自律神経が整ってよりリラックスすることができます。

笹野式

サウナ後のすごし方 【サウナから出た後】

サウナ後のお肌の状態

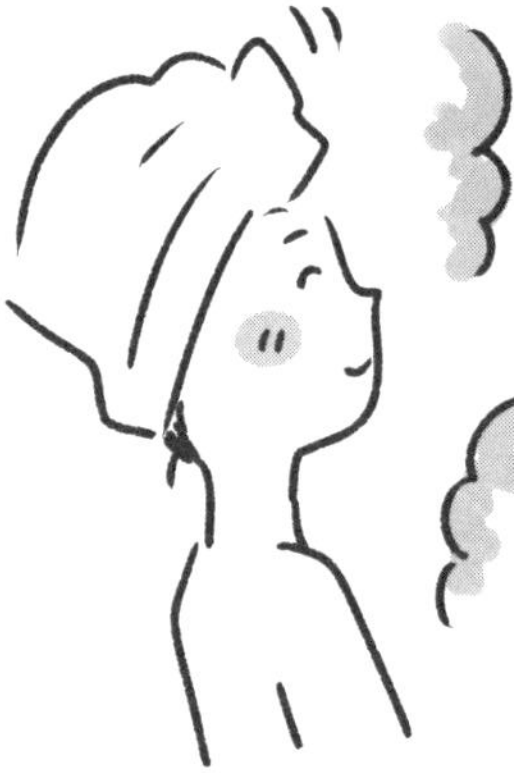

**肌表面は濡れていても
内部は乾いています**

サウナ後の肌は、表面はうるおっていても、内部は脂分が失われ乾燥が進んでいる状態。放っておくとサウナ前よりカサついてしまうこともあるので、10分以内には保湿化粧品を使ってスキンケアを行うのがベター。

化粧水や乳液でしっかりケアを！

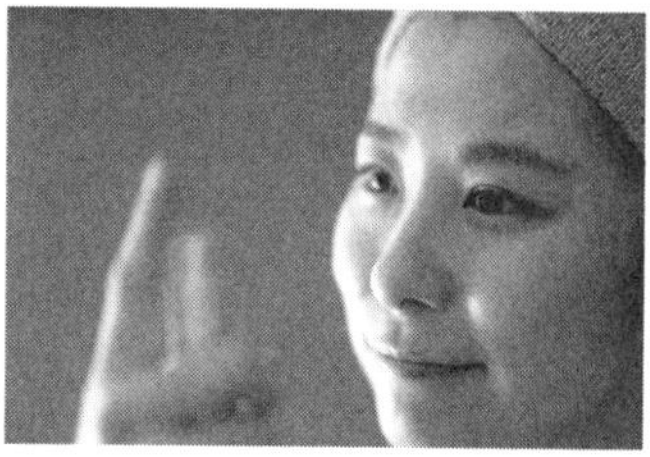

ブースター→マスクで肌質アップ！

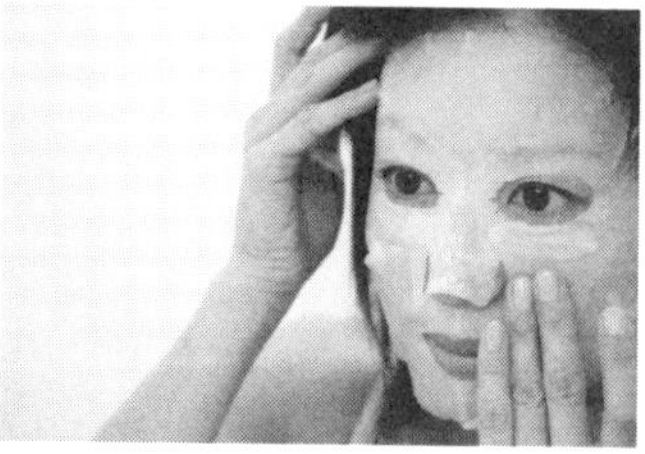

サウナ後の肌は、一見するとうるおっているように見えますが、実は肌内部は保湿成分やビタミン、水分が不足している状態です。そのままにしておくと乾燥が進んでしまうので、美肌成分配合のスキンケアアイテムでアフターケアを行いましょう。

スキンケアは普段使っているものを小分けして持参してもいいのですが、オススメは、緑茶やオーガニック植物エキスなど天然由来のビタミンCと、酒粕などの天然のビタミンB群が配合された化粧水&乳液です。サウナ後の肌は特にビタミン類が不足していると言われているため吸収率は普段以上。柔かくなった角質層にすうっと浸透して透明感のある美肌を叶えてくれます。さらに、夏はオイル、冬は保湿力の高いクリームでお肌にふたをするとプルプル肌を長くキープできます。

化粧水の前に上記のようなブースターを使うと効果アップ。最後にマスクでケアをすれば、エステ帰りのような美肌も夢ではありません！

初心者は注意！

サウナではこんなことに注意！

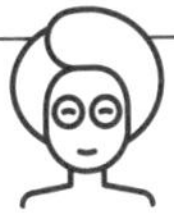

【サウナでのマナー】

タオルは

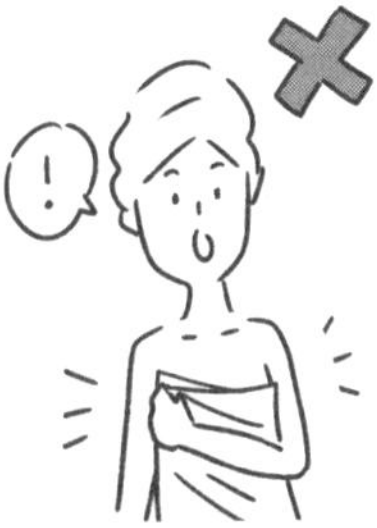

施設にあるタオルは
お尻の下に敷いて使って

サウナに入る際にタオルを体に巻くことについては明確な決まりはないものの、施設に用意されているタオルは、本来はお尻の下に敷いて使うもの。前を隠したい場合は自分で別途、用意する。

お尻の下には

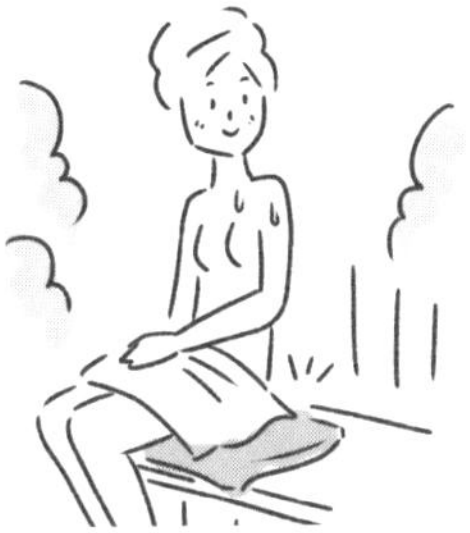

後から入る人が快適に
過ごせるよう心がけて

サウナではいつも以上に汗をかくもの。お尻の下には必ずタオルを敷いて、汗が床に滴らないように気をつけること。ちなみにサウナの前に体を洗って汚れを持ち込まないことも常識。

大きな声で
しゃべらない

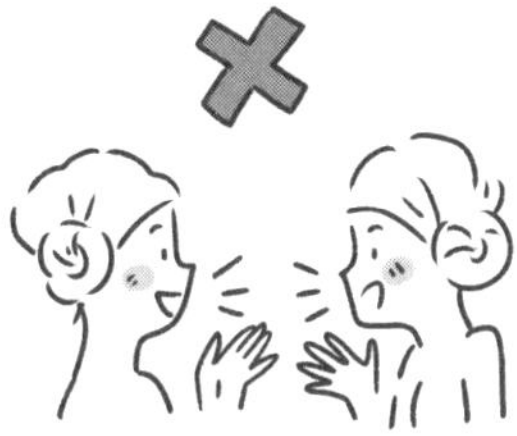

サウナは非日常を楽しむ
リラクゼーション空間です

フィンランドでは「教会にいるようにふるまうこと」と言われるほど静かに過ごすのがマナー。日本でもサウナは非日常を味わう癒しの空間。他の人の迷惑にならないよう大声は控えて！

【健康面での注意】

風邪、咳

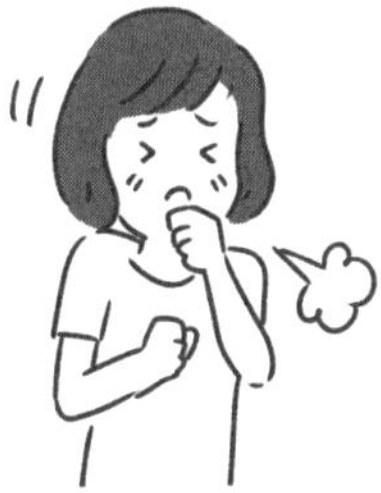

風邪のひきはじめに
入ると治るは迷信！

風邪のひきはじめにサウナの入ると完治するという噂を耳にしたことがある人もいるでしょう。しかし、咳をしながらサウナに入ると他の利用者や施設の人にも迷惑がかかるので絶対にNG！

熱

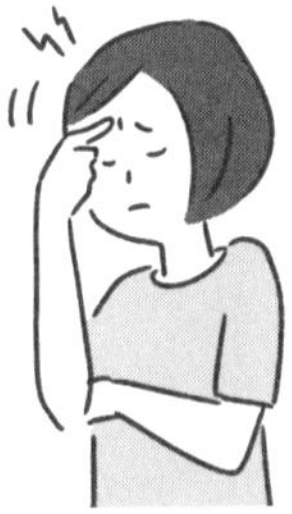

熱があるときは
入るのを控えよう

現在は新型コロナウイルスなどの感染予防のため、入館時に検温を行う施設も。検温が行われていない施設でも熱があるときは避けるのがベター。熱が急激に上がって体調を崩す恐れも。

column
蔵書マンガリスト

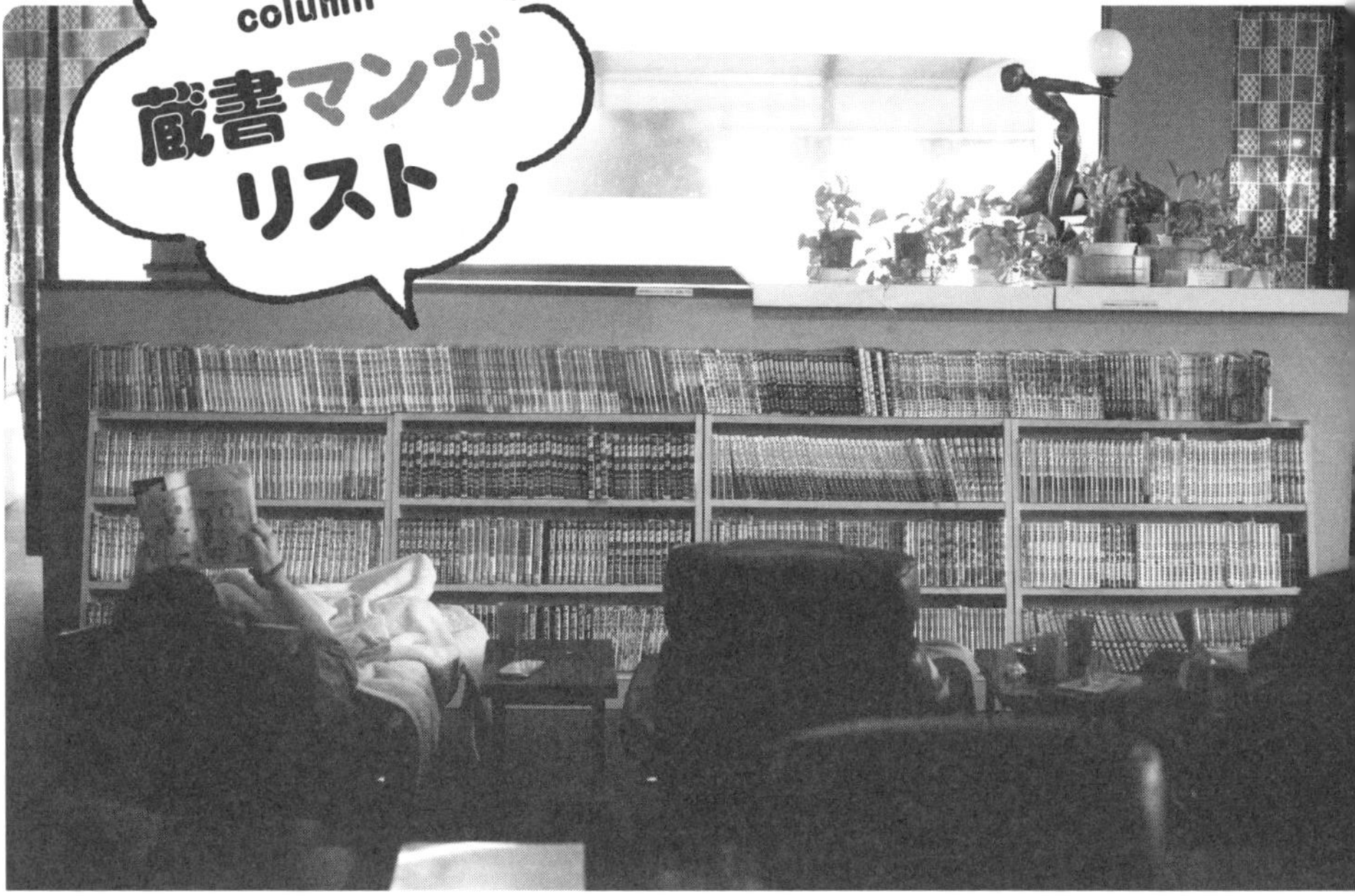

笹野家で置ききれなかったものからスタートしたサウナしきじのマンガ蔵書。今では、男性休憩室に約3800冊、女性休憩室に約700冊が所蔵されている。今回、一体どんなマンガがあるのか、2020年8月末現在のリストアップ（ほぼすべて）を試みた。なんとバカなことをw……などと言わず、見てみてください！

男性休憩室

シティハンター
エンジェル・ハート
BLEACH（ブリーチ）
るろうに剣心
DEATH NOTE
ジョジョの奇妙な冒険
SHADOW LADY
I"s
D・N・A2
電影少女
NINKU - 忍空 -
I'll アイル
こちら葛飾区亀有公園前派出所
コータローまかりとおる！
新・コータローまかりとおる！
コータローまかりとおる！L
リアル
SLAM DUNK（スラムダンク）
DRAGON QUEST ダイの大冒険
BLACK CAT（ブラックキャット）
キャプテン翼
餓鬼
封神演義
明稜帝梧桐勢十郎
H2
KATSU！
カメレオン
GTO
破壊王ノリタカ
A・Iが止まらない！
YAIBA
DEAR BOYS
らんま1/2
HUNTER×HUNTER
幽☆遊☆白書
うしおととら
GANTZ（ガンツ）
金田一少年の事件簿
名探偵コナン
探偵学園Q
いぬやしき
20世紀少年
21世紀少年
烈火の炎
グラップラー刃牙
バキ
人間凶器カツオ！
餓狼伝
すごいよ！！マサルさん
満天の星
いちばんICHIBAN
はじめの一歩
ドカベン
ガンバ！ Fly high
修羅の刻
湘南爆走族
JOEジョー
NON STOP！恭兵
クローズ
浦安鉄筋家族
魁!!クロマティ高校
BECK
MONSTER
宇宙兄弟
ああっ女神さまっ
ラストニュース
ざこ検潮（ざこ検マルチョウ）
七つの大罪
進撃の巨人
自殺島
転生したらスライムだった件
銀の匙 Silver Spoon
でんでん虫
バカボンド
美味しんぼ
蒼天の拳
YAWARA！
Happy！
ゼロ THE MAN OF THE CREATION
闇金ウシジマくん
代紋TAKE2
狂四郎2030
ゴリラーマン
アゴなしゲンとオレ物語
バカイチ
柔道部物語
闘破蛇烈伝ＤＥＩ４８
猛者連ブギ
REGGIE
SPRIGGAN（スプリガン）
ARMS（アームズ）
力王 RIKI-OH
ザ・ハード
高校鉄拳伝 タフ
北斗の拳
静かなるドン
F REGENERATION 瑠璃
夜王
天然少女萬
工業哀歌バレーボーイズ
鬼切丸
HAPPY MAN
雷火
オークション・ハウス
なぎさMe公認
ラブひな
ジパング
課長 島耕作
ああ播磨灘
天より高く
SHOGUN（ショーグン）
GS美神極楽大作戦！！
BOYS BE…
ラストマン
新宿スワン
多重人格探偵サイコ
最終兵器彼女
からくりサーカス
南国少年パプワくん
ジオブリーダーズ
エクセル・サーガ
超世奇譚MAZE☆爆熱時空
山田太郎ものがたり
天地無用！魎皇鬼
新・天地無用!魎皇鬼
ドラえもん
フローズン
機動警察パトレイバー
聖☆おにいさん
天才柳沢教授の生活
傷追い人
BLAME!
サンクチュアリ
Eagle（イーグル）
パイナップルARMY
荒くれKNIGHT
ベルセルク
寄生獣
逮捕しちゃうぞ
ガウガウわー太
あぶさん
あいしてる
隣人13号
東京大学物語
GOLDEN BOY
めぞん一刻
夜叉鴉
拳銃神
ムカデ戦旗
孔雀王
クロサギ
僕だけがいない街
サラリーマン金太郎
大樹の道
俺の空
死刑囚042
風の大地
クッキングパパ
ソムリエ
お〜い！竜馬
鬼平犯科帳
ゴルゴ13
ハッピーピープル
三国志
人間交差点
半蔵の門
サバイバル
B.B.フィッシュ
イリーガル
弐十手物語
蒼天航路
など

女性休憩室

夏目友人帳
彼方から
ぼくの地球を守って
天使禁猟区
CIPHER
X（エックス）
BGMはいらない
めぞん一刻
ナイン
天国の階段
君に届け
3月のライオン
ボーイフレンド
ぼくのほうが愛してる
3THREE
天使のツラノカワ
生徒諸君！
うらめしや
眠れぬ森の女たち
巴がゆく！
GREEN FINGER ―小花の庭―
鋼の錬金術師
スイート オアシス
君は僕の太陽だ
プチエゴイスト
名探偵コナン
ホタルノヒカリ
アオハライド
夜をぶっとばせ
働きマン
恋のめまい愛の傷
正しい恋愛のススメ
ピーチガール
エリーDoing!
コンビニ恋愛レシピ
サバス・カフェ
さよならねチェリー
ちはやふる
など

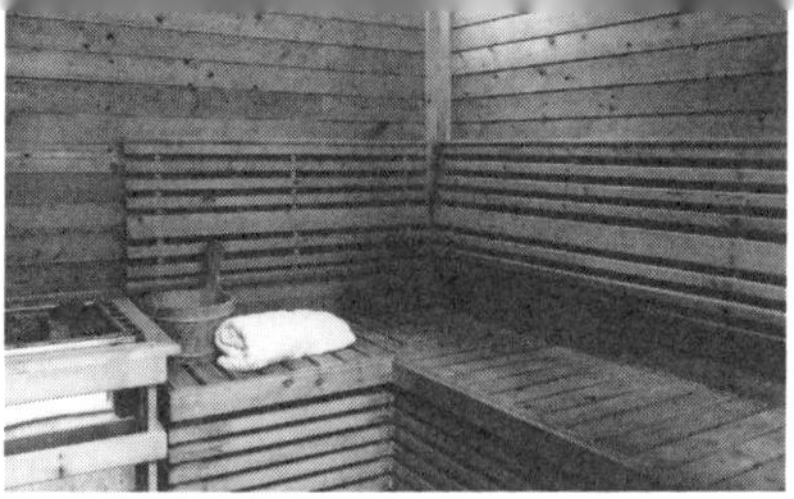

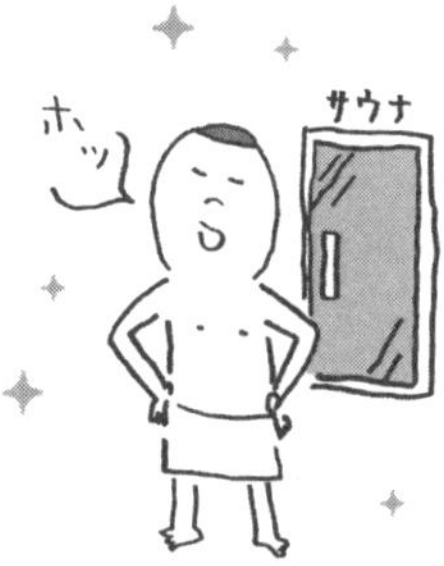

医者が教える〝ととのう〟の正体

空前のサウナ・ブームの昨今。
テレビ・コマーシャルで子どもたちが
「ととのったー!」と声をあげるほど、
話題の言葉といえるこの〝ととのう〟。
では一体、サウナで〝ととのった〟とき、
人の体はどんな状態になっているのか?
また、どのような入り方が
〝ととのい〟やすいのか?
慶應義塾大学医学部特任助教にして、
日本サウナ学会代表理事である
加藤容崇先生に話を伺った。

教えてくれる人

加藤容崇先生

(慶應義塾大学医学部特任助教、
日本サウナ学会代表理事)

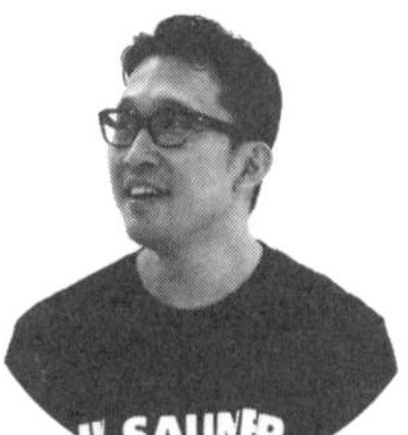

正しい方法でサウナに入ったら、自分が想定していなかった感覚に

——先生がサウナを研究するようになったきっかけを教えてください。

「サウナは好きだったんです。ですが、サウナ室に入って、水風呂に入らず、シャワーを浴びて、そのまま出て、ちょっと汗をかいて満足！　そんな入り方をしていました。

ある時、渋谷のコミュニティー・ラジオの番組で、サウナをテーマにした放送があり、私が『人間のメカニズム』の専門家として、『一般的な医学の話にサウナを掛け合わせて、何かコメントしてくれないか?』と言われて出演したんです。当時、私は、まだサウナに対して科学的な気持ちがまったくない状態でした。私自身、そもそも温冷交代浴すら知らず、水風呂に対して我慢して歯を食いしばって入るイメージでした。そこで出演者たちに『水風呂って拷問のようで意味がわからないです』みたいな話を放送前にしましたら、『いやいや、そんなことはない』と凄く力説されまして……。

サウナ好きの人って、〝ととのう〟とか意味のわからないことを言うじゃないですか（笑）。私は研究者なので疑うんですよ。胡散臭い感じするじゃないですか、「昇天する」なんて、怪しい表現ですし、サウナなんて風呂に毛が生えたくらいのもんでしょと思っていたんですね。

ラジオの収録中は、真面目に『医学的にそれは……』とか『自律神経が……』なんて言いましたけど、終わった後に『話を盛りすぎじゃないんですか?　嘘なんじゃないですか?』みたいなことを伝えましたら、『わかった』と、その場で松尾大さんと秋山大輔さん、TTNEという団体のおふたりにサウナに連れていかれました。彼らに教えられた正しい方法でサウナに入ったら、自分が想定していなかった感覚を体験することができたんです。『あれ?　これ研究したら、面白い結果で出そうですね』と伝えたら、彼らも自分たちが胡散臭く映っていることはわかっていたらしく、いくら『サウナはいい!』と声を上げても、説得力がないと感じていたようでした（笑）。『ちゃんと研究して、客観的なデータを取っていかないと、色々な人たちに届くようなメッセージにはならない』とおふたりも言っていまして、『なら、研究しましょう』ということになりまして。そこから私のサウナ研究が始まりました」

——サウナの良い点はなんでしょうか?

「健康効果がとても大きいですね。サウナって学術的な論文を調べると、ちゃんとした効果はちゃんと立証されているのにもかかわらず、フェイクの情報が混ざっているんですよね。だからその健康効果っていうのがあるのに、みんながちゃんと意識できなくなっているんです」

——サウナ大国のフィンランドでも「サウナで健康に」という話はあるんですか?

「むろんあります。ただフィンランドの場合は、サウナは健康習慣なので、日本のお風呂と一緒なんです。お風呂って健康にいいじゃないですか。リラックス効果や自律神経が整うとか……まあそれと似たような感じですね。特別、医学的、科学的な視点ではなく、伝統的な健康習慣の一部という感じです。健康効果があるのは、比較対象

が必要になります。この習慣がある人は長生きで、ない人は短命などです。ですが、フィンランドでは、みんなサウナに入るので、差がないんですね。ところが他国の人と比較したときに、『あれ？　フィンランド、この病気、少ない!?』ということになるんですよ」

――実際、何かあるんですか？

「太っている人が多いのに心筋梗塞が少ないですね。認知症や精神疾患も6割から7割ぐらいリスクが少ないです」

――サウナが認知症に効くっていうのは意外ですね！

「実はそういうリスクが減るという論文が結構出ています」

すごくリラックスしていながら、妙にはっきりしている感覚に

〝ととのう〟とはいつもと違う感覚が訪れるということだ

――最近では言葉自体が独り歩きをしているほど注目のワードですが、サウナでの〝ととのう〟とは、どういう状態のことをいうのでしょうか？

「〝ととのう〟っていうのは、人間が作った言葉であって、様々な状態を指すと思うんです。ですので、一義的に決められるものじゃないと思いますが、今のところ、私の仮説としてひとつの側面があるとしたら、自律神経を急激にスイッチングすることによって、いつもと違う感覚が訪れるということだと思います。

　具体的に言うと、サウナって基本的にとても暑いですよね。ずっと入っていたら多分、死にますよね（笑）。水風呂も1～2時間、裸で入っていたら死んでしまうでしょう。サウナと水風呂は、人体としては非常に過酷な状況なんですね。すると体がこれに適応しようとして交感神経が働くんですね。要するに『今いるところはピンチだ。脱出せよ』というようなシグナルが発せられ、ホルモンなどにより神経学的な変化が訪れて適応しようとするんです。

　ところが急激に外気浴という快適なところに行くと、もう危機を脱出したのかもしれないと体がホッとするんです。そのときに、逆に副交感神経というリラックス側の神経がとても活性化してきて、急激にスイッチングします。

　ホルモンというのは血中に流れている物質なので、肝臓で代謝されるのに結構時間がかかります。ですから神経はリラックス側にスイッチングしているんですけど、ホルモン＝アドレナリンは、まだ血中で効果がある状態です。アドレナリンは、興奮物質＝交感神経系なので、それが一時的に共存します。日常生活では、そんなに急激にスイッチングすることはありえません。サ

“ととのう”のメカニズム

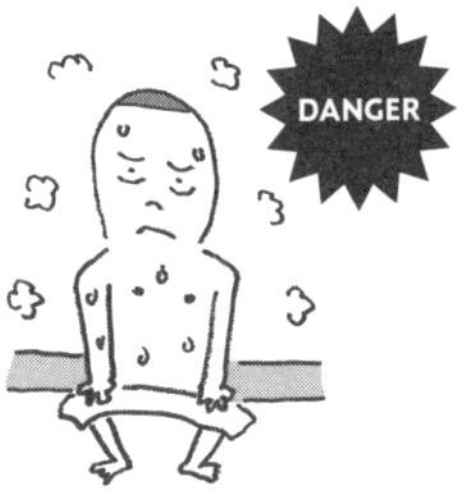

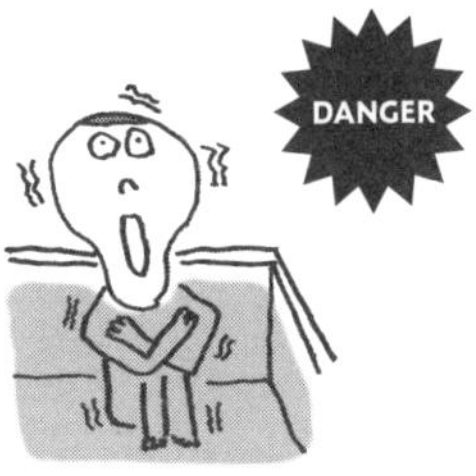

① **とても暑くて過酷なサウナ**
➡体が生命の危機を感じる

自律神経の活動が副交感神経（リラックス側の神経）の上昇から交感神経に上昇に切り替わる。

② **とても冷たくて過酷な水風呂**
➡体が生命の危機を感じる

自律神経の活動が副交感神経の上昇から交感神経に上昇に切り替わる。

MEMO

自律神経の活動を交換神経～副交感神経と急激にスイッチングすることで、いつもと違う感覚＝神経的にはすごくリラックスしていながら、妙にはっきりしている感覚になる。そのとき、血中には、アドレナリンが残っているのに、自立神経は副交感神経が活性化している状態、すなわち“ととのった”状態になる！

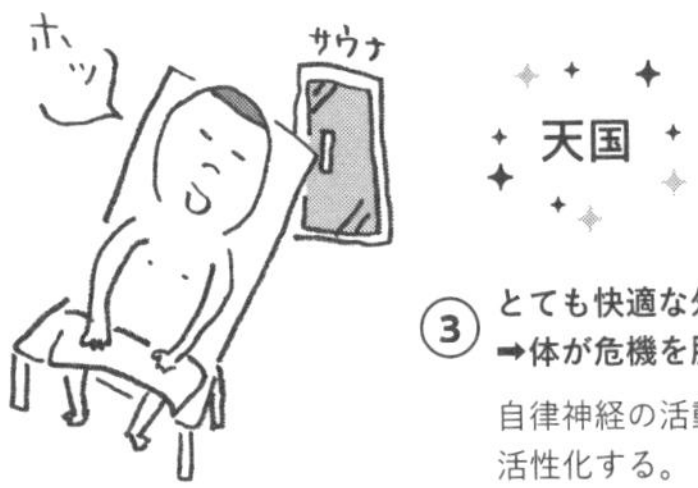

③ **とても快適な外気浴**
➡体が危機を脱したと思いホッとする

自律神経の活動が副交感神経が活性化する。

ウナから水風呂入って、その直後の休憩の時に共存するので、いつもと違う感覚、具体的には、神経的にはすごくリラックスしていながら、妙にはっきりしている感覚になります。そんな、本来、共存しないような状態が共存するというのが〝ととのう〟という異常な状態ではないでしょうか。落ち着いてきたら風呂上がりの気持ち良さと同化してしまうと思いますので、実際は1～2分ぐらいしか感じないと思います」

――サウナ後、ぼっーとしている状態が〝ととのった〟という人もいますが？

「水風呂に長く入りすぎる、サウナに長く入りすぎる、そんなやりすぎる人たちがいます。彼らが、ぼーっとしているのは、失神に近いです。自律神経で、たとえばショックなものを見たときに、めまいを起こし、倒れますよね。それっていうのは神経が、その調節が追い付かなくて失神するんですが、それに近いですね。柔道などで落ちる前の気持ち良さみたいなもので、危険です」

――〝ととのった〟状態のときは、肉体的にはどんな兆候が見られますか？

「一番わかりやすいのが、皮膚がまだら状になるいわゆる〝あまみ〟です。これは〝ととのう〟の指標にある程度なります。サウナーの『あまみがめっちゃ出た。ととのった』っていうのは案外正しいんですね」

――どんなサウナの入り方が、ととのいやすいんでしょうか？

「安全対策と反発してしまう考えですが、急激な自律神経のスイッチングがキーポイントです。とても暑いところに行って、冷たいところに行き、パッと休憩するのが一番、〝ととのう〟を実感しやすいんですけど、それをすると血圧が乱高下するので、やはり運動と一緒で、リスクが高いですよね。ですので、基礎疾患がある人、リスクがある人は、やらない方がいいですね。この方法は、若く丈夫な人に限定されますね。

もうひとつ言えるとすれば、あんまり高い頻度でサウナに入らないということですね。健康効果を得るためには週に4回以上入った方がいいですけど、そうすると逆に、〝ととのう〟ことを実感しづらくなります。〝ととのイップス〟って私は呼んで

かとう やすたか
慶應義塾大学医学部特任助教、日本サウナ学会代表理事。北海道大学医学部医学科を経て、同大学院(病理学分野専攻)で医学博士号取得(テーマは脳腫瘍)。北海道大学医学部特任助教として勤務したのち渡米。ハーバード大学医学部附属病院腫瘍センターにて膵臓癌研究に従事。帰国後、慶應義塾大学医学部腫瘍センターや北斗病院など複数の病院に勤務。専門はすい臓がんを中心にした癌全般と神経変性疾患の病理診断。サウナをはじめとする世界中の健康習慣を最新の科学で解析することを第二の専門としている。サウナを科学し発信していく団体「日本サウナ学会」を友人医師、サウナ仲間と作り、代表理事として活動中。著書に『医者が教えるサウナの教科書』(ダイヤモンド社)がある。

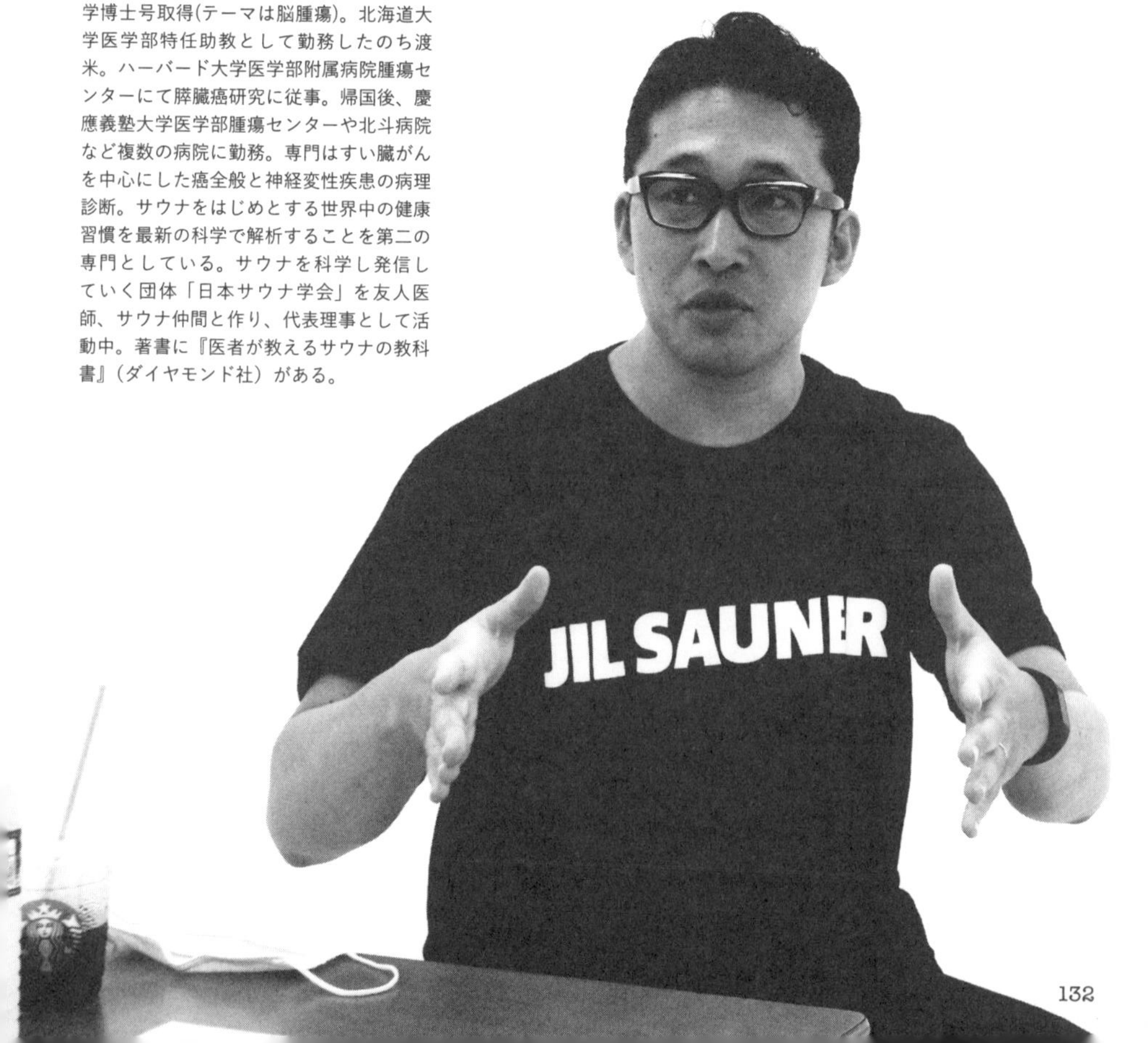

いるんですけど、毎日入ってると、その感覚が段々なくなってくるんですよね。

　自律神経を測る装置があるのですが、私を含め3人で、1セット（サウナ→水風呂→外気浴）ごとに自律神経の数値を測定したことがあります。私は毎日サウナに入るので、高頻度に入る人、中間ぐらいの頻度の人、全然入らない人という同じぐらいの年齢の3人です。すると、私は最初から高い数値でした。つまりすでにととのっていたんですね。ととのわないんじゃなくて、入る前から〝ととのっていた〟わけです（笑）。その差がわからないだけなんですね。ですので、実感したければサウナをしばらくやめてみるのがいいかと（笑）。これがもうひとつの安全な〝ととのう〟を感じるコツかもしれないですね。

　あるいはすごく疲れてみるとか、自立神経をすごく乱れてみるとか（笑）。自律神経は、ストレスを感じると乱れがちになるんです。とても腹の立つことがあったりすると乱れるので、そのタイミングでサウナに行くのもひとつの手かもしれないです」

推奨するサウナの入り方は、脈拍数を測りながら入ること

——正しいサウナの入り方を教えてください。


「正しいと言うか、私が推奨する入り方は、入る時間を決めているわけじゃないです。体質やその日のコンディションもありますし、時間だけでは決められません。推奨するのは脈拍数で測ることです。

　サウナ室に我慢して長時間いたほうが、〝ととのう〟のではないか？　みたい考えで、入る時間がどんどん長くなっている傾向がありますが、それは間違っています。目安は、軽い運動したときぐらいの自分の脈拍数を覚えておいて、その脈拍数になったらサウナ室から出ます。

　水風呂は、大体1分から1分半ぐらい、体の血液が一巡する時間です。喉がスースーしてくると思うんですけど、これがちょうど血液が一周してきたというサインです。簡単に説明すると、皮膚の表面は先に冷えていきますが、血液は冷たい空気と暖かい空気を循環していくんですが、一周だけだと体の内部は、まだそれほど冷えません。ですので、肺の奥から出てくる呼吸は、すごく熱いんですね。その熱い空気と、冷えた喉の表面の空気の温度差でスースーするわけです。ちょうどそのスースーを感じ始めたぐらいが出るタイミングです。

　外気浴は体が落ち着いてきたら、ちょっと長めにとるのがコツですね。時間的にいうと5分から10分ぐらい。少なくともサウ

自律神経の急激なスイッチングが〝ととのう〟キーポイント

加藤式**サウナの入り方**

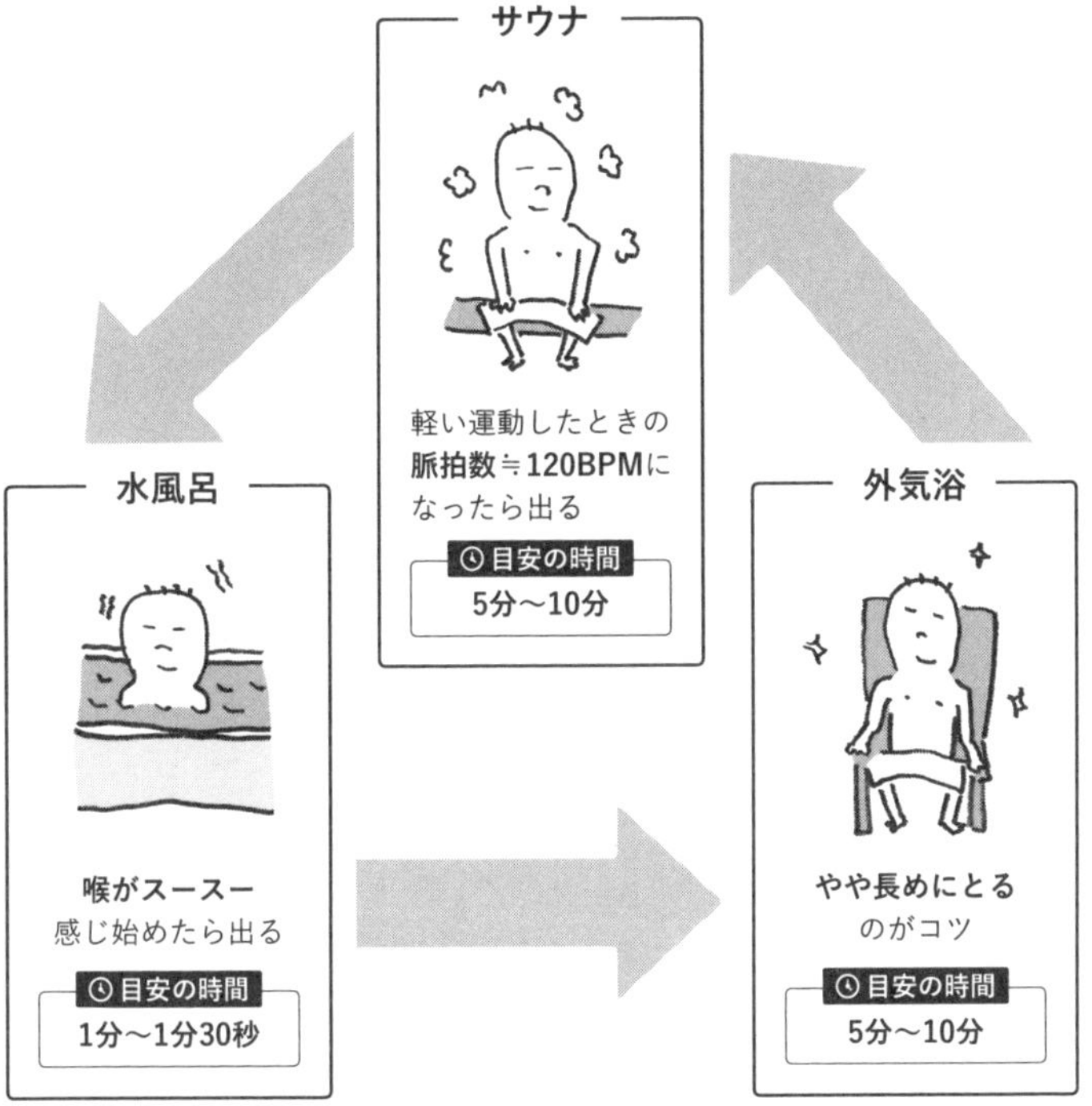
サウナ
軽い運動したときの
脈拍数≒120BPMに
なったら出る
目安の時間
5分～10分
水風呂
喉がスースー
感じ始めたら出る
目安の時間
1分～1分30秒
外気浴
やや長めにとる
のがコツ
目安の時間
5分～10分

ナ室にいる時間と同じぐらいか、それ以上の方がいいです」

――サウナに入るときは、手で脈拍数をカウントしながら、ということですね！

「そうですね。脈拍数を数えるのが面倒なら、自分の好みの歌ってあると思うんですが、それのBPMを覚えておくといいですよ。私の場合、小走りにすると120回ぐらいの脈拍数になるんですが、120BPMって色々な曲があるんですよ、TUBEの『シーズン・イン・ザ・サン』だとか。120BPMの歌を覚えておいて、頭の中で歌ってみて、脈拍数とその曲のリズムが合ってきたら出るっていう感じですね」

――脈拍数が上がるのは、人それぞれ違いますよね？ つまり、人によってサウナ室にいる時間も変わってくるということですか？

「もちろんです。元々、脈拍数って人によって大きく違います。運動している人だったら平常時、30～40という人もいます。運動しなくても、元々脈拍が早い人は100回の人もいます。ですので、その人なりのちょっと小走り、あまり辛くない運動の時の脈拍数を把握しておくのがポイントだと思います」

――時間でいうとどのくらいなんでしょうか？

「大体6～7分、5分から10分ぐらいの間でいいと思います。厳密に考えれば、ちゃんと脈拍数を計りながら出ると、安定して〝ととのう〟と思うんですよね」

――サウナ初心者には、冷たい水風呂に抵抗がある人もいると思うのですが、どうしたら克服できますか？

「別に克服する必要はないような気がしますけどね。最初は水シャワーを浴びてから、徐々に体を慣らしていけばいいのではないでしょうか。とりあえず入ってみたらわかるからと無理矢理入らせるのも違うような気がします。サウナ室の中では、足が一番温まりづらいのに、水風呂は足から入るので冷たく感じるんです。ですので、足先まできっちり温めると、ああ、いけるかもという気になるかもしれないですね。足は、センサーなんです」

――夏におけるサウナの入り方を教えてください。

「逆サウナです（笑）。私は、最初、水風呂から入ります。それが嫌な人は、水シャワーで最初に冷やしてからのほうがいいですね。夏は、サウナと水風呂の関係性が逆になるんですね。最初から暑いと、体が温まらない内にサウナ室から出ちゃうということがあるので、夏は先に冷やすほうがいいです」

――逆サウナということは、サウナ室を出たあとに、外気浴をすれば〝ととのう〟っていうことですか？

「いえ、サウナ室を出たあとは、水風呂に入ります。水風呂に入って、サウナに入って、もう一回水風呂に入って、外気浴という流れです。最初から暑いと、すぐ出ちゃって意外と温まらない内にすぐ出ちゃうということがあるので。まあ最初は、夏は冷やすほうがいいかもしれないですよね」

――最後になりますが、〝ととのう〟ことにあんまりピンと来ないって人にアドバイスをいただけますか。

「先ほど申し上げた、サウナの正しい入り方を一回試してほしいということと、すごく嫌なことがあったときにサウナを試してみてください。元気なときに行ってもあまりととのわないかもしれないですね。たとえば、ちょっと辛いことがあったときとか、体力的に辛いときなどにリカバーに行ってみてください。そのほうがととのいやすいと思います」

オススメは脈拍数をカウントしながら入ること

サウナ用語辞典

サウナに興味を持ち始めたアナタは、これからいろんな情報を知りたくなるハズ。それを読み解くため、知識としてのサウナの基本用語をここに収録！

アイスサウナ
【ice sauna】
温度をマイナスまで下げた部屋。水風呂が苦手な方がクールダウンなどに利用する。クールダウンルームともいう。

アウフグース
【aufguss】
ロウリュウをして立ち昇った蒸気をタオルなどであおぐ行為のこと。ドイツ語で「輸液」「注入」の意。日本ではアウフグースのことを「熱波」とも呼ぶ。

汗流しカットマン
【asenagashi-cutman】
サウナ室で汗をかいたあと、かけ湯やかけ水などで汗を流さずにそのまま水風呂に入る無作法な人のこと。マナー違反のため絶対にしてはならない。「かけず小僧」ともいう。

あまみ
【amami】
サウナと水風呂を繰り返していると体の表面に現れる赤いまだら模様のこと。サウナで血流が良くなり、体内の毛細血管が拡張し、水風呂で血管を締めたことによって、休憩時間に体から熱を逃がそうと締まっていない血管に血流が集中することでできるといわれている。プロサウナーとして知られる濡れ頭巾ちゃん氏の発祥の言葉で、富山の方言という見方がある。

ヴィヒタ
【vihta】
白樺の枝葉を束ねたもの。サウナの本場・フィンランドでは、これで体を叩いたりする。ミネラルが多く含まれており、叩くことにより、血行促進や殺菌作用などが期待できる。

遠赤外線サウナ
【far-infrared sauna】
ガスを燃料にし、遠赤外線で温めるサウナ。町の銭湯で多く見られるのがこれ。ランニングコストが安いことがその理由とされる。

オートロウリュウ
【auto lowly】
自動装置により一定時間間隔でサウナストーンに水を掛けることでロウリュウ(蒸気)を発生させる仕組みのこと。備わっている施設は限られるが、高級店から銭湯まで幅広い。水を掛ける周期は数分～1時間程度と幅があり、施設により決まっている。

おかわり
【okawari】
アウフグース、ロウリュウが終わった後に、店員にリクエストして、もう一度サービスを受けること。多くの場合、店員が「おかわりの方はいらっしゃいませんか?」と尋ねてくる。

オロポ
【oropo】
清涼飲料水「オロナミンC」と「ポカリスエット」（ともに大塚製薬）を1：1の割合で混ぜた飲み物。汗をかいて失った水分とビタミンを一緒に補給できるとして、サウナ好きには定番のドリンクといわれている。東京・西麻布にあるサウナ「adam・eve」が発祥といわれている。類：オロヤク、リポポ

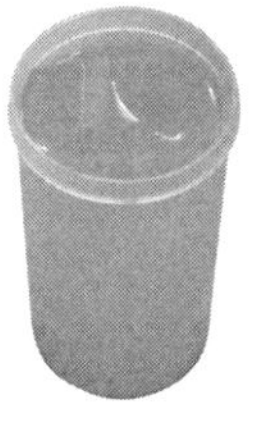

オロヤク
【oroyaku】
清涼飲料水「オロナミンC」と「ヤクルト」を1：1の割合で混ぜた飲み物。

温度の羽衣
【hagoromo】
サウナで温まってから水風呂に入った際、火照った体と冷水の間に膜ができたようになり、冷たさをあまり感じなくなる状態。まるで、温度を遮断する羽衣をまとっているかのようであることからこう呼ばれる。マンガ家のタナカカツキ氏が作った造語。

温冷交代浴
【onrei koutai yoku】
熱湯やサウナと水風呂、外気浴を数回繰り返す入浴方法。

サウナで血管を広げ、水風呂で収縮させることで血行を良くする。2～4往復繰り返すと良いとされる。また「温冷交互浴」ともいう。

カラン
【carane】
洗い場のこと。本来は蛇口を指す言葉だが、日本の温浴施設ではこう呼ばれる。語源はオランダ語で「鶴」という意。

ドライサウナ
【dry sauna】
高温で湿度が低い乾燥しているサウナ。一般的にサウナと呼ばれるものがこれにあたる。乾式サウナとも呼ばれ、湿式サウナ（ミストサウナ）とともに、広く普及している。

外気浴
【gaikiyoku】
サウナ入浴し、水風呂で引き締めて屋外で風にあたりながら体を休めること。

韓国式サウナ
【han-jüng-mak】
薬石や黄土などを使ったドームを焚いて、その中に入るサウナ。韓国では、汗蒸幕（ハンジュンマク）と呼ばれる。熱さの対策として麻の布を羽織るスタイルが一般的。

コワーキングサウナ
【coworking sauna】
施設内に机や作業台を置いたコワーキングスペースを設けたサウナ。「スカイスパＹＯＫＯＨＡＭＡ」の『コワーキングサウナ・ＫＯＯＷＯＲＫ』が日本初の施設で、働き方が多様化した現在、全国各地に広がっている。

サウナー
【saunner】
サウナ愛好家、サウナを心から愛する人のこと。別称「サウニスト」。サウナの啓蒙活動に貢献する人のことを「プロサウナー」と呼ぶ。

サ旅
【sauna journey】
サウナに入浴するために旅をする、サウナ旅を略した言葉。旅行のついでのサウナではなく、あくまでサウナが目的で、日本国内にとどまらず、本場・フィンランドなど海外へ足を運ぶ人も多くいる。

サフレ
【sauna friend】
サウナを一緒に楽しむ友達のこと。四六時中、時間をともにするだけでなく、サウナでしか合わない友人・知人を指すこともある。

サウナストーブ
【sauna stove】
サウナ室を温めるための装置

のこと。熱源は様々で、薪を燃やしたり、電気、ガス、遠赤外線型、対流ストーン型など多くの種類がある。

サウナストーン
【sauna stone】
サウナストーブの上に置かれたサウナ専用の石。温めることによって、サウナ室の熱源にもなる。これに水やアロマウォーターをかけることで、ロウリュウが可能になる。近年は石ではなくセラミック製のものが普及してきている。

サウナタイマー
【sauna timer】
サウナ室内に設置されている時計。長針は1分で一周し、短針は12分で一周する12分計である。高温に耐えることができる独特の仕様をしている。

サウナハット

【sauna hat】
サウナ入浴中にかぶる布製の帽子。体よりも高い位置にある頭部だけが熱くなることを防ぎ、体全体が均等に温めるためにかぶるもの。くわえて、熱と乾燥から髪の毛の水分を守る効果もある。日本ではまだ珍しく、水で濡らしたタオルを頭にかぶるスタイルで代用。

サ飯

【sauna meal】
サウナ施設内のレストラン、もしくは近場の飲食店で提供される食事のこと。別名「サウナ飯」。施設ごとに特色があり、サウナ後の楽しみのひとつでもある。サウナでととのい、五感が研ぎ澄まされた状態で食べる食事は最高においしい。

サ道
【sado】
マンガ家で、日本サウナ・スパ協会公認のサウナ大使でもあるタナカカツキ氏の著作。実体験をもとにしたサウナ体験を描いたマンガで、これをキッカケにサウナ好きになった人は多く、バイブルともいわれている。2019年7月、テレビ東京系でドラマ化された。

塩サウナ
【salt sauna】
塩が置いてある湿度の高いサウナ。入浴方法は、塩を全身に塗り込んで、ゆっくり溶けるのを待つ。

しきじ

【shikiji】
静岡にある〝サウナの聖地〟と呼ばれる名店「サウナしきじ」のこと。名称の由来は地名の「敷地」による。

下茹で

【shitayude】
サウナ入室前に、風呂や温泉に入って体を温める行為。体を先に温めることで、汗腺が

開き、サウナ入室時に汗が出やすくなる。反義語：水通し

ミストサウナ
【mist sauna】
湿度が非常に高いサウナのこと。ヨモギなどの薬草、アロマオイルで香り付けされている場合が多い。室内の温度は高くないが、湿度が高いため体に熱が伝わりやすい。スチームサウナとも呼ばれる。

シングル

【single】
水風呂の温度が10℃以下のこと。平均的な水風呂の温度がおよそ17～18℃なので、かなり冷たい。別名「グルシン」

スモークサウナ
【smoke sauna】
薪を燃やし、煙を充満させる煙突のないサウナ小屋。準備に約8時間ほどかかる、一酸化炭素中毒になる危険性があるほか、大変な労力を有するが、他では味わえない燻煙の香りと雰囲気が楽しめる。フィンランドサウナの原点であり、キング・オブ・サウナと呼ばれている。

チラー
【chiller】
水を循環させて水風呂を冷やすための設備。これが効いていないと人が入るたびにぬるくなっていく。日本独自のもの。例：「水風呂が中途半端な温度だな。チラーの調子が良くないのかな?」

チンピリ

【chin-Piri】
薬品・薬草の濃度高い薬湯のこと。皮膚や粘膜の薄い部分にピリピリした刺激を感じることから。

テントサウナ
【tent sauna】
断熱性が高い布地でつくられたテントの中に、煙突つきの薪ストーブを設置し、その上にサウナストーンを置いたサウナ。持ち運びが可能なので、好きな場所でサウナを楽しめることが魅力。

ととのい椅子
【totonoi chair】
サウナから水風呂に入った後、休憩、外気浴をする際に座る椅子のこと。ポリプロピレン製の白い椅子を指すことが多い。サウナ室の前や、露天スペースに設置されている。

ととのう

【totonou】
体の温度変化により、心拍数が上昇し血流が活発になるため、血中の酸素が体中を巡ることで、酸素不足になりがちな脳まで届き、すっきりとした感覚が得られること。五感が冴える、疲労が取れる、雑念が消えるなど非日常的な快感があり、ディープリラックス、サウナトランス、サウナーズ・ハイとも呼ばれる。

熱波

【neppa】

アウフグースの日本語の呼称。熱波をする人のことを「熱波師」「アウフグーサー」「アウフギーサー」ともいう。

バケット

【bucket】

熱したサウナストーンにかける水や、アロマウォーターをいれておくバケツのこと。

フィーバータイム

【feaver time】

薬草サウナやスチームサウナなどで必要以上に蒸気が噴出する時間のこと。これにより、高温サウナ以上に体感温度が上がる。「サウナしきじ」の薬草サウナが有名。別名ジャックポット。

ホームサウナ

【home Sauna】

自らが本拠地として愛しているサウナ施設のことを指す。ホームと略すこともある。自宅に設置したサウナではない。

ボナサームサウナ

【bonatherm sauna】

室内のベンチ、または壁にボナサームヒーターが格納されたタイプのサウナ。室内で加熱し香花石に水をかけるシステムで、一定時間内にロウリュウが発生する。室温は80～90度、湿度15～20%と、最適なバランスが保たれる。東京・錦糸町にある「ニューウィング」が有名。

水通し

【mizutoushi】

サウナ入室前に、水風呂にさっと入って体を冷やす行為。体を先に冷やすことで、ととのいやすくする裏技で、プロサウナーの濡れ頭巾ちゃん氏が考案したといわれている。反義語：下茹で

ライドオン

【ride-on】

サウナ施設に突入すること。

ラドル

【ladle】

熱したサウナストーンに水やアロマウォーターをかけるのに使う柄杓。ラドルとバケットはセットで使用される。

リポポ

【ripopo】

「リポビタンD」と「ポカリスエット」（大塚製薬）を1：1の割合で混ぜたも飲み物。オロポよりもクセが強め。

ロウリュウ

【lowly】

熱したサウナストーンに水やアロマウォーターをかけ、蒸気を発生させること。日本ではタオルや団扇などで蒸気を送るサービスのこと自体を指す場合もある。

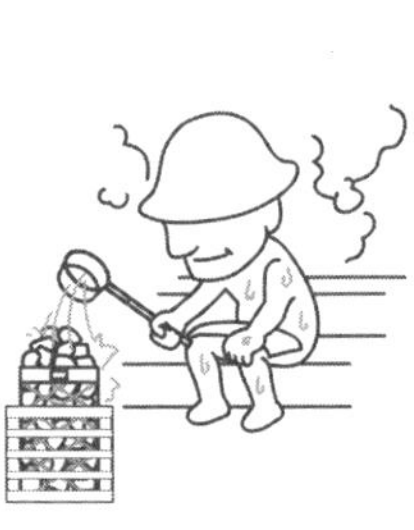

おわりに

まず、最初に本当に数々の色々な方々にご協力いただきありがとうございます！！！

今回、こんな素敵な機会をくれた開発社の皆さん、私のやりたいことをすべて聞いてくれて、形にしてくれてありがとうございました！

ゴマちゃんは私が大ファンということで直接、森下先生にアタックさせていただいたのですが、森下先生、田沼さん、ご対応いただき、ありがとうございました！（涙）

ゴマちゃんが、毛がなく、ツルツルしていることに私としては、きれいな水風呂と相性が良さそうだなー、かわいいなぁーと眺めていましたが、こうしてコラボできるとは夢にも思いませんでした！

「サウナしきじは聖地になる」と、濡れ頭巾ちゃんさんが仰って下さってから数年……。はじめは「何を!?んお！　またまたー！　おっしゃっているの～？」と言ったテンションで流していましたが（笑）、いまでは、こうして全国からサウナ代より高い交通費をお支払いして来てくださる遠方の方々をはじめ、通ってくださる地元の方々……たくさんのお客様に感謝です。

現場スタッフの皆さんにも本当に感謝です。取材が入る直前の数年前、品川ナンバーの車があるとスタッフみんなでざわついたのがつい先日のようですね（笑）。

施設がどれだけ良くても、皆さんに良さが伝わらなければ、サウナを営業していくことは困難です。たくさんの方々がサウナしきじを愛してくれ、また大切に施設を使ってくださることに本当に感謝です。古い施設です。スタッフがどれだけメンテナンス、掃除をしていても、皆さんの〝使い勝手愛〟がこの施設には必要なのです。

また、常連のお客さまによる他県のお客さまの案内や、フェイスブックのアカウント開設、混雑状況をツイッター上で発信してくれている現象もあります。本当に感謝です。

色々な形が各家族にはあり、私たち家族にとっては、このサウナしきじが、親子のコミュニケーションのひとつでしたが、最近ではスタッフ含めて、お客さんとの一体化まで感じる施設になってきた気がします。

〝奇跡の天然水〟は、パズルが色々ハマってできた偶然の産物ですが、続く限り、みんなで守りたいと思っています。何卒よろしくお願いします！

先日、サウナしきじでは、機器を使用してサウナ～水風呂に入った際の心拍数を測定しました。しかし、現状、過酷な環境であるサウナ～水風呂で計測できるのは、心拍位だけで、深部体温、自律神経、タンパク質、脳内ホルモン物質の分泌などについては、謎のままだそうです。それもまた「しきじ」らしいかと思うのです。

スマートフォンや携帯電話を持つのが当たり前となった現代。完全なマインド・オフの時間をつくることは容易なことではありませんが、サウナだったらそれができます。

サウナしきじやこの本がきっかけで、サウナに興味を持ってくれたり、好きなってくれる方がひとりでも増えてくれたら、これ以上の喜びはありません。

笹野美紀恵

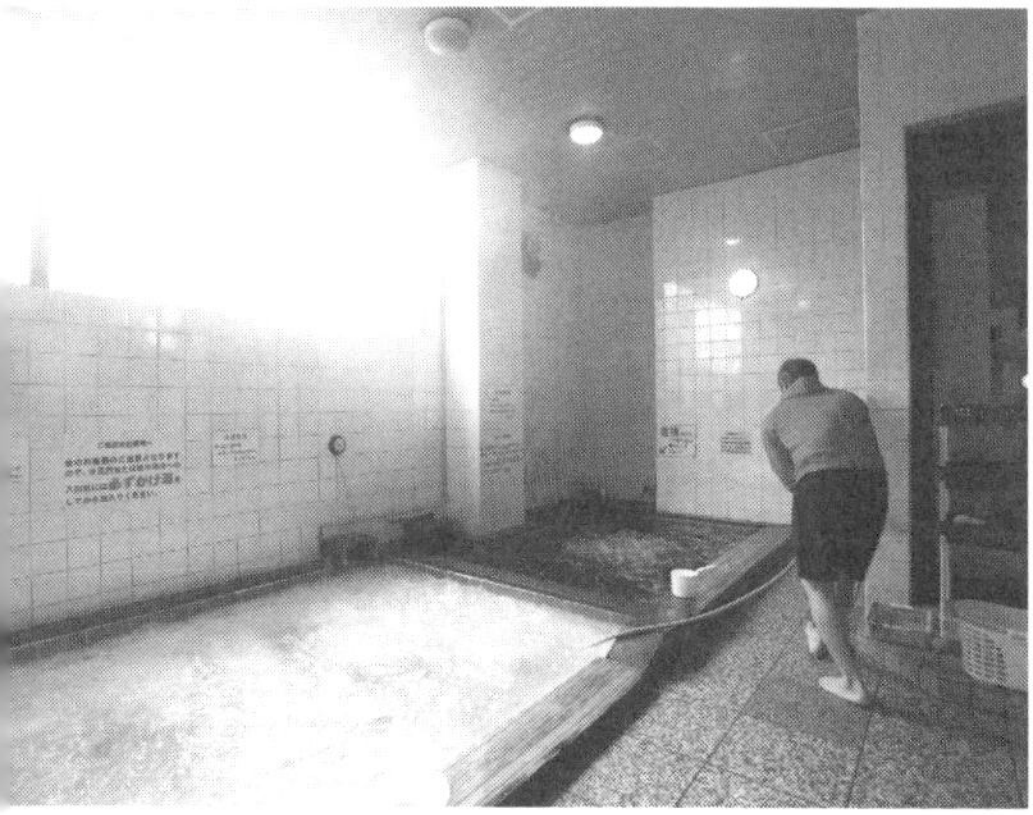

サウナしきじ OFFICIAL BOOK

2020年10月29日　初版第1刷発行

編集長	笹野美紀恵
編　集	大槻和洋（開発社） 藤本晃一（開発社） 小倉靖史（開発社） 柳沢成一郎（開発社）
撮　影	榎本壯三 山口結子 都築大輔 石原麻里絵（fort）
写　真	PIXTA
メイク	栗林洋子 上井大輔
執　筆	浅水美保 大木浩一 高崎計三 松本晋平 向山裕幸
デザイン	杉本龍一郎（開発社） 太田俊宏（開発社）
カバーイラスト	杉本龍一郎
本文イラスト	岡本倫幸 ほんだあきと 小原まなみ 杉本龍一郎
Special thanks	KEIKO HASEGAWA（Free Wave）

発行人	藤本晃一
発行所	株式会社開発社 〒103-0023 東京都中央区日本橋本町1-4-9 フォーラム日本橋8階 **TEL.**03-5205-0211　**FAX.**03-5205-2516
印刷・製本	株式会社光邦

Printed in Japan ISBN 978-4-7591-0167-6